W0399441

Appuhn und Bothner

Die eigene Praxis

Peter Appuhn und Frieder Bothner

Die eigene Praxis

Handbuch für selbstständige

Physiotherapeuten

Logopäden

Ergotherapeuten

Fünfte, überarbeitete Auflage

physio.de

Bibliografische Information der Deutschen Nationalbibliothek
Die Deutsche Nationalbibliothek verzeichnet diese Publikation in der Deutschen Nationalbibliografie; detaillierte bibliografische Daten sind im Internet über http://dnb.d-nb.de abrufbar.

ISBN 978-3-00-027680-4

Fünfte, stark erweiterte Auflage

www.physio.de

Umschlagidee: Sonja Hennersdorf, Berlin – www.avenir-medienbuero.de
Herstellung und Layout: Selignow Verlagsservice – www.selignow.de
Druck und Bindung: Druckerei Sonnenschein GmbH, Hersbruck

Inhaltsübersicht

Inhaltsverzeichnis

Abkürzungen

AfA	Absetzung für Abnutzung
AOK	Allgemeine Ortskrankenkasse
BAG	Bundesarbeitsgericht
BFH	Bundesfinanzhof
BG	Berufsgenossenschaften
BGB	Bürgerliches Gesetzbuch
BGH	Bundesgerichtshof
BGW	Berufsgenossenschaft für Gesundheitsdienst und Wohlfahrtspflege
BKK	Betriebskrankenkasse
D1	Heilmittelkombination
DRV	Deutsche Rentenversicherung (früher: BfA)
GBA	Gemeinsamer Bundesausschuss
GbR	Gesellschaft bürgerlichen Rechts
GEMA	Gesellschaft für musikalische Aufführungs- und mechanische Vervielfältigungsrechte
GEZ	Gebühreneinzugszentrale
GmbH	Gesellschaft mit beschränkter Haftung
GmbHG	Haftungsbeschränkte Unternehmergesellschaft
GOÄ	Gebührenordnung für Ärzte
HMK	Heilmittelkatalog
HMR	Heilmittelrichtlinien
HWG	Heilmittelwerbegesetz
IK	Institutionskennzeichen
IKK	Innungskrankenkasse
KfW	Kreditanstalt für Wiederaufbau
KSchG	Kündigungsschutzgesetz
LKK	Landwirtschaftliche Krankenkasse
MedGV	Medizingeräteverordnung
MPBetreibV	Medizinprodukte-Betreiberverordnung
MPG	Medizinproduktegesetz
MwSt	Mehrwertsteuer

PartG	Partnerschaftsgesellschaft
PartGG	Partnerschaftsgesellschaftsgesetz
SGB	Sozialgesetzbuch
TVöD	Tarifvertrag öffentlicher Dienst (früher BAT)
USt	Umsatzsteuer
UWG	Gesetz gegen unlauteren Wettbewerb
vdek	Verband der Ersatzkrankenkassen (früher VdAK)

Arbeitstage:	Montag–Freitag
Werktage:	Montag–Samstag

Internetcode

Am Ende eines jeden Kapitels finden Sie einen Kasten mit dem Hinweis **»Internetcode«** und eine dazugehörige Zahl. Weiterführende Informationen, Verträge, Formulare, Musterbriefe, Adressen, Urteile, Aktualisierungen, die sich aus eventuell veränderter Gesetzeslage ergeben, und vieles mehr zum Thema Selbstständigkeit und Existenzgründung stellen wir aktuell in einem speziellen Bereich auf der Internetseite von physio.de für die Leser dieses Buches zur Verfügung. Rufen Sie dazu im Internet die Seite http://www.physio.de/internetcode/ auf und geben Sie die sechsstellige Ziffer ein. Mit Eingabe des Codes gelangen Sie schnell und unkompliziert zum gewünschten Thema.

Um die Lesbarkeit des Buches zu erleichtern, haben wir nur die einfachere männliche Form verwendet, Physiotherapeut statt Physiotherapeut/in. Selbstverständlich sind immer beide Geschlechter gemeint. Dieses Handbuch wendet sich an alle Heilmittelberufe. Um ein umständliches Aufzählen von Physiotherapeut, Logopäde, Ergotherapeut, Masseur, Podologe zu vermeiden, haben wir uns begrifflich auf Physiotherapeut oder Therapeut beschränkt.

Vorwort

Sie sind ein gut ausgebildeter Therapeut, haben viele Fortbildungen absolviert, Zertifikate gesammelt. Ihre Patienten schätzen Ihre erfolgreichen Behandlungen. Kurzum, Ihre fachliche Kompetenz ist hoch. Jetzt haben Sie einen der bedeutsamsten Entschlüsse Ihres Lebens gefasst. Sie möchten selbstständig arbeiten, unabhängig von Weisungen eines Arbeitgebers Ihr Berufsleben gestalten. Lange haben Sie mit dem Gedanken gespielt. Nun sind Sie überzeugt, ich mache es besser als meine bisherigen Chefs. Alles, was mich schon immer in der Praxis oder Klinik geärgert hat, kann ich verändern. Ich kann selbst bestimmen, wie mein Arbeitsplatz aussieht, wie lange ich meine Patienten behandle, was ich tun sollte und was ich besser lassen müsste. Ihre Entscheidungen zählen, Sie müssen sich nicht den Vorstellungen eines anderen unterordnen, Sie wollen selbstbestimmt arbeiten.

Den entscheidenden Schritt zur Selbstständigkeit haben Sie schon getan, Sie haben den unbedingten Willen, Ihren Wunsch in die Realität umzusetzen. Als Therapeut können Sie auf viele Erfahrungen zurückgreifen, das ist die Basis für das gute Gelingen Ihres Traumes. Doch neben der hohen Fachlichkeit brauchen Sie viele Kenntnisse, die absolut nichts mit Ihrer Profession zu tun haben. Keine Ausbildung hat Ihnen vermittelt, den Schritt in die Selbstständigkeit zu gehen. Tausende vor Ihnen, die heute erfolgreich ihren Betrieb führen, standen einmal an der Stelle, an der Sie jetzt stehen. Auf ihre Erfahrungen können Sie zurückgreifen. Mit diesem Buch wollen wir Sie Schritt für Schritt heranführen an das große Projekt Ihres Lebens. Vom ersten Gedanken an die eigene Praxis, über Zulassung, Anmeldeverfahren, Versicherungen, Räume und Einrichtung, Steuer- und Rechtsfragen bis hin zur Abrechnung und der Beschäftigung von Mitarbeitern wollen wir Ihnen helfen, die Weichen für Ihren späteren Erfolg stellen.

Aber auch, wenn Sie schon die ersten Schritte der Selbstständigkeit gegangen und bereits Besitzer einer therapeutischen Praxis sind, finden Sie hier viele Vorschläge, Informationen und gesetzliche Hintergründe, die Ihnen den Praxisalltag erleichtern werden. Die letzten Jahre waren gesetzgebungsreiche Jahre. Alle für Therapeuten relevanten Neuerungen haben in diesem Buch Eingang gefunden.

Die Lektüre des Buches wird Sie in die Lage versetzen, den Alltag eines therapeutischen Unternehmers zu bewältigen. Bei individuellen Einzelfragen soll und kann sie nicht den Rechtsanwalt, Steuerberater oder Unternehmensberater ersetzen.

Peter Appuhn
Frieder Bothner

Oktober 2003

Vorwort zur 5. Auflage

Fünf Auflagen in sechs Jahren – dieses Buch ist wahrlich zum »bewährten Praxishandbuch« herangewachsen, wie es ein Rezensent beurteilte. Zusammen mit hunderten über Internetcodes abzurufenden Dokumenten ist hier ein einzigartiges Kompendium entstanden, wertvoller Nutzen für selbstständige Therapeuten - Existenzgründer und gestandene Praxisbesitzer gleichermaßen.

Das Handbuch hat im Laufe der Jahre viele Veränderungen und Ergänzungen erfahren. Auch die vor Ihnen liegende aktuelle Ausgabe ist von Grund auf erneuert. Die Zeiten sind turbulent, die Gesetzgeber erfinderisch. Manche vermeintlich festgeklopften Regelungen änderten sich in der Entstehungsphase der Neuauflage mehrmals. Wir können nicht verhindern, dass in den kommenden Monaten weitere Gesetzesvariationen auftauchen. Neuigkeiten sind dann wie immer über den jeweiligen Internetcode zu erfahren.

Der Erfolg des Buches stimmt uns optimistisch. Allen Unkenrufen zum Trotz, es gibt sie, und das in großer Zahl – junge Menschen, die ihre berufliche Zukunft selbst in die Hand nehmen und das Abenteuer einer Praxisgründung wagen. Fast täglich erreichen uns Berichte von Therapeuten, die froh und stolz sind, diesen Schritt gegangen zu sein.

Wenn Sie diese Zeilen lesen, haben Sie vielleicht schon erste Vorstellungen für ein neues Kapitel Ihres Arbeitslebens. Wagen Sie das große Projekt Selbstständigkeit. Die Zeiten sind günstiger als viele Zweifler es Ihnen weismachen wollen. Ob mit oder ohne Finanzkrisen und Gesundheitsreformen – solange Menschen sich auf zwei Beinen gegen die Schwerkraft erheben, solange wir Sprache zur Kommunikation benutzen und unsere Umwelt mit allen Sinnen wahrnehmen, solange wird es Physiotherapie, Logopädie und Ergotherapie geben.

DIE AUTOREN — MÄRZ 2009

Kapitel 1
Unternehmer sein

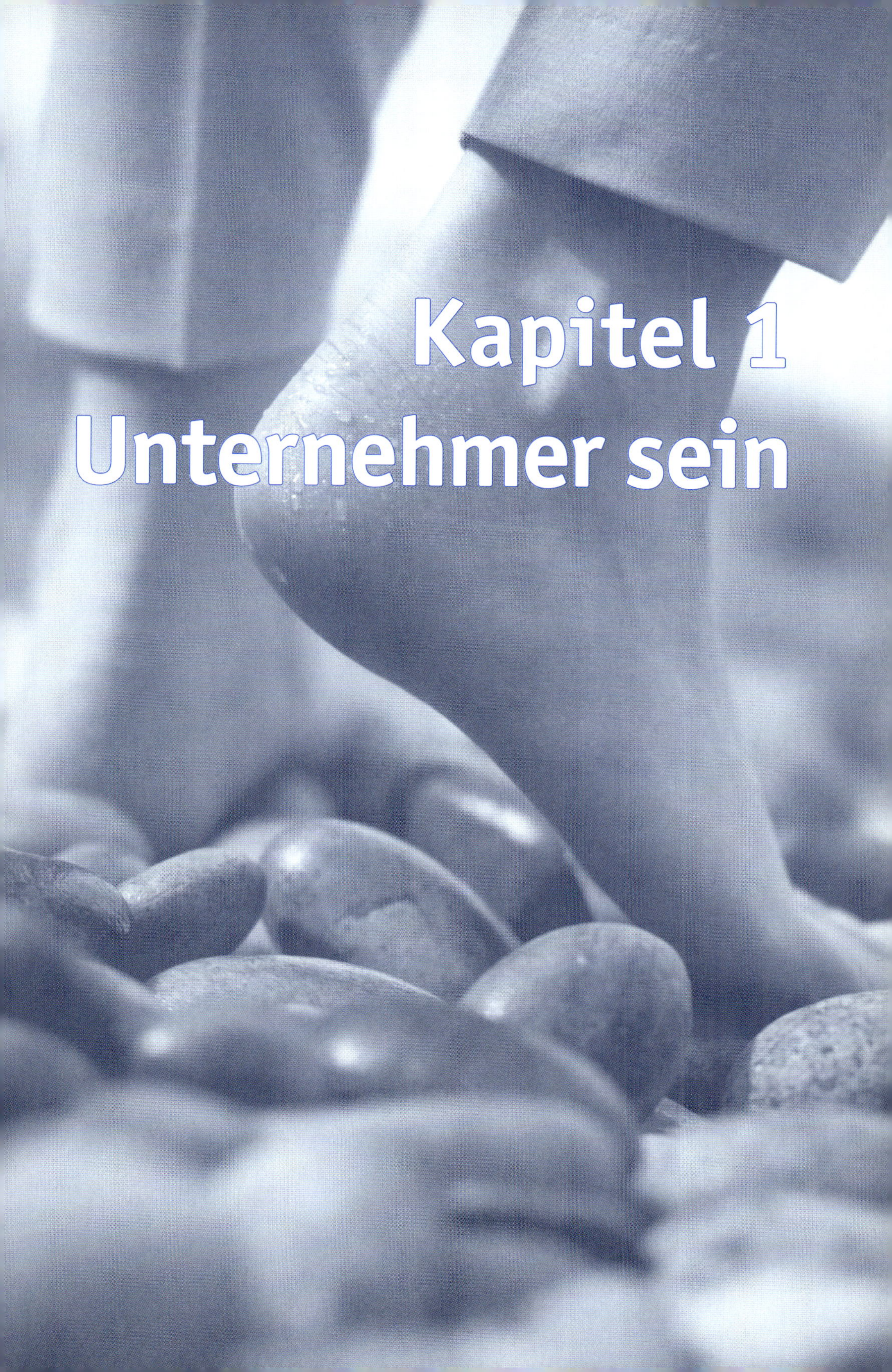

KAPITEL 1: Unternehmer sein

Ein Unternehmer ist jemand, der bereit ist, täglich 16 Stunden zu arbeiten, um nicht acht Stunden pro Tag für einen anderen arbeiten zu müssen.

Als Angestellter führten Sie zwei Leben. Sie hatten mehr oder weniger klare Arbeitszeiten. Nach der Arbeit begann das Privatleben. Ab jetzt haben Sie nur noch ein Leben.

Nun werden Sie Unternehmer sein, der Entscheidungen trifft, alleine Verantwortung für seinen Betrieb und später auch für seine Mitarbeiter trägt. Sie stehen im Mittelpunkt Ihres Unternehmens, die Anforderungen, die an Sie gestellt werden sind hoch. Das Privatleben muss sich besonders in der Anfangsphase diesen neuen Bedingungen unterordnen.

Um späteren Enttäuschungen vorzubeugen, sollten Sie sich zu Beginn Ihrer Überlegungen einige Fragen stellen und diese ehrlich beantworten. Nur so können Sie vermeiden, Schiffbruch zu erleiden. Kaum ein Unternehmer scheitert an seiner fachlichen Kompetenz als Therapeut oder welchem Beruf auch immer. Gründungen scheitern häufig deswegen, weil die Fachlichkeit als das ausschließliche Qualitätskriterium gesehen wird für den Status des Selbstständigen. Der versierte Therapeut ist aber nur die Basis für das Gelingen. Sie müssen Fähigkeiten entwickeln und Belastungen aushalten, die nichts mit Ihrer bisherigen Ausbildung und Arbeitspraxis zu tun haben:

- Sind Sie gesund und körperlich fit?
- Fällt es Ihnen leicht zu kommunizieren?
- Sind die Chancen, die in der Gründung einer Praxis liegen, reizvoll genug, um die Mühen und Risiken zu bewältigen?
- Wollen Sie Verantwortung übernehmen?
- Können Sie positiv denken und sind Sie selbstbewusst?
- Sind Sie belastbar?

- Sind Sie entscheidungsfreudig?
- Haben Sie eine ausgeprägte Durchsetzungskraft?
- Sind Sie willensstark und haben Sie Ausdauer?
- Besitzen Sie Führungsqualitäten, um Mitarbeiter zu motivieren und Aufgaben zu delegieren?
- Ist Ihre Fähigkeit zur Selbstkritik gut ausgebildet, um eigene oder betriebliche Schwächen zu erkennen?
- Sind Sie bereit, überdurchschnittlich viel zu arbeiten, auch abends und am Wochenende?
- Haben Sie Ihren Partner, Ihre Partnerin oder Ihre Familie in Ihre Planungen einbezogen und sind sie bereit, eventuelle Risiken und Belastungen mitzutragen?
- Haben Sie finanzielle Mittel, auf die Sie in den ersten Monaten zurückgreifen können?

Können Sie alle Fragen mit einem überzeugten »ja« beantworten? Dann sind Sie Ihrer Praxisgründung schon ein entscheidendes Stück näher gekommen.

1.1 Was ist ein freier Beruf?

Als selbstständiger Therapeut üben Sie eine **freiberufliche Tätigkeit** aus. Die freiberufliche Tätigkeit grenzt sich insbesondere zur gewerblichen Tätigkeit ab: Eine Tätigkeit ist entweder gewerblich oder freiberuflich, aber nie beides.

So wird der Begriff freiberuflich vom Gesetzgeber definiert:

> *»Die freien Berufe haben im Allgemeinen auf der Grundlage besonderer beruflicher Qualifikation oder schöpferischer Begabung die persönliche, eigenverantwortliche und fachlich unabhängige Erbringung von Dienstleistungen höherer Art im Interesse der Auftraggeber und der Allgemeinheit zum Inhalt«.*

Die Definition ist kein eindeutiger Rechtsbegriff sondern eher als soziologische Einordnung zu verstehen.

Das bedeutet, Freiberufler haben eine besondere berufliche Qualifikation, sie erbringen eine Dienstleistung, und diese erbringen sie überwiegend persönlich. Für die Qualität dieser Leistung sind sie selbst verantwortlich. Dafür erhalten sie ein Honorar, dessen Höhe häufig in Gebührenordnungen und Vereinbarungen, z. B. mit Krankenkassen, festgelegt ist.

1.2 Der Unterschied zu anderen selbstständigen Tätigkeiten

Wenn es um die Existenzgründung oder den Unternehmerstatus geht, besteht grundsätzlich kein Unterschied zu anderen Selbstständigen.

Der Unterschied zeigt sich in der steuerlichen Situation, bei den Werbemöglichkeiten und der Wahl der Rechtsform. So ist zum Beispiel die Rechtsform der Partnerschaftsgesellschaft oder Praxisgemeinschaft ausschließlich Freiberuflern vorbehalten. Die gemeinsame Niederlassung von zwei Physiotherapeuten oder einem Physiotherapeuten und einem Ergotherapeuten/Logopäden oder einem Logopäden und einem Ergotherapeuten könnte unter dem Dach einer Partnerschaftsgesellschaft erfolgen.

In folgenden Kapiteln gehen wir auf diese Themen ausführlich ein, auch alle Fragen zur Werbung und Steuer werden in eigenen Kapiteln behandelt.

Zur Steuer hier nur so viel: Freie Berufe werden nach dem Einkommensteuergesetz als Katalogberufe bezeichnet. Physio-, Ergotherapeuten, Logopäden, Masseure und Podologen stehen im Verzeichnis der Katalogberufe neben Ärzten, Rechtsanwälten, Steuerberatern, Betriebswirten, Ingenieuren, Architekten und Journalisten, um nur einige aufzuzählen. Im Regelfall ist für die Ausübung eines Katalogberufes eine amtliche Erlaubnis erforderlich. Manche Berufe sind, da das Berufsbild relativ neu ist, noch nicht in den Katalog aufgenommen. Sie werden als »neue freie Berufe« bezeichnet und vom Finanzamt wie alle anderen freien Berufe behandelt. Zu diesen Berufen zählen zum Beispiel Atem-, Sprech- oder Stimmlehrer und Motopäden.

Da Sie als Freiberufler kein Gewerbe ausüben, brauchen Sie auch keine Gewerbeanmeldung vorzunehmen. Auch eine Gewerbesteuerpflicht besteht nicht. Zur doppelten Buchführung sind Sie nicht verpflichtet, eine einfache Einnahmen-Überschuss-Rechnung ist ausreichend. Wir gehen darauf noch genauer ein.

Die Zahl der Neugründungen in den freien Berufen übersteigt seit einigen Jahren deutlich die der Gründungen in anderen Wirtschaftsbereichen, und Freiberufler scheitern seltener als andere.

Zusammenfassung

- Keine Gewerbeanmeldung
- Keine Gewerbesteuer, einfache Einkommensteuer-Anmeldung beim Finanzamt
- Keine doppelte Buchführung, nur Einnahmen-Überschuss-Rechnung
- Besondere Rechtsformen möglich, z. B. Partnerschaftsgesellschaft, Gemeinschaftspraxis, Praxengemeinschaft

Internetcode: 545178

Rufen Sie im Internet die Seite **http://www.physio.de/internetcode/** auf und geben Sie den o. a. Internetcode ein. Sie erhalten dort weitere Informationen zu folgenden Themen:

- Nähere Informationen zum Thema der freien Berufe
- Aktualisierungen

Kapitel 2
Rechtsformen

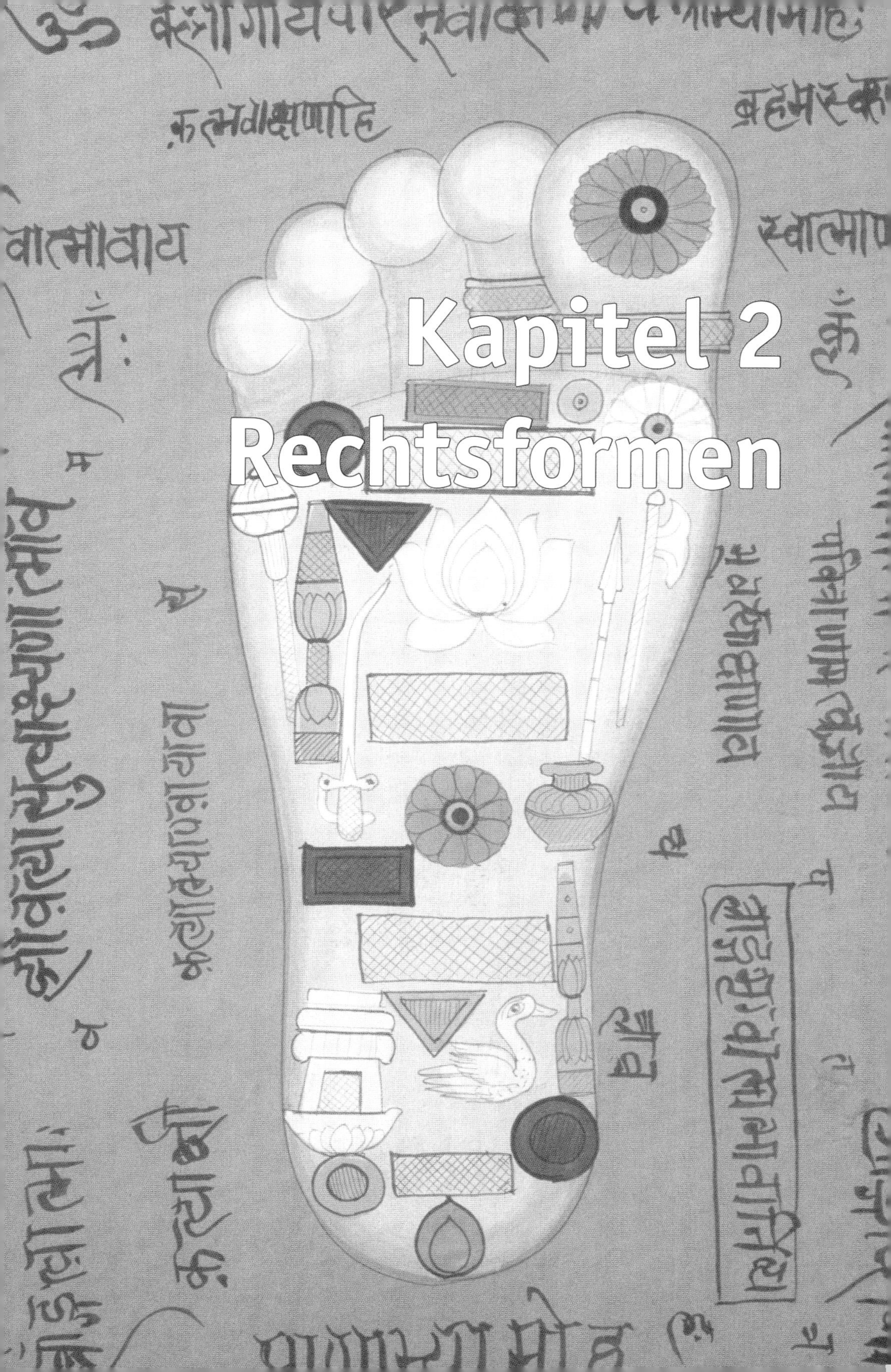

KAPITEL 2: Rechtsformen

Die Entscheidung, in welcher Rechtsform Sie Ihre Praxis führen wollen, hat persönliche, finanzielle, steuerliche und rechtliche Folgen. Jede Variante hat Vor- und Nachteile, wobei für therapeutische Praxen im Regelfall nur wenige Rechtsformen verwendet werden. Welche Gesichtspunkte bei einer Wahl bedenkenswert, und welche Rechtsformen unter den jeweiligen Gesichtspunkten empfehlenswert sind, wird im Folgenden kurz dargestellt.

2.1 Knackpunkt: freiberuflich oder gewerblich?

Da Therapeuten zu den freien Berufen gehören und somit nicht gewerblich tätig sind, befinden sie sich in der privilegierten Situation, einige Vorteile in Anspruch nehmen zu dürfen. Sie sind zum Beispiel von der Gewerbesteuer befreit. Eine Voraussetzung dafür (neben anderen) ist beispielsweise, dass sie ihre Leistungen auch persönlich erbringen.

siehe auch »Was ist ein freier Beruf« S. 19

Der Unterschied, ob ein Unternehmen freiberuflich oder gewerblich geführt wird, entscheidet unter anderem darüber, ob Gewerbesteuer abgeführt werden muss. Das bedeutet, dass der Gewinn sich um den Anteil der Gewerbesteuer verringert. Die Höhe der Gewerbesteuer ist regional unterschiedlich, sie richtet sich nach dem örtlichen Hebesatz. Da die Gewerbesteuer aber mit der persönlichen Einkommensteuer verrechnet wird, fällt eine tatsächliche Belastung nur in größeren Städten an, wo der Hebesatz höher als in kleineren Gemeinden ist. Und: Gewerbesteuer wird erst berechnet, wenn der gewerbliche Gewinn höher als 24.500 € ist. Die Verrechnungsmöglichkeit mit der Einkommensteuer gilt nur für Einzelunternehmen und Personengesellschaften, also nicht zum Beispiel für eine GmbH.

Wer also eine Praxis gründet und auf die Vorteile der Freiberuflichkeit verzichten will, sollte dies nur dann tun, wenn dafür andere Vorteile entstehen, die diesen Verzicht mehr als ausgleichen.

Grundsätzlich unterscheidet man drei verschiedene Rechtsformen:

- Einzelunternehmen
- Personengesellschaft (GbR, PartG)
- Kapitalgesellschaft (GmbH)

Es gibt weitere Formen, wie z. B. oHG, KG, AG, Verein oder Stiftung. Diese sind aber für therapeutische Praxen fast immer untauglich, sodass sie hier nicht berücksichtigt werden.

Das Einzelunternehmen

Ein Einzelunternehmen wird vom Unternehmer alleine geführt. Er ist für alle Belange alleine verantwortlich und haftet mit seinem privaten und geschäftlichen Vermögen. Er kann im Regelfall alle Vorteile des freien Berufes in Anspruch nehmen. Die meisten Therapeuten, die sich alleine selbstständig machen, wählen diese Rechtsform. Sie entsteht automatisch, ein Anmeldeverfahren oder ähnliches gibt es nicht.

Die Personengesellschaft

Eine Personengesellschaft wird von mehreren Unternehmern gemeinsam geführt. Sie kann zum Beispiel als Gesellschaft bürgerlichen Rechts (GbR) oder als Partnerschaftsgesellschaft (PartG) geführt werden. Alle Partner haften voll mit ihrem privaten und geschäftlichen Vermögen. Bei einer GbR entfallen in der Regel auf alle Eigentümer die gleichen Anteile, während bei einer PartG die Anteile ungleich verteilt sein können. Bei einer PartG können verschiedene freie Berufe vertreten sein, ohne dass die freiberuflichen Vorteile verloren gehen. Fast alle Therapeuten, die sich zusammenschließen, um eine Praxis zu betreiben, wählen die Rechtsform der Personengesellschaft.

Die Kapitalgesellschaft

Gesellschaften mit beschränkter Haftung (GmbH) oder die Aktiengesellschaft (AG) etwa sind Kapitalgesellschaften. Die GmbH beispielsweise gehört einem oder mehreren Gesellschaftern, und sie werden von einem oder mehreren Geschäftsführer(n) geleitet, die nicht Gesellschafter sein müssen. Eine Kapitalgesellschaft ist immer gewerbesteuerpflichtig. Eine GmbH unterliegt anderen, ausführlicheren Buchführungspflichten als Einzel- oder Personengesellschaften. Die Haftung ist auf das Firmenkapital beschränkt. Es ist ein notarieller Gesellschaftsvertrag notwendig, sowie ein Stammkapital von 25.000 €.

Mit dem am 1. November 2008 in Kraft getretenen »Gesetz zur Modernisierung des GmbH-Rechts und zur Bekämpfung von Missbräuchen« (MoMiG) wurde eine neue Variante der GmbH geschaffen. Mit der haftungsbeschränkten Unternehmergesellschaft (GmbHG) wollte der Gesetzgeber eine Einstiegsvariante in die GmbH schaffen. Es handelt sich dabei nicht um eine neue Rechtsform, sondern um eine GmbH, die ohne vorgegebenes Mindeststammkapital gegründet werden kann. Diese Form der GmbH darf aber ihre Gewinne nicht vollständig ausschütten. Ein Viertel des Gewinns muss jedes Jahr zur Aufstockung des Eigenkapitals verwandt werden, solange bis 25.000 € erreicht sind. Dann darf sich die Gesellschaft GmbH nennen. Die GmbHG ist gleichsam eine Anspar-GmbH. Vereinfacht wurde zudem das Eintragungsverfahren in das Handelsregister. Seit Anfang 2007 haben die Amtsgerichte die Registrierung auf elektronischen Betrieb umgestellt. Die notarielle Beurkundung der GmbHG kostet 20 €, die der GmbH 300 €.

2.2 Welche Rechtsform ist die richtige?

Diese Frage ist natürlich nur individuell zu beantworten und hängt sehr von der einzelnen Situation ab. Hier sollen die wichtigsten Anhaltspunkte zur Entscheidung angeführt werden.

Alleine oder zu mehreren

Wer sich dazu entschließt, **allein** eine Praxis aufzubauen, tut dies sicherlich aus verschiedenen Gründen: er kann alleine unternehmerisch entscheiden und ist unabhängig in der Planung und Durchführung seiner Ideen. Die wesentliche Haftung aus der Praxistätigkeit wird durch die Berufshaftpflichtversicherung abgedeckt, sodass es wenig Gründe geben dürfte, nicht ein Einzelunternehmen zu wählen.

Mehrere Partner bedeuten, dass Verträge geschlossen werden müssen. Man muss sich über Betrieb und Konzept einig sein, gegenseitig Rücksicht nehmen und respektvoll miteinander umgehen. Die meisten Praxisgründungen scheitern später daran, dass sich die Gründungspartner entzweien. Aber mehrere Gründer bedeuten auch mehr Know-how und mehr Kapital. Und: Eine geteilte Verantwortung ist oft persönlich leichter zu tragen.

Sind die freiberuflichen Gründer nicht aus derselben Berufsgruppe, sollte keine GbR gewählt werden, da dies die Vorteile der Freiberuflichkeit gefährden kann.

Gemeinschaftspraxis: Sie ist mit der klassischen Ehe vergleichbar und bietet sich für die Zusammenarbeit von Therapeuten der gleichen Berufsgruppe an. Sie beantragen eine gemeinsame Zulassung und ein gemeinsames Institutionskennzeichen (IK). Näheres dazu im Kapitel »Zulassung«. Gegenüber Krankenkassen und Patienten tritt die Praxis als ein Betrieb auf, unabhängig davon, wie viele Partner dazu gehören. Miet-, Kassen-, Arbeitsverträge, Versicherungen und andere Vereinbarungen werden immer von allen gemeinsam abgeschlossen. Alle Rechte und Pflichten verteilen sich auf zwei oder mehreren Schultern. Die geteilte Verantwortung schließt jedoch auch die gemeinsame Haftung mit ein.

Praxisgemeinschaft: Dieses Modell wird üblicherweise von Partnern gewählt, die unterschiedlichen Berufsgruppen angehören, z. B. eine Ergotherapeutin schließt sich mit einer Physiotherapeutin zusammen. Zwei oder mehr Praxen betreiben autark ihren jeweiligen Fachbereich. Jeder Partner besitzt eine eigene Kassenzulassung, sein eigenes IK und führt seine Praxis eigenständig und unabhängig. Lediglich Ressourcen werden gemeinsam genutzt. Dies sind z. B. Räume, Personal oder Geräte. Risiken und Chancen tragen die Beteiligten alleine.

Allein:
Einzelunternehmen

Mehrere Partner:
GbR, PartG, GmbH/GmbHG

Mehrere Partner unterschiedlicher Berufsgruppen:
PartG, GmbH/GmbHG

Formalitäten

Welche Formalitäten (Beschlussfassung, Einberufung und Dokumentation von Gesellschafterversammlungen etc.) der Praxisgründer zu beachten hat und wie genau er es damit nehmen muss, ist bei den einzelnen Rechtsformen sehr verschieden. Diese Unterschiede fallen bei jungen Unternehmen stärker ins Gewicht: Denn während komplizierte Verwaltungsaufgaben in älteren Unternehmen von routinierten Spezialisten in die Hand genommen werden, müssen Gründer diese Aufgaben meist zusätzlich selbst erledigen. Die dafür nötige Zeit und Energie geht von ihrem ohnehin knappen »Gesamtbudget« ab.

Zu beachten ist auch die Abgrenzung zwischen Privatvermögen und Betriebsvermögen. Entnahmen für private Zwecke sind bei allen Gesellschaften beispielsweise nur nach Absprache mit den anderen Gesellschaftern möglich. Ein Nachteil, aber nicht selten auch von Vorteil: Ein Einzelunternehmer, dem der ganze »Laden« allein gehört, muss immer eine gewisse Selbstdisziplin aufbringen, um nicht das Geld zum Beispiel für die nächste Urlaubsreise einfach aus der Unternehmenskasse zu nehmen.

Wenige Formalitäten: Einzelunternehmen, GbR

Einige Formalitäten: alle anderen Gesellschaften

Haftung

Die Haftung ist bei vielen Rechtsformentscheidungen ausschlaggebend. Da die Hauptrisiken einer Praxis aber durch die Berufshaftpflichtversicherung abgedeckt werden, spielt die Haftungsfrage bei einer konventionellen therapeutischen Praxis nicht eine so entscheidende Rolle wie in der freien Wirtschaft.

Generell gilt: Kapitalgesellschaften haben den Vorteil, dass die Haftung der Gesellschafter auf ihren Kapitalanteil beschränkt bleibt. Beim Einzelunternehmen oder der Personengesellschaft (GbR, PartG) haften die Gesellschafter in der Regel unbeschränkt mit ihrem Privatvermögen.

Aber: Eine Rechtsform mit Haftungsbeschränkung, zum Beispiel eine GmbH, schützt dabei keineswegs vor jedem Risiko. Sie begrenzen zwar die vertragliche Haftung, wenn es darum geht, die vertraglichen Verpflichtungen der Praxis zu erfüllen. Sie schützen aber nicht vor anderen Verfehlungen, wie etwa Schadensersatzansprüchen der Krankenkasse gegenüber dem zugelassenen Praxisinhaber. Außerdem verlangt die Bank bei Krediten an eine GmbH zumeist eine persönliche Bürgschaft der Gesellschafter.

Hohe Haftungsbeschränkung: GmbH.

Keine Haftungsbeschränkung: GbR, PartG.

Steuern

Die Besteuerung eines Unternehmens hängt nicht zuletzt von seiner Rechtsform ab. Leider gibt es nicht ein »richtiges« Steuersparmodell für jede Praxis. Je nach Geschäftslage (z. B. Gewinnhöhe) hat beim Unterfangen Steuern zu sparen, mal die eine, mal die andere Rechtsform Vor- oder Nachteile. Es wird deshalb nichts anderes übrig bleiben, als nachzurechnen, welche Rechtsform in welcher Ausgestaltung und bei welcher

Ertragslage das steuerliche Optimum bietet. Das Ernüchternde: Was bei diesem mühseligen Geschäft herauskommt, ist keine Entscheidung mit Ewigkeitswert.

Die Besteuerung eines Einzelunternehmens und einer Personengesellschaft ähneln sich sehr. Bei einer GmbH entstehen steuerliche Vorteile nur bei sehr großen Praxen, die entsprechend gegliedert sind.

Buchführung

Eine GmbH muss eine komplette doppelte Buchführung inklusive Jahresabschluss führen. Für ein Einzelunternehmen und eine Personengesellschaft reicht eine einfache Einnahme-Überschuss-Rechnung aus. Die nötigen Kenntnisse und der Aufwand sind also sehr unterschiedlich. Für eine GmbH wird sich deshalb nur der entscheiden, der dafür gewichtige Gründe hat.

Ein Steuerberater sollte in jedem Fall zur Seite stehen.

Gründung und Kapitaleinsatz

Dieser Punkt wird bei der Rechtsformwahl gelegentlich überschätzt. Die Kosten für eine Praxisgründung (für Anwalt, Notar, Anmeldegebühren, etc.) schwanken zwischen 20 und 1.000 €, also durchweg erschwinglichen Beträgen. Erheblich teurer kann es nur dann werden, wenn aufwändige Gesellschaftsverträge entworfen werden müssen, um eine Rechtsform den Bedürfnissen und Wünschen der Gründer anzupassen. Ein gesetzlich vorgeschriebenes Mindestkapital ist nur für eine GmbH (25.000 €) vorgeschrieben.

Kapitalbeschaffung

Die Frage, ob die Praxisgründung statt durch Kredite nicht lieber durch Kapital »fremder« Investoren (z. B. Gesellschafter, Teilhaber) finanziert werden soll, stellt sich vielen Praxen bereits bei der Frage nach der Einrichtung. Da die Summen zur Eröffnung meistens überschaubar sind und die Vorteile der Freiberuflichkeit verloren gehen, wenn die Teilhaber nicht ebenfalls freiberuflich sind, scheidet in den meisten Fällen eine Konstruktion aus, bei der stille Teilhaber lediglich als Geldgeber beteiligt sind.

Verträge

Schließen sich zwei oder mehr Therapeuten zusammen, um eine Praxis zu gründen, werden sie einen Vertrag schließen. Da bei einer GmbH-Gründung die Voraussetzungen in der Regel sehr individuell sind und dafür entsprechende Fachleute benötigt werden, beleuchten wir hier die GmbH-Verträge nicht weiter. Die meisten Praxisgemeinschaften werden einen GbR-Vertrag oder Partnerschaftsgesellschafts-Vertrag schließen. Was in diesen Verträgen geregelt werden sollte, wollen wir hier erläutern. Verweise auf Musterverträge sind am Ende des Kapitels zu finden.

2.3 Die Gesellschaft bürgerlichen Rechts (GbR)

Da diese Gesellschaftsform (»Gemeinschaftspraxis«) recht häufig gewählt wird, ist es wichtig zu wissen, dass es viele Aspekte gibt, die bei einem Vertrag zwischen den Gesellschaftern zu berücksichtigen sind.

Entstehung einer GbR (Gesellschafter)

Eine GbR entsteht, wenn mindestens zwei Personen einen mündlichen oder schriftlichen Gesellschaftsvertrag abschließen.

Ein schriftlicher Vertrag ist auf jeden Fall zu empfehlen! Denn wenn eine Praxis ohne fixierten Vertrag gegründet wird, gelten automatisch gesetzliche Regelungen, sozusagen als Ersatz für den nicht geschlossenen Vertrag. Diese Regelungen stehen im BGB §§ 705 ff, deshalb wird eine GbR auch oft BGB-Gesellschaft genannt.

Die Gesellschafter vereinbaren, zu einem gemeinsamen Zweck zusammenzuwirken und diesen Zweck zu fördern. Gemeinsamer Zweck kann zum Beispiel sein, eine gemeinsame Praxis zu führen. Gesellschafter einer GbR sind in der Regel natürliche Personen. An einer GbR können sich auch fachfremde »stille« Gesellschafter beteiligen, die lediglich Kapital beisteuern.

Muss die GbR in das Handelsregister eingetragen werden?

Eine GbR kann nicht in das Handelsregister eingetragen werden. Da die GbR nicht im Handelsregister eingetragen wird, führt sie auch keinen Firmennamen. Jedoch kann die GbR eine geschäftliche Bezeichnung führen. Führt die GbR eine

Geschäftsbezeichnung, muss sie auf Geschäftsbriefen zusätzlich zur Geschäftsbezeichnung auch die Vor- und Nachnamen ihrer Gesellschafter angeben.

Rechte und Pflichten der Gesellschafter

Mit dem Abschluss des Gesellschaftsvertrages entstehen zwischen den Gesellschaftern Rechte und Pflichten. Diese richten sich in erster Linie nach dem Gesellschaftsvertrag; darin werden folgende Rechte und Pflichten der Gesellschafter geregelt:

Die Gesellschafter sind zur Leistung der Beiträge, wie beispielsweise Therapien oder Geldleistungen verpflichtet. Die Gesellschafter haben gegenüber der GbR eine Treuepflicht. Die Treuepflicht verlangt von den Gesellschaftern, die Interessen der GbR wahrzunehmen und alles zu unterlassen, was die GbR schädigt.

Die Gesellschafter haben das Recht und die Pflicht zur gemeinschaftlichen Geschäftsführung; dabei ist für jedes Geschäft die Zustimmung aller Gesellschafter erforderlich (Einstimmigkeitsgrundsatz).

Da diese Art der Geschäftsführung vor allem für GbR mit mehr als zwei Personen umständlich und schwerfällig ist, empfiehlt es sich, im Gesellschaftsvertrag andere Regelungen der Geschäftsführung zu treffen (zum Beispiel Alleingeschäftsführungsbefugnis statt gemeinschaftlicher Geschäftsführung, Zulässigkeit von Mehrheitsentscheidungen anstelle des Einstimmigkeitsgrundsatzes).

Die Gesellschafter haben das Stimmrecht bei der Fassung von Gesellschafterbeschlüssen. Gesellschafter, die aufgrund einer entsprechenden Regelung im Gesellschaftsvertrag von der Geschäftsführung ausgeschlossen sind, haben Informationsrechte und das Recht auf persönliche Kontrolle der geschäftsführenden Gesellschafter.

Die Gesellschafter sind an Gewinn und Verlust beteiligt. Der Anteil eines jeden Gesellschafters an Gewinn und Verlust ist häufig im Gesellschaftsvertrag vereinbart und orientiert sich an der jeweiligen Einlagenhöhe. Fehlt eine vertragliche Regelung, haben alle Gesellschafter gleichen Anteil an Gewinn und Verlust.

Sie können beispielsweise vertraglich regeln, dass die persönlich erbrachten Leistungen (Behandlungen) dem einzelnen Gesellschafter in voller Höhe zustehen und alle übrigen Gewinne und Verluste zu gleichen Teilen auf die Gesellschafter verteilt werden.

Vertretung

Die GbR wird vertreten durch diejenigen Personen, die im Gesellschaftsvertrag als Vertreter der GbR bestimmt sind.

Ist im Vertrag keine Regelung getroffen, so richtet sich die Vertretungsbefugnis nach der Geschäftsführungsbefugnis. Diese steht von Gesetzes wegen allen Gesellschaftern gemeinschaftlich zu, das heißt zum Abschluss jedes Rechtsgeschäfts müssen alle Gesellschafter gemeinsam handeln. Sieht der Gesellschaftsvertrag allerdings eine andere Bestimmung zur Geschäftsführung vor (zum Beispiel Alleingeschäftsführung), so besteht auch eine entsprechende Vertretungsbefugnis (zum Beispiel Alleinvertretungsbefugnis). Die Vertretungsbefugnis folgt also der Geschäftsführungsbefugnis.

Bei Kündigungen von Mitarbeitern sollten alle Gesellschafter unterzeichnen. Ist dies nicht möglich, sollte auf dem Schriftstück ein Passus enthalten sein, aus dem klar hervorgeht, dass der Unterzeichner in Vertretung aller Gesellschafter unterzeichnet.

Haftung

Für die Verbindlichkeiten der GbR haften die Gesellschafter grundsätzlich sowohl mit dem Gesellschaftsvermögen als auch dem Privatvermögen jedes einzelnen Gesellschafters.

In der Vergangenheit hatten GbRs häufig versucht, die persönliche Haftung der Gesellschafter durch das Auftreten als »GbR mbH« oder einer ähnlichen Bezeichnung zu beschränken. Der Bundesgerichtshof (BGH) hielt dies zunächst für eine ausreichend wirksame Haftungsbeschränkung; im September 1999 hat der BGH dann allerdings entschieden, dass die Haftung durch die Bezeichnung einer GbR als »GbR mbH« nicht wirksam beschränkt werden kann. Die Gesellschafter einer »GbR mbH« haften also ebenfalls für Verbindlichkeiten der GbR persönlich mit ihrem Privatvermögen.

Ansprüche der GbR gegen Dritte und ihre Geltendmachung

Die GbR selbst kann Rechte erwerben und Pflichten begründen; sie kann also Gläubigerin und Schuldnerin sein.

Die GbR kann ihre Rechte auch selber vor Gericht als Klägerin geltend machen bzw. vor Gericht als Beklagte auf die Erfüllung ihrer Pflichten verklagt werden. Daraus folgt, dass zur Vollstreckung in das GbR-Vermögen nicht die Erwirkung eines Urteils gegen sämtliche Gesellschafter erforderlich ist, sondern ein Urteil gegen die GbR selbst genügt.

Veränderungen im Personenbestand der GbR

Die GbR verändert sich in ihrem Personenbestand, wenn ein Gesellschafter ausscheidet oder wenn ein neuer Gesellschafter eintritt. Ausscheiden und Eintreten kann auch dergestalt kombiniert werden, dass ein Gesellschafterwechsel erfolgt, also ein neuer Gesellschafter an die Stelle des alten tritt. Der Personenbestand der GbR verändert sich außerdem, wenn ein Gesellschafter verstirbt.

Ausscheiden eines Gesellschafters

Ein Gesellschafter scheidet aus der GbR aus, wenn er entweder selbst kündigt oder wenn er von den übrigen Gesellschaftern aus der GbR ausgeschlossen wird. Der Ausschluss eines Gesellschafters ist nur möglich, wenn ein wichtiger Grund vorliegt, zum Beispiel der auszuschließende Gesellschafter seine Pflichten vorsätzlich oder grob fahrlässig verletzt hat.

Auswirkungen auf die GbR Das Ausscheiden eines Gesellschafters hat grundsätzlich die Auflösung der GbR zur Folge. Die Auflösung findet nur dann nicht statt, wenn der Gesellschaftsvertrag eine sogenannte Fortsetzungsklausel enthält, eine Vereinbarung, die für den Fall des Ausscheidens eines Gesellschafters die Fortsetzung der GbR vorsieht.

Abfindungsanspruch des Ausgeschiedenen

Scheidet ein Gesellschafter aus einer fortbestehenden GbR aus, so hat er einen Anspruch auf Abfindung. Die Höhe der Abfindung entspricht dem Betrag, den der ausscheidende Gesellschafter erhalten hätte, wenn die GbR aufgelöst worden wäre.

Haftung des Ausgeschiedenen

Der ausgeschiedene Gesellschafter haftet für Schulden der GbR, sofern diese bei seinem Ausscheiden bereits vorhanden waren, zunächst weiter. Die Haftung erlischt fünf Jahre nach dem Ausscheiden aus der GbR.

Eintritt eines neuen Gesellschafters

Der Eintritt eines neuen Gesellschafters erfolgt durch Abschluss eines Vertrages mit den bisherigen Gesellschaftern.

Auswirkungen auf die GbR Bei Eintritt eines neuen Gesellschafters in eine GbR ändert sich an der Identität der GbR nichts.

Haftung des Eintretenden

Für die nach seinem Eintritt entstandenen Schulden haftet der neue Gesellschafter wie jeder andere (alte) Gesellschafter.

Nach neuester Rechtsprechung haftet der neue Gesellschafter auch für Schulden, die bereits vor dem Eintritt des neuen Gesellschafters begründet wurden. Das bedeutet, dass vor Eintritt in die GbR der Gesellschafter sich unbedingt volle Klarheit über die Verträge, Verbindlichkeiten, Liquidität und ähnliches verschaffen muss. Zusätzlich ist eine Regelung denkbar, wonach ein Anteil von z. B. 20 % erst nach zwei Jahren fällig wird, wenn die Wahrscheinlichkeit für eventuelle Altlasten nur noch sehr gering ist.

Gesellschafterwechsel

Ein Gesellschafterwechsel liegt vor, wenn das Ausscheiden eines Gesellschafters und der Eintritt eines neuen Gesellschafters in der Weise kombiniert werden, dass der neue Gesellschafter an die Stelle des Austretenden tritt. In der Praxis geht ein Gesellschafterwechsel regelmäßig dergestalt vonstatten, dass ein Gesellschafter der GbR seinen Gesellschaftsanteil an einen Dritten, den neuen Gesellschafter, abtritt. Die Abtretung des Gesellschaftsanteils bedarf der Zustimmung der übrigen Gesellschafter.

Auswirkungen auf die GbR Bei einem Gesellschafterwechsel ändert sich an der Identität der GbR nichts.

Tod eines Gesellschafters

Der Tod eines Gesellschafters hat grundsätzlich die Auflösung der GbR zur Folge. Die Auflösung findet nur dann nicht statt, wenn der Gesellschaftsvertrag eine Fortsetzungsklausel enthält. Folgende Fortsetzungsvereinbarungen sind möglich:

- Die **reine Fortsetzungsklausel** sieht vor, dass die GbR bei Tod eines Gesellschafters unter den verbliebenen Gesellschaftern fortgesetzt werden soll; andere Personen (zum Beispiel Erben) übernehmen nicht die Gesellschafterstellung des Verstorbenen.
- Bei der **erbrechtlichen Nachfolgeklausel** treten anstelle des Verstorbenen dessen Erben.
- Bei einer **rechtsgeschäftlichen Nachfolgeklausel** geht beim Tod eines Gesellschafters dessen Gesellschaftsanteil auf eine im Gesellschaftsvertrag benannte Person über. Eine rechts-

geschäftliche Nachfolgeklausel ist nur wirksam, wenn als Nachfolger des Verstorbenen einer der verbleibenden GbR-Gesellschafter bestimmt ist.

Beendigung der GbR

Eine GbR wird in folgenden Fällen aufgelöst:

- Die GbR ist auf bestimmte Zeit geschlossen.
- Die Gesellschafter beschließen die Auflösung der GbR.
- Ein Gesellschafter scheidet aus der GbR aus und der Gesellschaftsvertrag enthält keine Fortsetzungsklausel.
- Ein Gesellschafter verstirbt und der Gesellschaftsvertrag enthält keine Fortsetzungsklausel.

Nach der Auflösung der GbR findet die Auseinandersetzung unter den Gesellschaftern statt, d. h. die verbliebenen Werte werden zwischen den Gesellschaftern aufgeteilt. Die Auseinandersetzung erfolgt nach folgendem Verfahren:

- Zunächst sind die laufenden Geschäfte der GbR abzuwickeln und die Schulden der GbR zu tilgen.
- Sodann sind den Gesellschaftern ihre Einlagen zurückzuerstatten und die der GbR zum Gebrauch überlassenen Gegenstände zurückzugeben.
- Schließlich wird das noch verbliebene Vermögen der GbR unter den Gesellschaftern verteilt.

Nach Abschluss der Auseinandersetzung ist die GbR beendet.

2.4 Die Partnerschaftsgesellschaft (PartG)

Die PartG basiert auf der GbR, deshalb werden hier nur die Erweiterungen gegenüber der GbR aufgeführt.

Die PartG ist eine Gesellschaft, in der sich Angehörige freier Berufe zur Ausübung ihrer Berufe (keine stillen Beteiligungen oder bloße Anlagen) zusammenschließen (»Praxisgemeinschaft«). Die Partnerschaftsgesellschaft beruht im Wesentlichen auf den Grundlagen der GbR. Speziell vorgesehen ist, dass verschiedene Berufsgruppen sich zusammenschließen können, wie etwa Physiotherapeuten und Logopäden.

Neugründung einer Partnerschaft

Der Vertrag

Der Partnerschaftsvertrag muss den Namen und den Sitz der Partnerschaft, den Vor- und Nachnamen der Partner, den in der Partnerschaft ausgeübten Beruf, den Wohnort jedes Partners sowie den Gegenstand der Partnerschaft enthalten.

Anmeldung und Eintragung ins Partnerschaftsregister

Die Anmeldung muss in notariell beglaubigter Form beim zuständigen Registergericht eingereicht werden. Das ist grundsätzlich das Amtsgericht, in dessen Bezirk die Gesellschaft ihren Sitz hat.

Haftung

Bei der Partnerschaftsgesellschaft gilt die gesamtschuldnerische Haftung. Für Verbindlichkeiten der Partnerschaft haften neben dem Vermögen der Partnerschaft auch die Partner als Gesamtschuldner. Dies entspricht also den Haftungsregelungen einer GbR.

Besonderheit: Haftungskonzentration

Die Haftung für Ansprüche aus Schäden wegen fehlerhafter Berufsausübung ist auf den jeweiligen Partner beschränkt, der innerhalb der Partnerschaft mit der Auftragsbearbeitung befasst war (Handelnden-Haftung). Ein Auftrag im Sinne der Regelung ist beispielsweise. die ärztliche Verordnung.

Therapeuten, deren Haftung per Berufsgesetz und Verordnung beschränkt ist, müssen eine Berufshaftpflichtversicherung abschließen, die alle Ansprüche aus der therpaeutischen Tätigkeit abdeckt. An der daneben bestehenden Haftung mit dem Partnerschaftsvermögen ändert sich nichts. (s. o. »Haftung«).

Name der Partnerschaft

Der Name der Partnerschaft setzt sich aus drei Elementen zusammen:

- dem Namen eines oder mehrerer Partner,
- dem Zusatz »und Partner« oder »Partnerschaft«,
- den Bezeichnungen aller in der Partnerschaft vertretenen Berufe.

Folgende Bezeichnungen wären also denkbar:

Physiotherapie und Ergotherapie
Meyer und Partner

Partnerschaft
Meyer, Schulze und Hoffmann
Ergotherapie, Physiotherapie und Logopädie

2.5 Die Auswahlkriterien der Rechtsformen im Überblick

Einzelunternehmen

- volle Kontrolle, volle Haftung
- Das Risiko liegt alleine beim Existenzgründer.
- für Einstieg gut geeignet
- entsteht automatisch bei Geschäftseröffnung
- nur ein Betriebsinhaber, keine Konflikte mit Partnern
- kein Mindestkapital

Gesellschaft bürgerlichen Rechts (GbR)
(andere Bezeichnung: BGB-Gesellschaft)

- einfacher Zusammenschluss von Partnern der gleichen Berufsgruppe
- großer Freiraum für den Einzelnen möglich
- keine Formalitäten, schriftlicher Vertrag aber sinnvoll
- kein Mindestkapital
- Teilhaber haften mit Gesellschaftsvermögen und Privatvermögen

Partnerschaftsgesellschaft

- eigenverantwortlich trotz Partner (auch verschiedener Berufsgruppen)
- nur für freie Berufe
- für Unternehmer, die mit Partnern kooperieren, aber trotzdem eigenverantwortlich bleiben wollen
- Gesellschaft haftet mit Gesellschaftsvermögen, Gesellschafter haften bei fehlerhaftem Handeln mit Privatvermögen

Gesellschaft mit beschränkter Haftung (GmbH)

- Unternehmer, die vertragliche Haftung beschränken wollen
- Unternehmer, für die bei höheren Gewinnen die GmbH steuerliche Vorteile bietet
- Gründungsformalitäten und Buchführung etwas aufwändiger
- Geschäftsführer muss nicht Gesellschafter sein
- die Gesellschaft haftet mit gesamtem Gesellschaftsvermögen
- die Haftung der Gesellschafter bei Haftungsansprüchen an die Gesellschaft beschränkt sich auf ihre Kapitaleinlage (insgesamt mindestens 25.000 €)
- bei Krediten haften Gesellschafter in der Regel mit zusätzlichen privaten Sicherheiten
- auf jeden Fall gewerbesteuerpflichtig

2.6 Vor- und Nachteile der jeweiligen Gesellschaftsformen

Einzelfirma

Vorteile

+ kein Mindestkapital
+ Gewinne müssen nicht geteilt werden
+ größtmöglicher Gestaltungsspielraum
+ keine Gründungsvorschriften zu beachten
+ minimale Gründungskosten, da notarielle Vorschriften entfallen
+ Man kann sich rascher veränderten Marktbedingungen anpassen

Nachteile

- Auf einer Person lastet die gesamte Verantwortung für die Geschicke der Praxis, was u. U. zu einer erheblichen Arbeitsbelastung führen kann
- Der Praxisinhaber haftet mit seinem gesamten Vermögen (privat und geschäftlich) unbeschränkt
- Die Erweiterung der Kapitalbasis richtet sich nur nach dem eigenen Vermögen

GbR

Vorteile

+ keine Eintragung ins Handelsregister
+ relativ einfache zu gründende Gesellschaftsform (Kein Notar)
+ Mindestkapital ist nicht vorgesehen
+ Die GbR hat bei Kreditinstituten ein höheres Ansehen als die Einzelunternehmung
+ Einnahmen-Überschussrechnung möglich
+ einfache Steuerdeklaration
+ Jeder beteiligte Gesellschafter hat ein hohes Maß an Mitbestimmungsmöglichkeiten

Nachteile

- Volle Haftung jedes Mitgesellschafters einschließlich seines Privatvermögens
- Viele GbR arbeiten ohne vertragsmäßige Grundlage. Deshalb können Auseinandersetzungen schnell existenzgefährdend für die Gesellschaft werden

GmbH

Vorteile

- + keine persönliche Haftung der Gesellschafter
- + geringe persönliche Haftung der Geschäftsführer
- + Pensionsrückstellungen möglich
- + u. U. Sparer- Pauschbetrag von 801 € für Ausschüttungen (2009)
- + u. U. Werbungskostenpauschalbetrag für Arbeitnehmer von 920 €

Nachteile

- – Aufwändigere Gründungsformalitäten; notarielle Beurkundung, Eintragung ins Handelsregister
- – Mindestkapital von 25.000 € bzw. 1 € bei einer GmbhG

Partnerschaftsgesellschaft

Vorteile

- + besseres Image durch »richtige« Rechtsform
- + passendes und flexibles Gesellschaftsrecht
- + einfache Möglichkeit der Änderung des Gesellschaftervertrages
- + Keine Körperschaftsteuer
- + Einnahmen-Überschussrechnung möglich
- + einfache Steuerdeklaration
- + erleichterte Freistellung von der persönlichen Haftung für Berufsfehler, für die andere Partner verantwortlich sind
- + Jeder beteiligte Gesellschafter hat ein hohes Maß an Mitbestimmungsmöglichkeiten

Nachteile

- – Volle Haftung jedes Mitgesellschafters einschließlich seines Privatvermögens
- – Notar- und Gerichtskosten für Registrierung und Änderungen im Partnerschaftsregister
- – noch relativ unbekannte Unternehmensform

Internetcode: 397007

Rufen Sie im Internet die Seite **http://www.physio.de/internetcode/** auf und geben Sie den o. a. Internetcode ein. Sie erhalten dort weitere Informationen zu folgenden Themen:

- Musterverträge zu den verschiedenen Gesellschaftsformen
- Gesetzestexte: PartGG, BGB
- Aktualisierungen

Kapitel 3
Zulassung

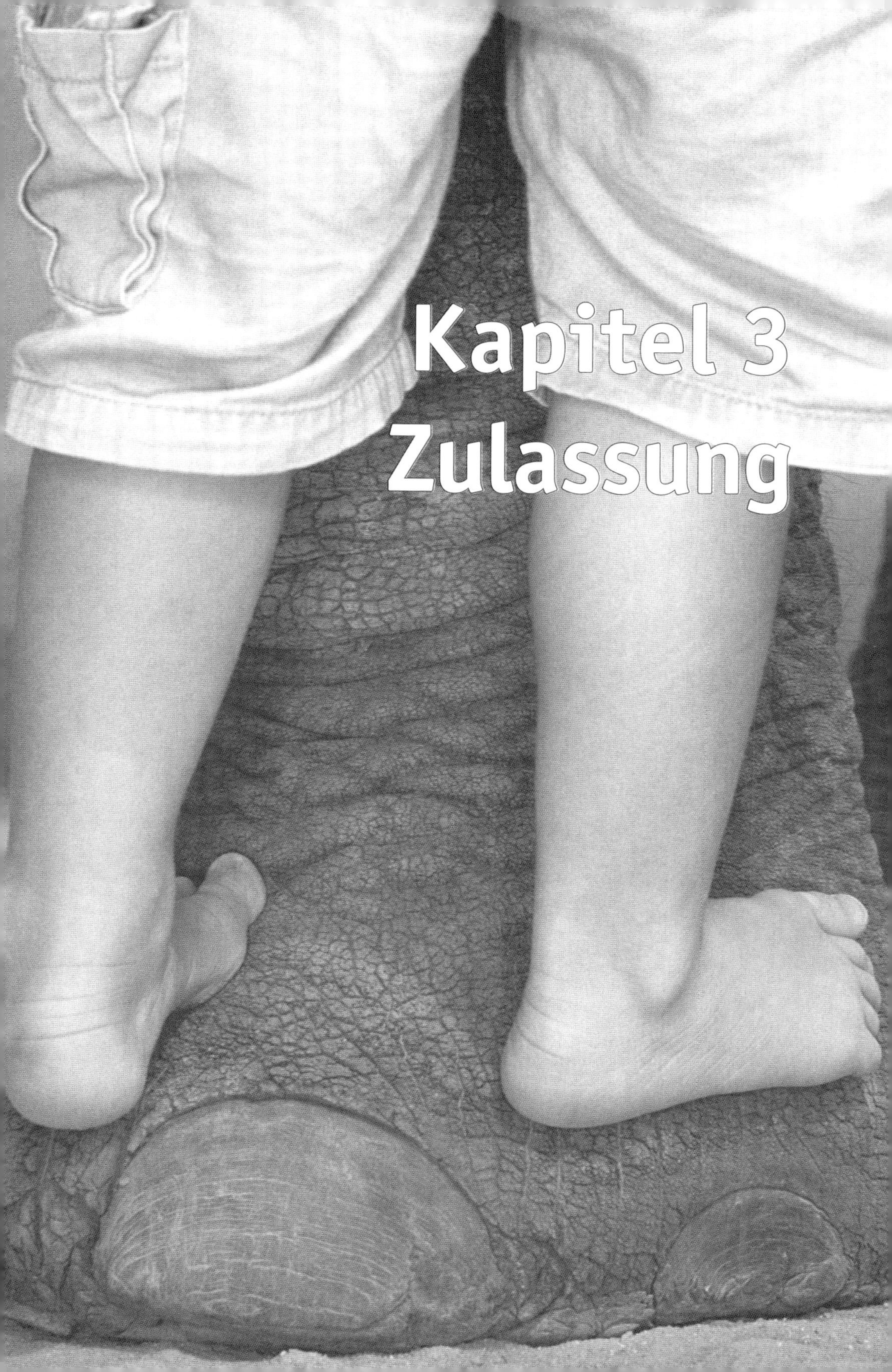

KAPITEL 3: Zulassung

Im Regelfall wird man eine Praxis betreiben wollen, um die Behandlungskosten von der gesetzlichen Krankenversicherung erstattet zu bekommen. Sie behandeln dann die Mitglieder aller in Deutschland vertretenen gesetzlichen Krankenkassen. Physiotherapie, Ergotherapie, Logopädie, Massage und Podologie gelten als Heilmittel. Sie werden demnach ein Heilmittelerbringer.

Gesetzgeber und Krankenkassen verlangen ein Zulassungsverfahren. Besondere Zulassungsbedingungen gelten auch für Leistungen, die mit den verschiedenen Zweigen des zum 1. Juni 2007 neu gebildeten Spitzenverbandes Deutsche Gesetzliche Unfallversicherung (DGUV) abgerechnet werden. Dazu gehören die Berufgenossenschaften und die Unfallversicherungsträger der öffentlichen Hand. Für die Behandlung von Privatpatienten gibt es keine Zulassungsvoraussetzungen. In diesem Fall ist die staatliche Anerkennung in einem Therapieberuf ausreichend.

Im folgenden Absatz sind die Zulassungsvoraussetzungen für die gesetzliche Krankenversicherung dargestellt.

3.1 Heilmittel

Heilmittel sind persönliche Dienstleistungen (siehe auch »freier Beruf« S. 19), die von zugelassenen Leistungserbringern erbracht werden. Hierzu gehören Maßnahmen der physikalischen Therapie (z. B. Massagen, Krankengymnastik), der Sprachtherapie (Logopädie), der Beschäftigungstherapie (Ergotherapie) und der med. Fußpflege (Podologie).

Die verordnungsfähigen Heilmittel sind in den Heilmittelrichtlinien und dem dazugehörigen Heilmittelkatalog aufgeführt. Dort ist geregelt, für welche Diagnosegruppen und Leitsymptome welches Heilmittel wie oft vom Arzt verordnet werden darf.

Das Sozialgesetzbuch (SGB) V § 125 regelt die Einzelheiten über die Versorgung der Versicherten mit Heilmitteln. Dort ist festgelegt, dass der Spitzenverband Bund der Krankenkassen und »die für die Wahrnehmung der Interessen der Heilmittelerbringer maßgeblichen Spitzenorganisationen auf Bundesebene« gemeinsam Rahmenempfehlungen über die einheitliche Versorgung mit Heilmitteln abgeben. Auf dieser Grundlage werden auf Landesebene Rahmenverträge geschlossen, die dann für alle Beteiligten verbindlich sind. Für die Ersatzkassen wird ein bundeseinheitlicher Rahmenvertrag vereinbart.

Die Rahmenempfehlungen sollen Folgendes regeln:

- Inhalt der einzelnen Heilmittel, Umfang und Häufigkeit ihrer Anwendung im Regelfall und die Regelbehandlungszeit
- Maßnahmen zur Fortbildung und Qualitätssicherung, die die Qualität der Behandlung, der Versorgungsabläufe und der Behandlungsergebnisse umfassen
- Inhalt und Umfang der Zusammenarbeit des Heilmittelerbringers mit dem verordnenden Vertragsarzt
- Maßnahmen der Wirtschaftlichkeit der Leistungserbringung und deren Prüfung
- Vorgaben für Vergütungsstrukturen

Die Einzelheiten der Heilmittelversorgung, die Preise und deren Abrechnung sind Bestandteil der Rahmenverträge. Darin ist auch die Fortbildungsverpflichtung geregelt. Die Verträge werden zwischen den Landesverbänden der Primärkassen auf Landesebene sowie dem Verband der Ersatzkassen (vdek) auf Bundesebene mit Wirkung für ihre Mitgliedskassen und den Leistungserbringern oder Verbänden der Leistungserbringer abgeschlossen. Seit dem 1. April 2007 (GKV-Wettbewerbsstärkungsgesetz) können auch einzelne Krankenkassen mit Therapeuten oder Verbänden Verträge vereinbaren.

Die Patienten müssen einen Teil der Kosten für die Behandlung selbst tragen. Die Zuzahlung beträgt zehn Prozent der mit den Krankenkassen vereinbarten Preise. Zusätzlich muss für jedes Rezept zehn Euro bezahlt werden.

Primärkassen sind die Allgemeinen Ortskrankenkassen (AOK), die Betriebskrankenkassen (BKK), die Innungskrankenkassen (IKK), die Landwirtschaftlichen Krankenkassen (LKK) und die Knappschaft.

Zu den wichtigsten **Ersatzkassen** gehören die Barmer Ersatzkasse (BEK), die Deutsche Angestelltenkrankenkasse (DAK), die Techniker Krankenkasse (TK), die Kaufmännische Krankenkasse (KKH), die Hanseatische Krankenkasse (HEK), die Gmünder Ersatzkasse (GEK) und die Hamburg-Münchener-Krankenkasse (HMK).

Die Preislisten gelten für die im jeweiligen Bundesland niedergelassenen Heilmittelerbringer. Der Gesetzgeber hat aber ausdrücklich festgelegt, dass auch einzelne Heilmittelerbringer oder Gruppen von Therapeuten Verträge mit den Krankenkassen direkt schließen können.

Besondere Preislisten gibt es für die Versicherten der gesetzlichen Unfallversicherung und der Beihilfe. **Beihilfepatienten** sind Beamte, die privatversichert sind. Da der Bund oder das Land einen Teil der Kosten bis zu einem Höchstbetrag übernimmt, gibt es für diese Patienten eine eigene Liste. Die Patienten sind aber Privatpatienten. Bei Privatpatienten sind Sie nicht verpflichtet, sich an bestimmten Gebührensätzen zu orientieren. Ihr Vertragspartner ist der Patient, während bei Kassenpatienten der Vertragspartner die Krankenkasse ist. Es empfiehlt sich demnach, Privatpatienten zu informieren, dass die Versicherung des Patienten eventuell nicht alle Kosten übernimmt (siehe auch »Rezeptabrechnung« S. 184). Das Bundesinnenministerium, die oberste Dienstbehörde der Beamten, weist ausdrücklich darauf hin, dass die Beihilfesätze nicht kostendeckend sind.

Eigene Regelungen gibt es für die Postbeamten. Beamte der unteren Gehaltsgruppen gehören der Postbeamtenkrankenkasse an. Für diese Patienten gibt es eine besondere Preisliste. Zuzahlungen fallen nicht an und die Heilmittelrichtlinien finden keine Anwendung. Für besserverdienende Postbeamte gelten die Beihilferegelungen.

Auch für die Behandlungen von **Patienten der Unfallversicherung** (Berufsgenossenschaften und Unfallversicherungsträger der öffentlichen Hand) sind eigene Preise vereinbart worden. Die Heilmittelrichtlinien gelten für Versicherte der Unfallversicherung nicht. Zuzahlungen müssen sie nicht leisten.

3.2 Wer erteilt die Zulassung?

Die Erteilung von Zulassungen sowie von Zulassungserweiterungen fällt in die Zuständigkeit der Landesverbände der Krankenkassen. Hinweise dazu finden Sie am Ende dieses Kapitels. Die Zulassungsanforderungen sind im SGB V § 124 geregelt. Der Spitzenverband Bund der Krankenkassen gibt Empfehlungen für eine einheitliche Anwendung der Zulassungsbedingungen. Die Bundesarbeitsgemeinschaft der Heilmittelverbände (BHV), die gemeinsame Vertretung der Berufsverbände, soll dazu gehört werden.

3.3 Zulassungsvoraussetzungen

Darin wird festgelegt, welche räumlichen Voraussetzungen erfüllt werden müssen, um eine von den gesetzlichen Krankenkassen genehmigte Praxis betreiben zu können. Weiterhin wird für jede Berufsgruppe (Physiotherapeuten, Ergotherapeuten, Logopäden, Masseure und Podologen) aufgeführt, welche persönlichen Voraussetzungen unabdingbar sind und welche Anforderungen an die Praxisausstattung gestellt werden.

3.4 Zulassungsvoraussetzungen für alle Heilmittelerbringer (unabhängig von der Berufsgruppe)

Die Bestimmungen sollen sicherstellen, dass eine qualitätsgesicherte und dem Stand der medizinischen Erkenntnisse entsprechende Versorgung der Versicherten mit Heilmitteln gewährleistet ist.

Nach § 124 Abs. 2 SGB V ist zuzulassen, wer

- die für die Leistungserbringung erforderliche **Ausbildung** sowie eine entsprechende zur Führung der Berufsbezeichnung berechtigende Erlaubnis besitzt,
- über eine **Praxisausstattung** verfügt, die eine zweckmäßige und wirtschaftliche Leistungserbringung gewährleistet und
- die für die Versorgung der Versicherten geltenden **Vereinbarungen** (§ 125 SGB V, wie weiter oben beschrieben) **anerkennt.**

Aus der Einbindung der Leistungserbringer für Heilmittel in den Sicherstellungsauftrag der Krankenkassen (§ 2 Abs. 2 SGB V) ergibt sich, dass eine Zulassung nur erteilt werden kann, wenn die jeweilige Tätigkeit des Zugelassenen/fachlichen Leiters von wirtschaftlicher Bedeutung ist sowie zeitlich die übrige Erwerbstätigkeit übersteigt. Der Zugelassene oder fachliche Leiter hat grundsätzlich ganztägig als Behandler in seiner Praxis zur Verfügung zu stehen. Kann er aber die Durchführung der Therapien durch einen qualifizierten Mitarbeiter sicherstellen, muss er nicht immer selbst anwesend sein. In Urlaubs-, Krankheits- und Fortbildungszeiten kann sich der Praxisinhaber oder sein fachlicher Leiter bis zu acht Wochen im Jahr vertreten lassen. Auch während der gesetzlich festgelegten Schwangerschafts-, Mutterschafts- und Erziehungsurlaubszeiten darf sich der Zugelassene oder der fachliche Leiter aus der Praxis zurückziehen.

In Rahmenverträgen zwischen den Kassenverbänden, Berufsverbänden oder einzelnen Leistungserbringern werden die Zulassungsbedingungen festgelegt. Im Regelfall übernehmen diese Verträge die Bestimmungen der Rahmenempfehlungen. So auch im bundesweit geltenden vdek-Vertrag. Manche, besonders ältere Primärkassenverträge weichen aber in einigen Punkten von den Empfehlungen ab. So gibt es beispielsweise Verträge, die eine Anwesenheitspflicht in der Praxis von mindestens vier Tagen in der Woche vorschreiben.

Natürliche Personen

Natürliche Personen erhalten eine auf die Person(en) bezogene Zulassung, soweit die o. g. sowie die berufsgruppenspezifischen Voraussetzungen erfüllt sind.

Juristische Personen

Die im Sozialgesetzbuch V genannten Voraussetzungen können nur durch natürliche Personen erfüllt werden. Beantragen juristische Personen, wie beispielsweise eine GmbH, eine Zulassung zur Abgabe von Heilmitteln, so ist die Zulassung an die Tätigkeit einer natürlichen Person (fachlicher Leiter) gebunden, auch diese muss die oben beschriebenen persönlichen Voraussetzungen erfüllen. Der fachliche Leiter ist in der Zulassung namentlich zu benennen; er darf in der Ausübung seiner Tätigkeit nicht eingeschränkt werden. Die Zulassung endet mit dem Ausscheiden des fachlichen Leiters. Sie endet nicht, soweit unverzüglich ein neuer fachlicher Leiter gegenüber den zulassenden Stellen die Erfüllung der beschriebenen Anforderungen nachweist und dieser die Tätigkeit unmittelbar nach Ausscheiden des bisherigen fachlichen Leiters aufnimmt.

Partnerschaftsgesellschaften

Näheres dazu im Kapitel »Rechtsformen« S. 35

Partnerschaftsgesellschaften nach dem PartGG, die über die erforderliche Praxisausstattung verfügen, können eine Zulassung für einen Heilmittelbereich erhalten. Der Gesellschaft muss mindestens ein Partner angehören, der die oben beschriebenen Anforderungen nach § 124 SGB V erfüllt. Dieser Partner ist in der Zulassung namentlich zu benennen. Die Zulassung endet mit dem Ausscheiden dieses Partners aus der Partnerschaftsgesellschaft.

Erfüllen **mehrere Partner** der Gesellschaft die Voraussetzungen, werden diese in der Zulassung namentlich benannt. Die Zulassung endet mit dem Ausscheiden des letzten benannten Partners aus der Partnerschaftsgesellschaft. Ein getrennter Nachweis der Praxisausstattung durch sämtliche Partner, die Heilmittel abgeben, ist in diesem Fall nicht erforderlich. Wie bei der Beschäftigung weiterer Fachkräfte sind entsprechend der Zahl der in diesem Heilmittelbereich tätigen Partner weitere eingerichtete Therapieflächen bzw. Behandlungsräume vorzuhalten (Beispiel: drei Masseure benötigen eine Mindestnutzfläche von 62 qm, davon sechs Behandlungsräume (Kabinen) von jeweils mindestens sechs qm).

Näheres dazu im Kapitel »Ausstattung und Geräte«, S. 98.

Bei **interdisziplinären Partnerschaftsgesellschaften** sind zusätzlich mindestens die berufsgruppenspezifischen persönlichen sowie die speziellen Anforderungen an die Therapiefläche bzw. die Behandlungsräume und die entsprechende Grundausstattung nachzuweisen sowie die Verträge anzuerkennen.

Änderungen in der Zusammensetzung der Partnerschaftsgesellschaft sind den zulassenden Krankenkassen umgehend mitzuteilen.

BGB-Gesellschaften

Die klassische Rechtsform für mehrere Praxisbesitzer der gleichen Berufsgruppe ist die Gesellschaft bürgerlichen Rechts (GbR).

Näheres dazu im Kapitel »Rechtsformen« S. 30

Praxisgemeinschaften

In einer Praxisgemeinschaft schließen sich Leistungserbringer zur gemeinsamen Nutzung der Räume und der Praxisausstattung zusammen. Jeder dieser Leistungserbringer erhält eine Zulassung und rechnet die erbrachten Leistungen unter seinem eigenen Institutionskennzeichen ab. In diesem Fall ist ein getrennter Nachweis der Praxisausstattung nicht erforderlich. Soweit die Leistungserbringer im selben Heilmittelbereich tätig sind, müssen, wie bei der Beschäftigung weiterer Fachkräfte, entsprechend der Zahl der Zugelassenen weitere eingerichtete Behandlungsräume bzw. Therapieflächen vorgehalten werden. (Beispiel: Drei Physiotherapeuten benötigen eine Mindesttherapiefläche von 44 qm, davon ein Behandlungsraum von mindestens 20 qm).

Bei interdisziplinären Praxisgemeinschaften sind zusätzlich mindestens die berufsgruppenspezifischen Anforderungen an die Therapiefläche bzw. an die Behandlungsräume zu erfüllen und die entsprechende Grundausstattung nachzuweisen.

Gemeinschaftspraxis

In einer Gemeinschaftspraxis schließen sich Leistungserbringer aus einem oder mehreren Heilmittelbereich(en) zusammen. Sie erhalten gemeinsam eine Zulassung und rechnen die erbrachten Leistungen zusammen unter einem Institutionskennzeichen ab.

Für die Zulassung sind die folgenden Unterlagen zu belegen bzw. nachzuweisen:

- Ausbildung: Beglaubigte Abschrift/Kopie der jeweiligen Urkunde zur Führung der Berufsbezeichnung.
- Praxisausstattung: Nachweis über das Eigentum bzw. das Recht an der Praxisnutzung (Mietvertrag, Pachtvertrag, etc.), Raumskizze, Praxisbeschreibung sowie Aufstellung über die vorhandenen Geräte und Einrichtungsgegenstände.
- Bei juristischen Personen oder Partnerschaftsgesellschaften: Kopie des aktuellen Gesellschafts-/Partnerschaftsvertrages sowie Auszug aus dem Handels-/Partnerschaftsregister.

Andere Berufsgruppen

Ein bereits zugelassener Leistungserbringer von Heilmitteln kann in einem weiteren Heilmittelbereich, z. B. Logopädie oder Ergotherapie, zugelassen werden, sofern er für diesen Bereich über die vorgeschriebene Praxisausstattung verfügt und eine oder mehrere Personen beschäftigt, die die Erlaubnis zur Führung der entsprechenden Berufsbezeichnung nachweisen.

Im Einzelnen müssen diese Voraussetzungen erfüllt sein:

a) Beschäftigung mindestens einer Person, die die Erlaubnis zur Führung der entsprechenden Berufsbezeichnung besitzt. Wer selbst die zusätzliche Erlaubnis hat (z. B. ein Physiotherapeut ist gleichzeitig Ergotherapeut), braucht keinen zusätzlichen Mitarbeiter zu beschäftigen.
b) Grundausstattung (Pflichtausstattung) gemäß der für den weiteren Heilmittelbereich gültigen gemeinsamen Empfehlungen der Spitzenverbände der Krankenkassen (siehe unten).
c) Mindesttherapiefläche sowie Anforderungen an die Therapieflächen entsprechend der für den weiteren Heilmittelbereich gültigen gemeinsamen Empfehlungen der Spitzenverbände der Krankenkassen (siehe unten). Davon abweichend muss ein Masseur, der krankengymnastische Leistungen erbringen möchte und dafür einen Physiotherapeuten beschäftigt, einen zusätzlichen Behandlungsraum von mindestens 20 qm nachweisen. Arbeiten Masseure in Physiotherapiepraxen müssen für jeden von ihnen zusätzlich zwei Behandlungsräume von jeweils mindestens 6 qm vorhanden sein.
d) Weitere Heilmittelbereiche müssen räumlich und organisatorisch an die bereits bestehende Praxis angegliedert werden.
e) Anerkennung der für die Versorgung der Versicherten geltenden Vereinbarungen und Verträge mit den Krankenkassen.

Soweit sämtliche Voraussetzungen vorliegen, wird die Zulassung für den weiteren Heilmittelbereich erteilt. Diese endet, sobald die o. g. Voraussetzungen nicht mehr vorliegen.

Zweigniederlassungen

Zweigniederlassungen brauchen eine separate Zulassung und ein eigenes Institutionskennzeichen. Auch hier ist die vorgeschriebene Praxisausstattung zu beachten. Zusätzlich ist ein fachlicher Leiter erforderlich, der über die Erlaubnis zur Führung der Berufsbezeichnung verfügt.

Neben diesen für alle Berufsgruppen der Heilmittelerbringer zutreffenden Zulassungsbedingungen gibt es für jede einzelne Berufsgruppe zusätzlich geltende Richtlinien.

3.5 Zulassungsbedingungen für Physiotherapeuten

1. Ausbildung
Nur Physiotherapeuten/Krankengymnasten sind zur Zulassung berechtigt.
Andere Berufsgruppen wie zum Beispiel Motopäden, medizinische Bademeister, Heilpraktiker, Sportlehrer, Sporttherapeuten, Gymnastiklehrer und Fußpfleger erhalten keine Zulassung.

2. Praxisausstattung

2.1 **Allgemeine Anforderungen**

2.1.1 Eine Zulassung ohne Praxisräume bzw. Praxisausstattung entspricht nicht den Anforderungen (§ 124 Abs. 2 Nr. 3 SGB V). Es ist also nicht möglich, eine Zulassung nur für Hausbesuche zu bekommen.

2.1.2 Die Praxis muss in sich abgeschlossen und von anderen Praxen sowie privaten Wohn- und gewerblichen Bereichen räumlich getrennt sein. Gemeint ist damit, dass die Räume nur für berufsspezifische Tätigkeiten genutzt werden und auch entsprechend erkennbar sein sollen. Gleichwohl zeigen sich die Krankenkassen bei einer Partnerschaft mit einem Arzt inzwischen großzügig. Anmelde-, Wartebereich und Sanitärräume können gemeinsam genutzt werden. Die Behandlungsräume des Arztes bzw. des Therapeuten müssen zusammenhängend und die Fachbereiche deutlich voneinander getrennt sein.

2.1.3 Die Praxis soll behindertengerecht zugänglich sein, um insbesondere Gehbehinderten und Behinderten im Rollstuhl einen Zugang ohne fremde Hilfe zu ermöglichen. Das bedeutet, nicht-behindertengerechte Praxisräume werden nur mit einer nachvollziehbaren Begründung akzeptiert. Zum Beispiel, wenn Sie darlegen können, dass Ihre zukünftige Klientel nicht behindert sein wird, oder sich in der Nachbarschaft bereits eine behindertengerechte Praxis befindet. Oftmals verlangen jedoch die kommunalen Bauordnungen, dass öffentliche Räume für Behinderte ohne Einschränkungen zu nutzen sind. Diese Vorschriften sind zwingend zu beachten.

2.1.4 Ein Warteraum mit ausreichend Sitzgelegenheiten.

2.1.5 Toilette und Handwaschbecken.

2.1.6 Verbandskasten für erste Hilfe.

2.1.7 Patientendokumentation (zum Beispiel Karteikarten). Die Unterlagen müssen drei Jahre aufbewahrt werden.

2.2 Räumliche Mindestvoraussetzungen

2.2.1 Für eine Physiotherapiepraxis ist eine Nutzfläche von mindestens 50 qm nachzuweisen.

2.2.2 Die Praxisräume müssen mindestens eine Therapiefläche von 32 qm aufweisen, die sich auf drei Räume verteilen. Ein Behandlungsraum muss eine Therapiefläche von 20 qm umfassen. Zusätzlich müssen zwei Behandlungsräume (Kabinen) mit Behandlungsbänken vorhanden sein. Die Größe dieser Kleinräume muss eine ordnungsgemäße Behandlung am Patienten gewährleisten. Sie darf sechs qm nicht unterschreiten. Die Behandlungsräume müssen aus festen Wänden oder im Boden verankerten Stellwänden bestehen. Es ist sicherzustellen, dass kein Einblick möglich ist. Im Zutrittsbereich können Vorhänge verwendet werden, die (ab)waschbar sind.

2.2.3 Die räumlichen Mindestvoraussetzungen sind auf den Zugelassenen und höchstens eine Fachkraft (Vollzeit) ausgerichtet. Für jede zusätzliche gleichzeitig tätige Fachkraft ist eine weitere Therapiefläche von mindestens zwölf qm erforderlich.

2.2.4 Wer gerätegestützte Krankengymnastik (KG-Gerät) anbieten möchte, muss über einen zusätzlichen Raum von mindestens 30 qm verfügen. Sind mehr Geräte vorhanden als die Pflichtausstattung vorschreibt (siehe Nr. 2.4.8) sind für jedes ergänzende Gerät zusätzlich sechs qm nötig. Zwischen den Geräten ist ein Sicherheitsabstand von einem Meter erforderlich.

2.2.5 Die Raumhöhe der Mindestnutzfläche muss durchgehend mindestens 2,50 m – lichte Höhe – betragen. Alle Räume müssen ausreichend be- und entlüftbar sowie angemessen beheizbar und beleuchtbar sein.[1]

---

1 Die Vorgabe einer durchgängigen Raumhöhe von 2,50 m wird von den zulassenden Krankenkassen unterschiedlich betrachtet. Manche von ihnen, etwa die Primärkassen in Baden-Württemberg, bestehen selbst auf den letzten Millimeter, andere wiederum sind kompromissbereit, wenn die Höhe gering nach unten abweicht. In einer Entscheidung des Landessozialgerichts Baden-Württemberg wurde inzwischen

2.2.6 Trittsichere, fugenarme, leicht aufzuwischende und desinfizierbare Fußböden im Behandlungstrakt, rutschhemmender Belag im Nassbereich sowie ausreichende Bodenentwässerung.

2.2.7 Im evtl. Nassbereich muss mindestens bis zu einer Höhe von 2,50 m gefliest sein.

2.2.8 Handwaschbecken für den Behandler mit fließend kaltem und warmem Wasser im Behandlungstrakt.

2.2.9 Sitzgelegenheit und eine ausreichende Kleiderablage in den Behandlungsräumen (Kabinen).

2.2.10 Wenn Warmpackungen abgegeben werden: Separater Arbeitsbereich mit der entsprechenden Einrichtung für die Aufbereitung von medizinischen Wärmepackungen. Soweit wiederverwendbare medizinische Wärmepackungen eingesetzt werden, ist ein zusätzliches Waschbecken mit fließend kaltem und warmem Wasser zu installieren.

2.2.11 Vorrats- und Abstellraum.

2.3 Grundausstattung (Pflichtausstattung)

2.3.1 Zwei Behandlungsliegen in getrennten Behandlungsräumen oder Behandlungskabinen; diese müssen von mindestens drei Seiten zugänglich sein; zusätzlich eine zusammenklappbare, transportable Behandlungsliege für Hausbesuche. Für jede Behandlungsliege muss eine Nacken- und Knierolle vorhanden sein.

2.3.2 Gerät für Wärmeanwendung.

2.3.3 Eine Kurzzeituhr je Behandlungsraum (Kabine).

2.3.4 Eine Notrufanlage in den Behandlungsräumen (Kabine), in denen Leistungen abgegeben werden, die nicht die ständige Präsenz des Therapeuten erfordern. Die Notrufanlage muss einen akustischen Signalton abgeben, der vom Behandler abzustellen ist. Eine unkomplizierte und zudem preisgünstige Lösung ist ein sogenannter »Handtaschenalarm«. Die praktischen Geräte werden im Elektronikfachhandel angeboten.

---

eine Höhe von 2,45 m für ausreichend erklärt. Das Urteil ist rechtskräftig, eine Revision vor dem Bundessozialgericht haben die Richter nicht zugelassen. Weitere Physiotherapeuten konnten inzwischen Zulassungen mit Raumhöhen unter 2,50 m durchsetzen. Ein Gerichtsverfahren ist in der Regel zeitraubend. In Zweifelsfällen empfiehlt es sich, zunächst im persönlichen Kontakt mit den Zulassungsstellen der Krankenkassen eine Lösung zu suchen.

2.3.5 Geräte zur Durchführung der Krankengymnastik: Sprossenwand – Übungsgeräte (z. B. Gymnastikbänder, Gymnastikbälle, Keulen, Stäbe, Therapiekreisel) – Therapiematten – Gymnastikhocker – Spiegel.

2.3.6 Gerät zur Durchführung von Traktionsbehandlungen (Extensionen) für die Hals- und Lendenwirbelsäule.

2.3.7 Technische Möglichkeiten für die Eisanwendung (Kryotherapie).

2.3.8 Laken, Tücher, Lagerungskissen, Polster und Decken in ausreichender Menge.

2.4 Zusatzausstattung (nicht Voraussetzung)

2.4.1 Unterwasserdruckstrahlmassage
Spezialwanne mit einem Fassungsvermögen von mindestens 600 l bis zum Überlauf, einer Aggregatleistung von mindestens 100 l/min., einer Druck- und Temperaturmesseinrichtung und Haltegriffen für trittsicheren Einstieg der Patienten.
Die elektrischen Anlagen sind nach den Bestimmungen für das Einrichten elektrischer Anlagen in medizinisch genutzten Räumen zu installieren (VDE 0107).
Je Wanne ein Behandlungsraum von mindestens zehn qm; die Wanne muss von drei Seiten zugänglich sein.
Je Wanne muss eine Ruheliege vorhanden sein.

2.4.2 Elektrotherapie

2.4.2.1 Geräte zur Durchführung von Elektrobehandlungen (Mittel- und Niederfrequenzbereich, z. B. Reizstrom, Interferenzstrom, diadynamischer Strom)
Bestandsverzeichnis und Medizinproduktebuch nach Medizinprodukte-Betreiberverordnung (MPBetreibV).

Genaue Erläuterungen dazu im Kapitel »Ausstattung und Geräte«, S. 98

2.4.2.2 Zur Abgabe hydroelektrischer Vollbäder ist eine Spezialwanne mit einem Fassungsvermögen von mindestens 600 l, sechs bis neun stabilen und/oder beweglichen Elektroden, einer Einschalt-, Elektrodenwahl- und Stromausfallsperre sowie eine Temperaturmesseinrichtung erforderlich.
Je Wanne ist ein Behandlungsraum von mindestens zehn qm notwendig; die Wanne muss von drei Seiten zugänglich sein. – Je Wanne ist eine Ruheliege erforderlich. – Bestandsverzeichnis und Medizinproduktebuch nach Medizinprodukte-Betreiberverordnung (MPBetreibV) – Es kann eine Kombinationsanlage

zur Abgabe von Unterwasserdruckstrahlmassagen und hydroelektrischen Vollbädern aufgestellt werden.

2.4.2.3 Anlage zur Abgabe von Vierzellenbädern
Spezielle Teilbadewannen mit stabilen oder beweglichen Elektroden mit Einschalt-, Elektrodenwahl- und Stromausfallsperre. – Bestandsverzeichnis und Medizinproduktebuch nach Medizinprodukte-Betreiberverordnung (MPBetreibV).

2.4.3 Einrichtung zur Abgabe von Wärmetherapie
VDE-geprüftes elektrisches Wärmegerät, das eine Desinfektion der Packungsmasse gewährleistet (bei Warmpackungen) oder VDE-geprüftes Spezialerwärmungsgerät (bei Einweg-Naturmoorpackungen).

2.4.4 Chirogymnastik
Standfeste Spezialbehandlungsliege mit den Konstruktionsmerkmalen der »Original-Chirogymnastik-Bank«; die Liege ist in einem gesonderten Raum von mindestens acht qm aufzustellen. Die Liege muss von allen Seiten zugänglich sein.

2.4.5 Krankengymnastik im Wasser
Schmetterlingswanne für Einzelbehandlung und/oder – Therapiebecken für Einzel- und Gruppenbehandlung (Wasseroberfläche mindestens zwölf qm, kleinste Seitenlänge mindestens drei Meter, Wassertiefe nicht mehr als 1,35 m) – den Erfordernissen entsprechende Haltestange(n) – trittsichere, gut begehbare Einsteigtreppe – ggf. eine Patientenhebeeinrichtung – Dusche.

2.4.6 Es können auch Kombinationsbadeanlagen (z. B. mit Wanneneinsatz zur Anpassung an das erforderliche Fassungsvermögen) eingesetzt werden.

2.4.7 Einrichtung zur Abgabe von Wärmetherapie:
Ultraschallwärmetherapiegerät mit einer Frequenz von 800–3000 kHz

2.4.8 Gerätegestützte Krankengymnastik (KG-Gerät)
Universalzugapparat, doppelt (zwei Universalzugapparate nebeneinander im Abstand von ca. einem Meter angeordnet als Möglichkeit zum gleichzeitigen Training beider Körperhälften) mit Trainingsbank. – Zubehör je Zugapparat: Fußmanschette oder Fußgurt, Handmanschette oder Handgurt – Funktionsstemme – Winkeltisch oder hinterer Rumpfheber – Vertikalzugapparat.

Sämtliche in der Praxis eingesetzten Geräte müssen den Anforderungen des Medizinproduktegesetzes (MPG) in der jeweils gültigen Fassung entsprechen, soweit sie unter die Bestimmungen dieses Gesetzes fallen. Daneben sind die Medizinprodukte-Betreiberverordnung (MPBetreibV) sowie sonstige Sicherheitsvorschriften in der jeweils gültigen Fassung zu beachten.

Zulassungserweiterung für Zertifikatspositionen (besondere Maßnahmen der Physikalischen Therapie)
Für bestimmte Therapieformen, sogenannte Zertifikatspositionen, ist eine gesonderte Zulassung erforderlich. Sie müssen die entsprechenden Weiterbildungskurse absolviert und die Prüfung erfolgreich abgeschlossen haben. Nur dann können Sie die Positionen auch abrechnen:

- Manuelle Lymphdrainage
- Manuelle Therapie
- Bobath (Kinder)
- Bobath (Erwachsene)
- Vojta (Kinder)
- Vojta (Erwachsene)
- PNF
- KG-Gerät

3.6 Zulassungsbedingungen für Ergotherapeuten

1. Ausbildung
   Nur Ergotherapeuten (Beschäftigungs- und Arbeitstherapeuten) sind zur Zulassung berechtigt. Nicht zugelassen werden z. B.: Motopäden, Mototherapeuten, Heilpädagogen und sonstige soziale, pädagogische und therapeutische Berufe (zum Beispiel Sozialarbeiter, Spieltherapeuten, Familientherapeuten).

2. Praxisausstattung

2.1 **Allgemeine Anforderungen**
Wie bei den Physiotherapeuten (siehe oben)

2.2 **Räumliche Mindestvoraussetzungen**

2.2.1 Für eine ergotherapeutische Praxis ist eine Nutzfläche von mindestens 40 qm nachzuweisen.

2.2.2 Die Praxisräume müssen eine Therapiefläche von mindestens 30 qm aufweisen. Dabei muss die Therapiefläche mindestens in einem Raum zwölf qm umfassen.

2.2.3 Die räumlichen Mindestvoraussetzungen sind auf den Zugelassenen ausgerichtet. Für jede zusätzliche gleichzeitig tätige Fachkraft ist ein weiterer Therapieraum von mindestens zwölf qm erforderlich.

2.2.4 Die Raumhöhe muss durchgehend mindestens 2,40 m – lichte Höhe – betragen. Alle Räume müssen ausreichend be- und entlüftbar sowie beheizbar und beleuchtbar sein.

2.3 Grundausstattung (Pflichtausstattung)

2.3.1 Therapiematte oder Liege
2.3.2 Arbeitstisch, adaptierbar
2.3.3 Arbeitsstuhl, adaptierbar
2.3.4 Werktisch
2.3.5 Webrahmen mit Zubehör
2.3.6 Spiegel
2.3.7 Funktionelles Spielmaterial für alle Altersstufen
2.3.8 Material zur taktilen, taktil-kinästhetischen, propriozeptiven, vestibulären, auditiven und visuellen Wahrnehmung
2.3.9 Werkzeug und Materialien für:
Papp- und Papierarbeiten – Grafische Arbeiten – Modellierarbeiten – Textile Techniken – Flechtarbeiten – Holzarbeiten – Webarbeiten
2.3.10 Psychomotorisches Übungsmaterial
2.3.11 Schienenmaterial nach Bedarf

Auch die in der Ergotherapie eingesetzten Geräte müssen den Anforderungen des Medizinproduktegesetzes (MPG) in der jeweils gültigen Fassung entsprechen, soweit sie unter die Bestimmungen dieses Gesetzes fallen. Daneben sind die Medizinprodukte-Betreiberverordnung (MPBetreibV) sowie sonstige Sicherheitsvorschriften in der jeweils gültigen Fassung zu beachten.

3.7 Zulassungsbedingungen für Logopäden

1. Ausbildung

1.1 **Zulassungsfähige Berufsgruppen**

1.1.1 Logopäden

1.1.2 Staatlich anerkannte Sprachtherapeuten

1.1.3 Staatlich geprüfte Atem-, Sprech- und Stimmlehrer (Schule Schlaffhorst-Andersen)

1.1.4 Medizinische Sprachheilpädagogen

1.1.5 Diplom-Sprechwissenschaftler (Ausbildung an der Martin-Luther-Universität, Halle-Wittenberg, staatlicher Abschluss bis zum 3. Oktober 1990; auch mit vor dem 3. Oktober 1990 begonnener Weiterbildung zum Klinischen Sprechwissenschaftler)

1.1.6 Angehörige folgender Berufsgruppen können zur Abgabe sprachtherapeutischer Leistungen bei Sprachentwicklungsstörungen, Stottern und Poltern bei Kindern zugelassen werden:
Sprachheilpädagogen (Diplompädagogen mit dem Studienschwerpunkt 1. Fachrichtung Sprachbehindertenpädagogik bzw. Magister Artium [Schwerpunkt Sprachbehindertenpädagogik]) – Diplomlehrer für Sprachgeschädigte/Sprachgestörte – Diplomvorschulerzieher für Sprachgeschädigte/Sprachgestörte – Diplomerzieher für Sprachgeschädigte/Sprachgestörte
Die Zulassung zur Behandlung weiterer Störungsbilder kann Angehörigen dieser Berufsgruppen im Einzelfall erteilt werden, wenn sie detailliert die in der Anlage erforderlichen theoretischen Kenntnisse und praktischen Erfahrungen nachweisen.

1.1.7 Soweit nach dem 3. Oktober 1990 Ausbildungen zum Diplomlehrer für Sprachgeschädigte/Sprachgestörte, Diplomvorschullehrer für Sprachgeschädigte/Sprachgestörte, Diplomerzieher für Sprachgeschädigte/Sprachgestörte abgeschlossen wurden/werden, ist das Vorliegen der Zulassungsvoraussetzungen für die Abgabe der Sprachtherapie insgesamt entsprechend der Regelungen in den Rahmenempfehlungen im Einzelfall zu prüfen. Dies gilt auch für Diplom-Sprechwissenschaftler der Martin-Luther-Universität, Halle-Wittenberg, die ihre Ausbildung nach dem 3. Oktober 1990 beendet und anschließend eine Weiterbildung zum Klinischen Sprechwissenschaftler erfolgreich absolviert haben sowie für Klinische Linguisten.

1.1.8 Absolventen von Bachelor- und Masterstudiengängen können zur Abgabe von Sprachtherapie für sämtliche oder einzelne Indikationen (Sprachstörungen) zugelassen werden, sofern sie die Anforderungen der Rahmenempfehlungen erfüllen.

1.2 Nicht zulassungsfähige Berufsgruppen

1.2.1 Sonstige Berufe im sprachlichen Bereich z. B. Sprecherzieher, Sprachgestalter, Sprachtherapeuten, Sprachwissenschaftler (Linguisten), Sprachwissenschaftler mit der Spezialisierung Stimm- und Sprachtherapie, Diplom-Sprechwissenschaftler (ohne klinische Weiterbildung) mit Beginn der Ausbildung nach dem 3. Oktober 1990, Phonetiker, Erzieher mit dem Zusatz einer heilpädagogischen Ausbildung sprachpädagogische Assistenten, Sänger, Schauspieler, Sonderschullehrer nach der 2. Staatsprüfung

1.2.2 Psychiater, Psychagogen, Psychologen

1.2.3 Sonstige soziale, pädagogische, therapeutische Berufe (z. B. Sozialarbeiter, Erzieher, Spieltherapeuten, Familientherapeuten)

In strittigen Fällen lohnt sich der Versuch, eine Anerkennung auch in einem nicht anerkannten Beruf durchzusetzen. Es gibt Urteile, die eine Anerkennung gerichtlich verfügt haben. So wurde beispielsweise im Februar 2002 einer klinischen Linguistin die Zulassung für die Behandlung neurologischer Störungsbilder durch ein Urteil des Bundessozialgerichts ermöglicht.

Das Zulassungsverfahren für die oben unter 1.1.6, 1.1.7 und 1.1.8 aufgeführten Berufsgruppen ist in der Anlage zu den Rahmenempfehlungen ausführlich geregelt. Dort ist auch detailliert dargestellt, welche Bachelor- und Masterstudiengänge für die Abgabe welcher Leistungen berechtigen. Alle Einzelheiten dazu sind unter dem entsprechenden Internetcode am Ende des Kapitels zu finden.

2. Praxisausstattung

2.1 Allgemeine Anforderungen

Wie bei den Physiotherapeuten (siehe oben)

2.2 Räumliche Mindestvoraussetzungen

2.2.1 Für eine sprachtherapeutische Praxis ist eine Nutzfläche von mindestens 30 qm nachzuweisen.

2.2.2 Es ist ein Therapieraum mit einer Therapiefläche von mindestens 20 qm vorzuhalten. Jeder weitere Therapieraum muss mindestens zwölf qm umfassen.

2.2.3 Die räumlichen Mindestvoraussetzungen sind auf den Zugelassenen ausgerichtet. Für jede weitere gleichzeitig tätige Fachkraft ist ein zusätzlicher Therapieraum von mindestens zwölf qm erforderlich.

2.2.4 Die Raumhöhe muss durchgehend mindestens 2,40 m – lichte Höhe – betragen. Alle Räume müssen ausreichend be- und entlüftbar sowie angemessen beheizbar und beleuchtbar sein.

2.3 Grundausstattung (Pflichtausstattung)

2.3.1 Artikulationsspiegel

2.3.2 Hilfsmittel zur Entspannungstherapie (z. B. Liege, Matte)

2.3.3 Diagnostikmaterial

2.3.4 Therapeutisches Bild- und Spielmaterial

2.3.5 Material zu auditiven, visuellen, taktilen und taktil-kinästhetischen Wahrnehmungen

2.3.6 Kassettenrecorder

2.4 Zusatzausstattung (nicht zwingend erforderlich):

2.4.1 Tasteninstrument

2.4.2 Reizstromgerät

2.4.3 Stimmfeldmessgerät

2.4.4 Videotechnik (Kamera und Monitor)

2.4.5 Computer für therapeutische Mittel

Wie bei den anderen Heilmittelberufen auch, müssen sämtliche in der Praxis eingesetzten Geräte den Anforderungen des Medizinproduktegesetzes (MPG) in der jeweils gültigen Fassung entsprechen, soweit sie unter die Bestimmungen dieses Gesetzes fallen. Daneben sind die Medizinprodukte-Betreiberverordnung (MPBetreibV) sowie sonstige Sicherheitsvorschriften in der jeweils gültigen Fassung zu beachten.

3.8 Zusätzliche Zulassungsvoraussetzungen (für alle Heilmittelerbringer)

Neben den fachlichen und räumlichen Voraussetzungen sind für die Zulassung vorgeschrieben und müssen bei der Antragstellung belegt werden:

- Berufshaftpflichtversicherung
- Ärztliches Gesundheitszeugnis über die körperliche Eignung zur Ausübung des Berufs (nicht älter als sechs Wochen). Manche Primärkassen, etwa in Bayern, verzichten inzwischen darauf.
- Polizeiliches Führungszeugnis (nur Ersatzkassen)
- Plan Ihrer Praxisräume, aus der die Größe und die Zuteilung der Räume ersichtlich werden
- Gewerbemietvertrag über die Nutzung Ihrer Praxisräume oder einen Grundbuchauszug als Eigentumsnachweis
- Antrag auf Zuteilung eines Institutionskennzeichens (IK). Denken Sie daran, das IK rechtzeitig zu beantragen, denn es muss für die Zulassung vorliegen. Rechnen Sie dafür mit einer Bearbeitungszeit von vier Wochen.
- Für die Ersatzkassenzulassung muss zusätzlich ein Meldebogen für den Datenaustausch mit den Abrechnungsstellen eingereicht werden.

Außerdem müssen Sie noch folgende Anmeldungen vornehmen und Kopien davon dem Zulassungsantrag beifügen:

- Anmeldung beim zuständigen Gesundheitsamt (nicht überall erforderlich, zum Beispiel nicht in Baden-Württemberg. Ob Sie sich anmelden müssen, können Sie beim regionalen Gesundheitsamt erfragen).
- Anmeldung der Tätigkeit als freiberuflicher Therapeut bei der Berufsgenossenschaft für Gesundheitsdienst und Wohlfahrtspflege (BGW).

3.9 Fortbildungsverpflichtung

Die Angehörigen der Heilmittelberufe sind fortbildungsfreudige Menschen. Da kann sie die mit dem 2003 verabschiedeten Gesundheitssystemmodernisierungsgesetz (GMG) verfügte Verpflichtung zur regelmäßigen Weiterbildung nicht schrecken.

Die Krankenkassen und die Bundesarbeitsgemeinschaft der Heilmittelverbände (BHV) haben sich inzwischen auf eine Fortbildungsregelung verständigt. Sie ist Bestandteil der Rahmenempfehlungen.

60 Fortbildungspunkte müssen sich Praxisbesitzer und fachliche Leiter innerhalb von vier Jahren erarbeiten, 15 sollten es in jedem Jahr sein. Ein Punkt bedeutet 45 Minuten Unterricht. Punktwürdig sind Veranstaltungen, die sich mit dem jeweiligen Heilmittelbereich beschäftigen. Maximal zehn Punkte werden für einen Tag vergeben. Neben Seminaren, Kursen, Vorträgen oder Workshops wird auch der Besuch von Fachkongressen anerkannt. Höchstens sechs Punkte für einen vollen und drei Punkte für einen halben Tag kann man sich für den Kongressbesuch anrechnen lassen, maximal 21 Punkte dürfen es im Vierjahreszeitraum sein.

Nicht punktwert sind: Veranstaltungen zur Praxisorganisation, Marketing, Abrechnung, Steuer- und Rechtsfragen, Selbststudium, E-Learning, EDV-Kurse, Referententätigkeit, praxisinterne Fortbildungen, Messe- und Ausstellungsbesuche, Praxisgründungsseminare und Fortbildungen zu Therapiekonzepten, die nach den Regeln der Heilmittelrichtlinien nicht verordnet werden dürfen.

Die Fortbildungsanbieter legen nach den Vorgaben die Punktzahlen für ihre Veranstaltungen fest und vermerken sie zusammen mit der Anzahl der Unterrichtseinheiten auf den Teilnahmebescheinigungen.

Praxisbesitzer müssen auf Anforderung gegenüber den Krankenkassen ihre absolvierten Fortbildungen nachweisen.

Wer die Fortbildungsverpflichtung nicht oder nur teilweise erfüllt, hat zwölf Monate nach Ablauf des Vierjahreszeitraumes Zeit, das Versäumte nachzuholen. Gleichzeitig können die Krankenkassen die Rechnungen des Verweigerers um 7,5 Prozent kürzen. Nach einem halben Jahr werden sogar 15 Prozent fällig.

Mitarbeiter, auch freie Mitarbeiter, fallen vorerst nicht unter die Fortbildungspflicht. Allerdings gilt die bisherige Reglung der Rahmenempfehlungen weiter. Demnach sollen sich Mitarbeiter »mindestens alle zwei Jahre extern fachspezifisch fort- oder weiterbilden«. Eine zwingende Verpflichtung lässt sich daraus aber nicht ableiten.

Die Verhandlungspartner, Krankenkassen und BHV, haben sich auf den 1. Januar 2007 als Startpunkt für die Fortbildungsverpflichtung verständigt. Fortbildungen, die nach dem

31. Oktober 2006 begonnen wurden sollen angerechnet werden. Wirksam wird die Verpflichtung erst dann, wenn sie Aufnahme in die Rahmenverträge auf Bundes- (vdek) und Landesebene (Primärkassen) gefunden hat. Der am 1. Januar 2008 in Kraft getretene bundesweit geltende vdek-Vertrag für Physiotherapeuten und Masseure hat die Fortbildungsverpflichtung »scharf gestellt«. Am 1. Oktober 2008 zogen die Ergotherapeuten nach. Damit sind für diese Therapeutengruppen die Fortbildungsregelungen verbindlich. Lediglich für die Logopäden gibt es zum Zeitpunkt der Drucklegung dieses Buches (April 2009) noch keine bundesweit geltende Verpflichtung. Eventuelle Vereinbarungen in Primärkassenverträgen beschränken die Pflicht auf die entsprechenden Bundesländer. Die oben beschriebene Sanktionsregelung für Fortbildungsverweigerer fand in den vdek-Verträgen für Physiotherapeuten/Masseure und Ergotherapeuten keine Aufnahme.

Krankenkassen und Therapeutenverbände konnten sich bislang nicht auf einen verbindlichen Fortbildungskatalog verständigen. Eine Überprüfung erscheint deshalb kaum möglich.

3.10 Zulassungsbedingungen für die Behandlung von Versicherten der Berufsgenossenschaften

Nur mit den Verbänden der Physiotherapeuten und Masseure haben die Berufsgenossenschaften (BG) Vereinbarungen getroffen. Für die anderen Therapieberufe gelten die folgenden Vorgaben deshalb nicht.

Die BG setzen grundsätzlich die gleichen Zulassungsbedingungen voraus wie die gesetzlichen Krankenkassen. Zusätzlich gelten für Praxisbesitzer, fachliche Leiter oder freie Mitarbeiter diese Regelungen:

Berufsanfänger können eine BG-Zulassung nicht beantragen, eine zweijährige berufspraktische Erfahrungszeit in unselbstständiger Beschäftigung ist vorgeschrieben. Die Erfahrungszeit verfällt, wenn die regelmäßige Berufstätigkeit als Therapeut mehr als acht Jahre unterbrochen wird. Mindestens sechs Monate müssen in für die Behandlung Unfallverletzter und Berufserkrankter relevanten klinischen Fachbereichen der Chirurgie, Orthopädie oder Neurologie absolviert worden sein. Alternativ genügt auch der Nachweis über 20 Behandlungen von Unfallverletzten, die in einer BG-zugelassenen Praxis innerhalb von zwei Jahren durchgeführt wurden. Dies muss auf Anforderung mit einer Bescheinigung des ehemaligen Praxischefs nachgewiesen werden.

Ein Antrag auf Zulassung ist nicht erforderlich. Wer die Bedingungen erfüllt, ist automatisch zugelassen. Auf jedem BG-Verordnungsblatt wird auf die Zulassungsbedingungen (Verträge) hingewiesen. Mit seiner Unterschrift erklärt der Therapeut jedes Mal aufs Neue die Erfüllung dieser Vorschriften.

3.11 So beantragen Sie Ihre Kassenzulassung

Folgende Unterlagen sind erforderlich:

- Berufsurkunde
- Nachweis über die Praxisräume
- Nachweis über Zertifikats-Weiterbildungen
- Nachweis über Berufshaftpflichtversicherung
- Gesundheitszeugnis
- Polizeiliches Führungszeugnis (vdek)
- Anmeldung beim Gesundheitsamt
- Anmeldung bei der Berufsgenossenschaft für Gesundheitsdienst und Wohlfahrtspflege
- Institutionskennzeichen
- Meldebogen für den Datenaustausch (vdek)

Diese schicken Sie zusammen mit dem Zulassungsantragsformular (siehe Internetcode) an die für Sie zuständige Landesvertretung des Verbandes der Ersatzkassen (vdek), Abteilung Vertragswesen Heil- und Hilfsmittel – **für die Ersatzkassen**.

Die Zulassung **für die Primärkassen** wird in den einzelnen Bundesländern von der AOK, dem Landesverband der Betriebskrankenkassen (BKK) und dem Landesverband der Innungskrankenkassen (IKK) im Wechsel durchgeführt. Es reicht ein formloser Antrag. Das vdek-Formular bietet sich als Vorlage an. Welcher Kassenverband derzeit für die Zulassung zuständig ist, erfahren Sie bei der jeweiligen AOK, Vertragsabteilung für Heilmittelerbringer. In einigen Bundesländern treten die Primärkassen nicht in einer Front an. Dort bestehen Einzelverträge zum Beispiel mit der AOK, den BKK, IKK oder der Knappschaft. So verlangt etwa die Knappschaft für Rheinland-Pfalz einen eigenen Zulassungsantrag. Im Saarland wollen alle Primärkassengruppen einen separaten Antrag. Dafür verzichten sie aber auf eine Praxisbegehung.

Nach Prüfung der Unterlagen wird sich die zuständige Stelle der Primärkassen bei Ihnen melden und mit Ihnen einen Termin zur Abnahme der Praxis vereinbaren. Der vdek führt im Regelfall keine eigene Praxisbegehung durch. In manchen Regionen nehmen die Berufsverbände im Auftrag der Krankenkassen die Praxisabnahme vor. Die Verbände lassen sich ihre Prüftätigkeit vom Antragsteller bezahlen. Ihre Vertragspartner sind die Kassen. Sie können deshalb darauf bestehen, dass diese auch (kostenfrei) die Abnahme durchführen.

Rechnen Sie damit, dass sich das ganze Verfahren sehr langwierig gestalten könnte. Wenn Sie vier Wochen nach Stellung Ihres Antrags von den Kassen keine Nachricht haben, empfiehlt sich eine telefonische Nachfrage. Regelmäßiger persönlicher Kontakt zu den Sachbearbeitern kann das Zulassungsverfahren durchaus verkürzen.

3.12 Checklisten

Zulassung — persönliche Voraussetzungen und Anmeldungen

- ✓ Berufshaftpflichtversicherung
- ✓ Ärztliches Gesundheitszeugnis über die körperliche Eignung zur Ausübung des Berufs (nicht älter als sechs Wochen)
- ✓ Polizeiliches Führungszeugnis (nur vdek)
- ✓ Anmeldung beim zuständigen Gesundheitsamt
- ✓ Anmeldung der freiberuflichen Tätigkeit bei der BGW
- ✓ Institutionskennzeichen

Zulassung — Raum und Geräte

- ✓ Mietvertrag
- ✓ Raumplan
- ✓ Verbandskasten
- ✓ Feuerlöscher
- ✓ Terminbuch
- ✓ Karteikarten
- ✓ Computer und evtl. Abrechnungssoftware
- ✓ Stempel
- ✓ Praxisschild
- ✓ Büroausstattung
- ✓ Wartezimmereinrichtung
- ✓ Anmeldetresen
- ✓ Behandlungsliegen
- ✓ Gerät für Wärmeanwendung
- ✓ Kurzzeituhren
- ✓ Notrufanlage mit akustischem Signal
- ✓ Übungsgeräte (Bänder, Bälle, Keulen, Stäbe, Therapiekreisel usw.)
- ✓ Therapiematten
- ✓ Gymnastikhocker
- ✓ Spiegel
- ✓ Gerät zur Durchführung von Traktionsbehandlungen (Extensionen) für die Hals- und Lendenwirbelsäule, z. B. Schlingentisch
- ✓ Technische Möglichkeiten für die Eisanwendung, z. B. Kühlschrank
- ✓ Laken, Tücher, Lagerungskissen, Polster und Decken
- ✓ Nacken- und Knierollen
- ✓ Handtücher
- ✓ Eventuell: Geräte für die Position KG-Gerät, Elektrotherapiegerät(e), Fango-Anlage

Unterlagen für den Zulassungsantrag

- ✓ Formloser Antrag auf Kassenzulassung bei der zuständigen AOK (für die Primärkassen) und Antragformular für die Ersatzkassen (vdek)
- ✓ Berufsurkunde
- ✓ Nachweis über die Praxisräume
- ✓ Nachweis über Zertifikats-Weiterbildungen
- ✓ Meldebogen für den Datenaustausch

Internetcode: 978073

Rufen Sie im Internet die Seite **http://www.physio.de/internetcode/** auf und geben Sie den o.a. Internetcode ein. Sie erhalten dort weitere Informationen zu folgenden Themen:

- AOK-Adressen für die Primärkassen
- Adressen der vdek-Landesvertretungen
- Adressen der Landesverbände der Berufsgenossenschaften
- alle wichtigen Gesetzestexte und Verträge, Richtlinien, usw.
- Erfassungsbogen/Merkblatt für das Institutionskennzeichen
- Heilmittelrichtlinien und den Heilmittelkatalog
- Alle aktuellen Preislisten
- Anträge auf Zulassung
- Meldebogen für den Datenaustausch
- Aktualisierungen

Kapitel 4
Praxiskauf und Praxisverkauf

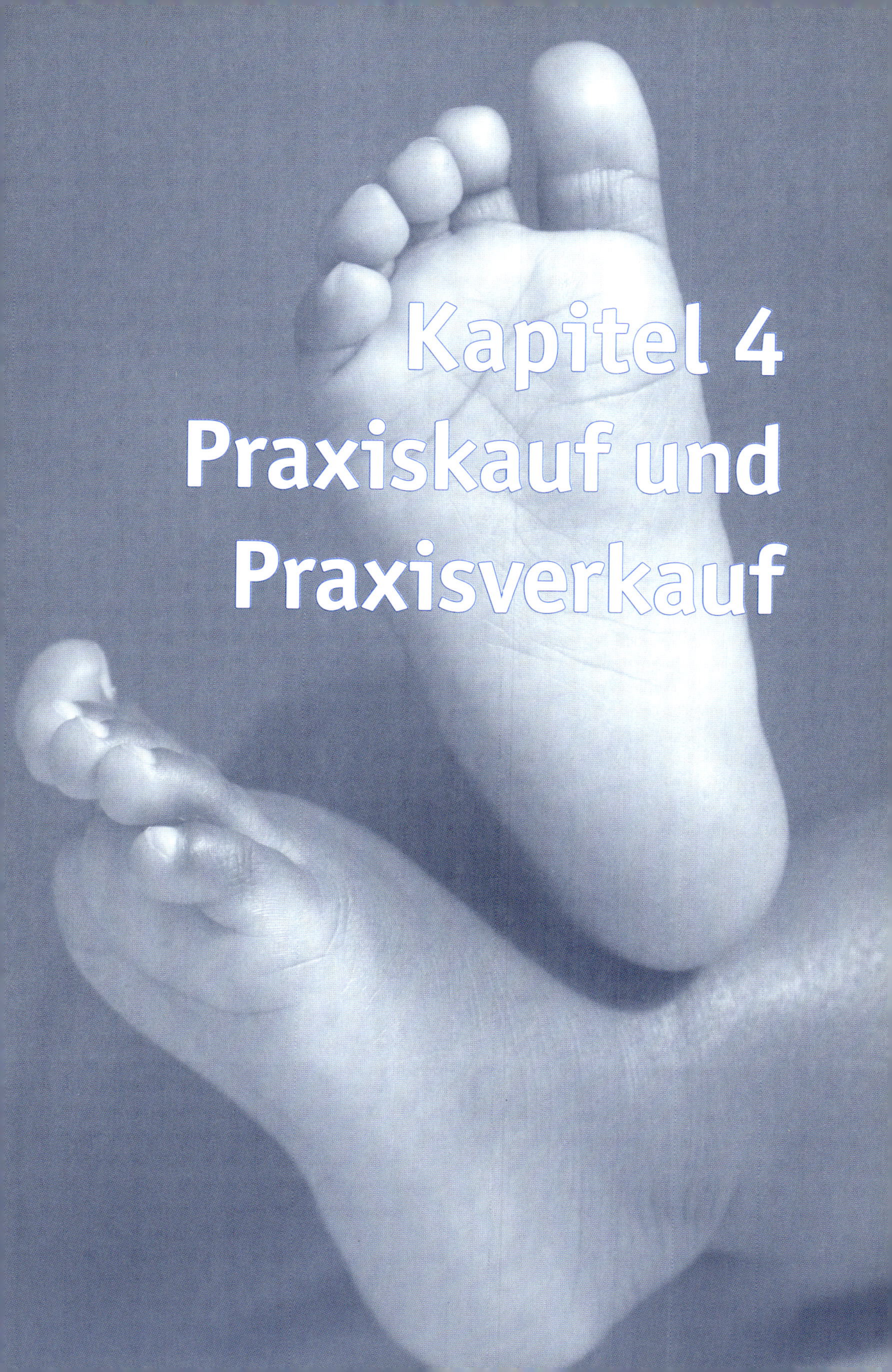

KAPITEL 4: Praxiskauf und Praxisverkauf

Statt völlig neu anzufangen, kann man auch eine bereits bestehende Praxis übernehmen. Der Kauf einer Praxis erspart viel Vorbereitungs- und Planungsarbeit. Einige der im Folgenden erörterten Fragen, wie z. B. die Wertermittlung, betreffen auch bestehende Praxen, wenn ein Partner einsteigen oder ausscheiden will und ausbezahlt werden muss.

4.1 Praxiskauf: Was wird verkauft?

Zunächst einmal muss eindeutig geklärt werden, was im Einzelnen verkauft wird. Bleiben alle Gegenstände in der Praxis oder werden einige aussortiert oder bleiben sie im Besitz des Verkäufers? Welche Verträge werden übernommen? Gerade Miet- oder Finanzierungsverträge können in der Regel nicht ohne weiteres übertragen oder gekündigt werden. Arbeitsverträge müssen unverändert übernommen werden. Zudem muss beachtet werden, dass der neue Inhaber auch eventuelle Betriebsschulden übernimmt, wie zum Beispiel frühere Verpflichtungen zur Umsatzsteuerzahlung. Das kann ganz bitter werden, wenn sowohl Käufer als auch Verkäufer sich einer möglichen nachträglichen Umsatzsteuerpflicht nicht bewusst sind.

Siehe Kapitel 9 »Umsatzsteuer« S. 130

Um spätere Unstimmigkeiten zu vermeiden, empfiehlt es sich, eine genaue Auflistung der einzelnen Gegenstände und Verträge zu erstellen, die übernommen werden.

4.2 Zulassungen

Etliche Zulassungen sind personengebunden, wie zum Beispiel alle fachlichen Zulassungen der Krankenkassen. Bei einem Kauf muss der Käufer seine persönlichen Zulassungen bei den Krankenkassen beantragen, der Verkäufer den Kassen anzeigen, dass er diese aufgibt.

Problematisch können die räumlichen Zulassungen werden. Der Käufer sollte sich vor Vertragsabschluss vergewissern, dass die Räume erneut von den Krankenkassen zugelassen werden. Da sich die räumlichen Zulassungsvoraussetzungen im Laufe der Jahre geändert haben können, ist es denkbar, dass eine Praxis, die vor 20 Jahren zugelassen wurde, heute so nicht mehr zugelassen werden würde. Dies ist dann ein Problem, wenn diese Voraussetzungen nicht ohne Weiteres geändert werden können, wie zum Beispiel die vorgeschriebene Raumhöhe von 2,50 m oder die Mindesttherapiefläche. Dies kann einen Verkauf unmöglich machen.

Es gibt aber eine denkbare Lösung:

Eine einmal zugelassene Praxis bleibt zugelassen, auch wenn sie den heutigen räumlichen Anforderungen einer neuen Zulassung nicht entspricht (Bestandsschutz). Wird die Zulassung nur erweitert, ist keine neue Zulassung notwendig, d. h. der Bestandsschutz greift. Ein Inhaber könnte also einen weiteren Partner in die Praxis aufnehmen, die Praxiszulassung bliebe erhalten. Danach könnte der Käufer die Anteile des Verkäufers vollständig übernehmen.

Es soll einige Zulassungsstellen geben, die eine personelle Erweiterung wie eine Neuzulassung einstufen und auch die räumlichen Bedingungen einfordern. In so einem Fall müsste eine Zulassungserweiterung rechtlich durchgesetzt werden. Da über diesen Punkt trefflich gestritten werden kann, ist das Ergebnis offen.

4.3 Zeitpunkt der Übergabe

Wenn der laufende Betrieb nicht unterbrochen werden soll, muss geregelt werden, ab welchem Zeitpunkt Einnahmen und Ausgaben vom alten Eigentümer auf den neuen übergehen. Dies bedeutet, dass eine Regelung für laufende Rezepte gefunden werden muss, da diese naturgemäß nicht alle an einem bestimmten Tag abgeschlossen werden können. Eine denkbare Lösung ist, dass am Stichtag der Verkäufer dem Käufer alle laufenden Rezepte übergibt und die bis dahin erfolgten Behandlungen dem Käufer in Rechnung stellt. Der Käufer rechnet dann zu einem späteren Zeitpunkt die Rezepte komplett mit den Kassen oder Privatpatienten ab. Der Verkäufer muss den entsprechenden Krankenkassen mitteilen, dass der Käufer die Abrechnungen für ihn vornehmen wird. Dies ist u. a. auch deshalb wichtig, da der Käufer zum Zeitpunkt der Behandlungen noch keine Zulassung hatte. Der Käufer sollte sich absichern, falls Rezepte gekürzt werden oder Patienten die Rechnung nicht oder nicht vollständig begleichen. Ratenzahlungen sollten nicht vereinbart werden.

4.4 Patientenkartei

Patientendaten unterliegen der Schweigepflicht, deshalb ist es nicht ganz einfach eine Lösung zu finden, dass diese Daten vom neuen Inhaber übernommen werden können. Es gibt aber einige praktikable Lösungen. Eine wäre zum Beispiel, dass der neue Inhaber vor dem Kauf eine Zeit lang als Angestellter in der Praxis arbeitet. Eine andere Möglichkeit wäre, dass er rechtzeitig vor dem Kauf als Teilhaber in die Praxis aufgenommen wird. Auch dabei würde er bereits einen rechtssicheren Zugriff auf die Patientendaten erlangen. Ganz sicher nicht praktikabel ist die Methode, dass alle Patienten eine Zustimmung unterschreiben sollen, in der sie sich einverstanden erklären, dem neuen Inhaber die Daten zu überlassen. Mit diesem Modell jedoch wäre man rechtlich auf der absolut sicheren Seite. Die einfachste Lösung: Der Altbesitzer informiert seine Patienten durch Aushang im Wartezimmer etwa einen Monat vor dem Besitzerwechsel über den Verkauf. Die Patienten haben so die Möglichkeit, einer Weitergabe ihrer Daten zu widersprechen.

4.5 Wettbewerbsklausel

Da Patientenbeziehungen immer personenbezogen sind, empfiehlt sich die Vereinbarung einer sogenannten Wettbewerbsklausel. Diese besagt, dass der Verkäufer keine selbstständige Tätigkeit als Therapeut im Einzugsbereich der Praxis aufnehmen darf. Damit soll eine Konkurrenzsituation zur bestehenden Praxis verhindert werden. Meistens werden eine Entfernung und eine Dauer definiert. Zum Beispiel so: Der Verkäufer verpflichtet sich, innerhalb der nächsten zwei Jahre im Umkreis von fünf Kilometern nicht als Physiotherapeut tätig zu werden.

4.6 Wie viel ist eine Praxis wert?

Eine Praxis ist das wert, was ein Käufer dafür bezahlt: Diese Antwort ist so schlicht wie unbefriedigend, ist aber die einzige wahre. Die Frage nach dem Wert kann nicht pauschal beantwortet werden kann. Es hängt von so vielen Einzelheiten ab, wie zum Beispiel der Lage, Konkurrenz, Mietvertrag, Ausbaufähigkeit und manches mehr. Eine verbindliche und allgemein gültige Antwort kann deshalb nicht gegeben werden. Es gibt sehr viele verschiedene Berechnungsmethoden, die sich zum Teil widersprechen oder auch ergänzen. Im Zweifelsfall kann man sich an Unternehmensberater wenden, die einem bei der Berechnung helfen. Der Spagat besteht darin, dass der Verkäufer den in der Vergangenheit erwirtschafteten Wert bezahlt haben möchte, wohingegen der Käufer daran interessiert ist, aus den Erträgen der Zukunft den Wert zu refinanzieren. Die folgenden Ausführungen zeigen nur eine denkbare Möglichkeit, es gibt unendlich viele, die in jeder einzelnen Situation zu einem anderen Ergebnis kommen können. Insofern ist dies nur als Denkanregung und nicht als generelle Lösungsmöglichkeit zu verstehen.

Materielle und immaterielle Güter

Materielle Güter lassen sich ziemlich genau bewerten. Dies sind in der Regel Geräte, Einrichtungsgegenstände, Möbel, usw. Der Wert wird berechnet, indem man von den Anschaffungskosten ausgeht, eine bestimmte Nutzungsdauer festlegt und dadurch zu einem Betrag für die jährliche Abnutzung kommt (Abschreibung). Als Faustregel kann gelten: Der faire Preis ist das, was man für diese Geräte aufwenden müsste, wenn man sie gebraucht kaufen würde.

Immaterielle Güter sind Werte, die nicht durch Anschaffungskosten beziffert werden können, wie zum Beispiel eine Patientenkartei, Beziehungen zu Ärzten oder Krankenhäusern. Im

Regelfall stellt dies den größeren Wert der zu verkaufenden Praxis dar. Den immateriellen Wert kann man nach dem Gewinn berechnen.

Der Gewinn berechnet sich aus dem Umsatz abzüglich der Kosten. Der Umsatz umfasst alle Einnahmen. Alle Kosten müssen erfasst werden, also Miete, Personal, Steuern, Versicherungen, Abschreibung, etc. Manchmal müssen auch kalkulatorische Kosten berücksichtigt werden. Das sind Kosten, die nicht unmittelbar anfallen, sondern berechnet werden. Beispiel: Der Ehepartner erledigt ohne Entgelt die Buchhaltung, Abrechnung oder ähnliches. Dafür müssen dann die Kosten angesetzt werden, die für eine externe Kraft anfallen würden.

Von diesem berechneten Gewinn muss das »theoretische Gehalt« des Praxisinhabers abgezogen werden, und zwar in der Höhe, die er als Angestellter erhalten würde. Den übrig bleibenden Rest nennt man »Übergewinn«. Das ist der Betrag, der für die Berechnung des immateriellen Wertes herangezogen wird.

Dieser Übergewinn wird für die vergangenen Jahre berechnet. Um einen halbwegs verlässlichen Wert zu erhalten, kann man dann einen durchschnittlichen Wert errechnen, den man auch gewichten kann, zum Beispiel wenn es eine kontinuierliche Entwicklung nach oben gibt.

Beispiel:

	2006	2007	2008
Umsatzerlöse	160.000 €	170.000 €	180.000 €
Kosten	100.000 €	105.000 €	110.000 €
Ehepartner erledigt Buchhaltung	5.000 €	5.100 €	5.200 €
Theoretisches Gehalt Praxisinhaber	40.000 €	41.000 €	42.000 €
Übergewinn	**15.000 €**	**18.900 €**	**22.800 €**

Durchschnittlicher jährlicher Übergewinn: 18.900 €

Die Frage ist nun, wie viele Jahresübergewinne ist eine Praxis wert? Diese Frage ist ebenfalls nicht pauschal zu beantworten, üblich sind drei bis vier Jahre. So viele Jahre muss der Verkäufer also den Kauf der Praxis über den (hoffentlich zukünftigen) Übergewinn bezahlen.

Wie gesagt: Dies ist nur ein Modell. Und selbst innerhalb dieses Modells besteht eine große Bandbreite des Wertes. Aber vielleicht hilft es, eine Größenordnung festzulegen, wo der ungefähre Wert liegt. Ob das dann auch Preis ist, der auf dem Markt Bestand hat, ist eine ganz andere Frage ...

Zum Schluss noch ein Tipp: Steht das von Ihnen begehrte Objekt schon länger zum Verkauf, spricht dieser Umstand dafür, dass der geforderte Preis nicht unbedingt marktgerecht ist. In solch einem Fall haben Sie gute Chancen, den Preis zu drücken. Der Verkäufer möchte seine Praxis ja auch irgendwann einmal loswerden.

4.7 Mitarbeiter

Arbeitsverträge gehen uneingeschränkt auf den neuen Besitzer über. Alle arbeitsrechtlichen Regelungen und Vorschriften gelten weiter. Der Verkäufer muss seine Mitarbeiter rechtzeitig über den Besitzerwechsel informieren. Die Beschäftigten haben dann ein Sonderkündigungsrecht.

4.8 Checklisten

Vertragsinhalt beim Praxiskauf

- ✓ Vertragsgegenstand (Praxis für ... Adresse ... mit Inventar und Patientenkartei)
- ✓ Name, Anschrift des Käufers und Verkäufers
- ✓ Zeitpunkt der Übergabe und Eigentumsübertragung
- ✓ Kaufpreis
- ✓ Zahlungsvereinbarungen (Termine, Raten)
- ✓ Eigentumsübergang nach vollständiger Bezahlung
- ✓ Eintritt in den Mietvertrag
- ✓ Personalregelungen
- ✓ Übernahme von Praxisversicherungen
- ✓ Tätigkeitsverbot des Verkäufers im Umkreis von ... km
- ✓ Inventarverzeichnis

Internetcode: 879475

Rufen Sie im Internet die Seite **http://www.physio.de/internetcode/** auf und geben Sie den o. a. Internetcode ein. Sie erhalten dort weitere Informationen zu folgenden Themen:

- Mustervertrag Praxiskauf
- Bewertungshilfen
- Aktualisierungen

Kapitel 5
Finanzierung

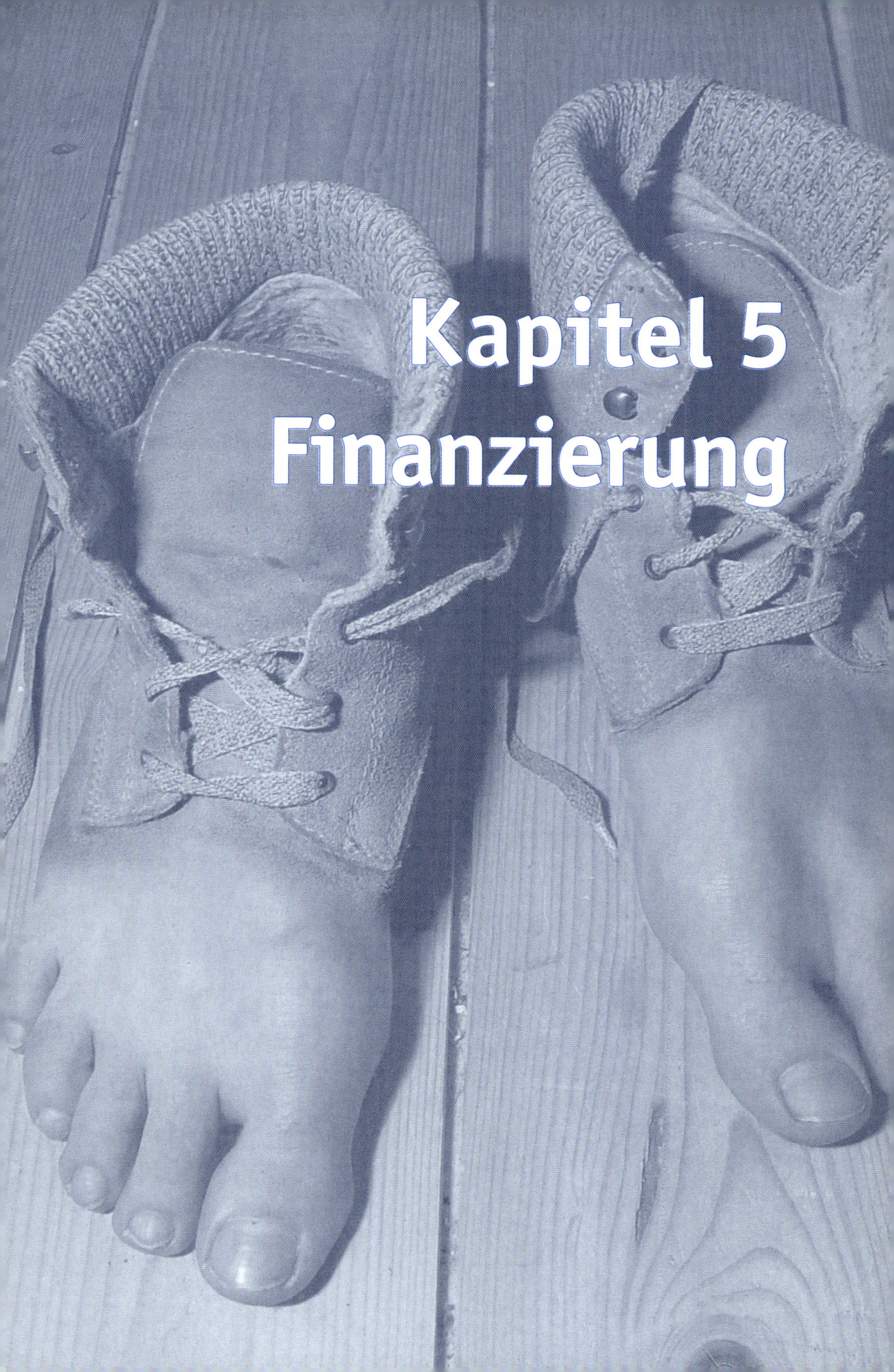

KAPITEL 5: Finanzierung

Wer eine Praxis eröffnet, muss gerade am Anfang erhebliche Investitionen vornehmen, bevor der geregelte Praxisbetrieb überhaupt beginnen kann. Räume müssen gemietet und eingerichtet werden, Geräte ausgewählt und angeschafft werden, die Zulassungen beantragt und genehmigt werden, etc. Es ist ein zeitlicher Vorlauf einzuplanen, währenddessen der Praxisgründer auch seine Lebenshaltung finanzieren muss und gleichzeitig hohe Ausgaben für den Start der Praxis zu begleichen hat. Auch nach Eröffnung können Sie nicht gleich über Einnahmen verfügen, es kann Monate dauern bis die ersten relevanten Abrechnungsbeträge auf Ihrem Konto eingehen.

Wer nicht über ein finanzielles Polster verfügt, wird in dieser Phase Geld von externen Dienstleistern oder Personen in Anspruch nehmen müssen und später wieder zurückzahlen müssen. Die Finanzierung kann sich abhängig von verschiedenen Faktoren sehr unterschiedlich gestalten. Diese Faktoren und die verschiedenen Finanzierungsmöglichkeiten werden hier vorgestellt.

5.1 Wie viel muss wann finanziert werden?

Diese Frage steht ganz zu Beginn. Erst wenn geklärt ist, zu welchem Zeitpunkt welcher Betrag zur Verfügung stehen muss, kann die Frage der Finanzierung überhaupt angegangen werden. Dazu ist eine Planung der Investitionen und Ausgaben nötig. Wenn die einzelnen Beträge auch nicht ganz genau fest stehen, sollten wenigstens Richtgrößen angenommen werden, damit eine Planung beginnen kann. Je genauer die Zahlen sind, desto risikoloser wird dann die tatsächliche Durchführung.

5.2 Was muss finanziert werden?

Man kann die Kosten unterscheiden in langfristige Kosten (Investitionen) und einmalige Kosten. Je nach Kostenart ist es sinnvoll, diese unterschiedlich zu finanzieren. Die aufgeführten regelmäßigen Fix- und variablen Kosten dürfen nur für die Anfangsphase finanziert werden, da sich diese in der Gründung nicht vom späteren Praxisbetrieb unterscheiden und um ein Überleben der Praxis zu garantieren auf jeden Fall aus dem normalen Geschäft gedeckt werden müssen. Ein Muster für einen Investitions- und Kapitalbedarfsplan finden Sie in Kapitel 19.

Investitionen

1. Therapiegeräte (Alle Geräte einzeln auflisten und bewerten)
2. Büroausstattung (PC, Software, Möbel)
3. Renovierung und Ausstattung der Räume
4. Andere räumliche Ausstattung (Aufenthaltsraum für Mitarbeiter, Warteraum für Patienten)
5. Fahrzeug(e) für Hausbesuche
6. Sonstiges (zusätzlich bis zu zehn Prozent der Investitionen)

Gründungskosten (einmalige Kosten)

1. Zulassungen
2. Anmeldegebühren
3. Steuerberater
4. Rechtsanwalt
5. Unternehmensberater
6. Sonstige Gründungskosten

Markteinführungskosten

1. Prospekte und Informationsmaterial
2. Visitenkarten, Briefpapier, Branchenverzeichniseinträge
3. Anzeigen, Banner
4. Eröffnungsveranstaltung
5. Sonstiges – Unvorhergesehenes (immer mit angeben!)

Fix- und variable Kosten nur während der Anfangsphase

1. Gehalt des Praxisgründers
2. Personalkosten anderer Mitarbeiter

3. Miete
4. Strom, Telefon, Porto
5. Kfz (Versicherung, Steuern, Benzin, Reparatur)
6. Beiträge
7. Versicherungen
8. Leasingraten
9. Zinsen
10. Werbung
11. Büromaterial

5.3 Wie sollen die Kosten finanziert werden?

Zur Finanzierung des Kapitalbedarfs sind Eigenkapital und Fremdmittel möglich. Fremdmittel können Bankkredite, Gelder aus Förderprogrammen, Verwandtendarlehen oder Leasingkredite von Firmen sein. Je mehr Eigenkapital vorhanden ist, desto einfacher ist eine Fremdfinanzierung und desto geringer sind die Finanzierungskosten.

Der Staat und die Länder fördern Existenzgründungen in unterschiedlicher Weise. Da die Förderprogramme regional sehr unterschiedlich und meist zeitlich oder mengenmäßig begrenzt sind, kann hier nur darauf hingewiesen werden, wo Sie sich nach Fördertöpfen wie beispielsweise Frauenförderprogrammen erkundigen können. Über Frauenförderprogramme informieren in aller Regel die Gleichstellungsbeauftragte oder die Wirtschaftsämter von Städten und Gemeinden.

Empfehlenswert ist die KfW Mittelstandsbank, das Förderinstitut des Bundes, das verschiedene interessante Darlehen speziell für Firmengründer anbietet. Alle KfW-Kredite müssen bei der Hausbank beantragt werden.

Staatliche oder kommunale Darlehen sind durchaus lohnenswert, denn die Kredite oder Bürgschaften können erheblich günstiger als bei einer Bank sein.

KfW – »StartGeld«

Beim sogenannten »StartGeld« werden bis zu 50.000 € finanziert. Gefördert werden Investitionen und Betriebsmittel zur Existenzgründung in den ersten drei Jahren. Die KfW trägt die Finanzierung bis zu 100 Prozent. Beim »StartGeld« übernimmt die KfW eine 80-prozentige Haftungsfreistellung gegenüber der Hausbank. Maximal zehn Jahre können als Laufzeit vereinbart werden. Die mögliche tilgungsfreie Zeit beträgt zwei Jahre. Der effektive Zinssatz wird aktuell mit 6,54 Prozent angeboten. Auszahlung 100 Prozent, Laufzeit und Zinsbindung zehn Jahre. Zwei Jahre tilgungsfrei. (Stand Februar 2009).

Unternehmerkredit

Damit werden maximal 10 Million € finanziert. Die Laufzeit beträgt bis zu zehn Jahre, davon sind maximal zwei Jahre tilgungsfrei. 50-prozentige Haftungsfreistellung gegenüber der Hausbank. Sollen mindestens zwei Drittel der Kreditsumme zur Finanzierung eines Praxiskaufs und/oder einer Praxisimmobilie genutzt werden, kann die maximale Laufzeit sogar 20 Jahre betragen, bis zu drei Jahre sind dann tilgungsfrei. Der Antragsteller darf nicht bereits selbstständig sein. Der Zinssatz für den Unternehmerkredit wird individuell vereinbart (maximal 7 Prozent – Stand Februar 2009). Er ist u.a. abhängig von der Bonität des Kreditnehmers, von der Summe und der Laufzeit.

KfW-Sonderprogramm 2009

Infolge der Krise der Finanzmärkte hat die Bundesregierung ein weiteres Förderinstrument bei der KfW aufgelegt. Dies ist allerdings nur für Praxiskäufer interessant, da mindestens ein Jahresabschluss vorliegen muss. Die Kreditlaufzeit beträgt maximal acht Jahre mit höchstens einem tilgungsfreien Jahr. Der Zinssatz wird individuell vereinbart. Eine 90-prozentige Haftungsfreistellung gegenüber der Hausbank ist möglich (Stand Februar 2009).

Zu beachten ist, dass alle Anträge auf KfW-Kredite bei der Hausbank **vor** der Investition gestellt werden müssen. Ein Businessplan ist immer notwendig.

Auch einige Bundesländer betreiben Bankinstitute, die sich u.a. der Förderung von Existenzgründern verschrieben haben. Herausragend ist hier zu nennen die L-Bank, die Staatsbank von Baden-Württemberg, mit ihrer »Starthilfe«. In Hamburg zeichnet sich das Mittelstandsförderinstitut (MFI) mit einer ganzen Reihe von Programmen aus. Hier gibt es auch Förderungen, die nicht zurückgezahlt werden müssen. Für Therapeuten in Nordrhein-Westfalen empfiehlt sich ein Blick auf die Angebote der NRW Bank. In allen Bundesländern lohnt sich die Nachfrage nach aktuellen Unterstützungsmöglichkeiten. Ansprechpartner sind immer die Wirtschaftsministerien, -ämter, -senate oder -stadträte. Beachten Sie bei nicht rückzahlbaren Förderungen das Windhundprinzip. Es steht in aller Regel nur ein bestimmter Betrag zur Verfügung. Wer am Jahresanfang kommt, hat demnach größere Chancen auf eine Zahlung. Ein Rechtsanspruch auf Unterstützung besteht in diesen Fällen nicht.

Fremdkapital von Banken zu bekommen, kann ein undankbares Unterfangen sein. Die Kreditinstitute prüfen die Kreditwürdigkeit ihrer Kunden sehr genau. Deswegen ist es empfehlenswert, sich vorher intensiv auf das Bankengespräch vorzubereiten. Dazu gehört auch, sich Gedanken über Sicherheiten zu machen, die Sie dem Finanzierungspartner zur Verfügung stellen können wie beispielsweise Sicherungsübereignung der angeschafften Gegenstände, Grundschuld, beziehungsweise Hypothek, Lebensversicherung, Bürgschaften aus der Familie oder Dritter, Bürgschaften von Kreditgarantiegemeinschaften oder von öffentlichen Förderinstitutionen.

Einige Faustregeln

- Ca. ein Drittel des gesamten Kapitalbedarfs einer Gründung sollte aus Eigenmitteln bestehen. Bei der KfW ist eine 100-Prozent-Finanzierung möglich.
- Die Laufzeit eines Darlehens sollte mit der Nutzungsdauer der hiermit finanzierten Anlagen übereinstimmen.
- Kurzfristige und einmalige Kosten (Gründungs-, Markteinführungskosten und Kosten während der Anfangsphase) sollten aus mittel- und kurzfristigem Fremdkapital finanziert werden. Investitionen sollten aus eigenen Mitteln oder langfristig mit Fremdkapital finanziert werden.

Eine Finanzierung hat nur dann Aussicht auf Erfolg, wenn im normalen Geschäftsbetrieb trotz Finanzierungskosten ein Gewinn übrig bleibt.

5.4 Gründungszuschuss – Förderung durch die Arbeitsagentur

Die Arbeitsagentur bietet ebenfalls eine Förderung für Existenzgründer an, den »Gründungszuschuss«. Voraussetzung dafür ist, dass der Arbeitslose Anspruch auf Arbeitslosengeld I hat. Dazu muss sich der Arbeitssuchende spätestens drei Tage nach

Kenntnis der Kündigung bei der Arbeitsagentur als arbeitslos gemeldet haben. Zum Antrag muss der Arbeitsagentur die Stellungnahme einer fachkundigen Stelle zur Tragfähigkeit des geplanten Unternehmens vorgelegt werden. Die Experten können Steuerberater, Banken, Wirtschaftsprüfer, Existenzgründungsberater, Gründungszentren oder -initiativen sein.

Maximal 15 Monate können Gründungswillige auf die Arbeitsagenturförderung hoffen. Im ersten Schritt gibt es für neun Monate eine Finanzspritze in Höhe des Arbeitslosengeldes. Zusätzlich wird eine monatliche Pauschale von 300 € gezahlt. Dann muss der Gründer dem Arbeitsvermittler nachweisen, dass sein Geschäftsmodell auch in Zukunft Aussicht auf Erfolg haben wird. Schafft er das, erhält er weitere sechs Monate lang jeweils 300 €, jedoch kein Arbeitslosengeld mehr. Die Tragfähigkeit des Vorhabens und die persönliche Eignung sollen auch vor Förderungsbeginn eingehend überprüft werden.

Wer ohne wichtigen Grund selbst kündigt, erhält für eine Karenzzeit von drei Monaten keine Förderung. Wichtige Gründe sind gesundheitliche Probleme, Mobbing oder Umzug des Ehepartners. Gleichwohl kann die Existenzgründung bereits während der Sperrzeit beginnen. Mit der Auszahlung des ersten monatlichen Gründungszuschusses wird dann nach Ablauf der Dreimonatsfrist begonnen. Die Unterstützungsleistungen gibt es nur, wenn noch mindestens drei Monate Anspruch auf Arbeitslosengeld besteht. Scheitert der Exstenzgründer, muss er damit rechnen, keine weiteren Arbeitslosengeldzahlungen zu erhalten, denn die bereits während des Förderzeitraums gezahlten Gelder reduzieren den Restanspruch. Hat der Existenzgründer jedoch die freiwillige Arbeitslosenversicherung für Selbstständige (siehe Kapitel Versicherungen) abgeschlossen und mindestens zwölf Monate eingezahlt, hat er Anspruch auf Arbeitslosengeld.

5.5 Businessplan

Banken verlangen vor der Kreditvergabe meist einen Businessplan. Einen Businessplan zu erstellen kann ein sehr leidvolles Geschäft sein, da man sich mit abstrakten Prognosen beschäftigen muss, von denen man in der Regel keine rechte Vorstellung hat. Ohne einen Businessplan oder Teilen davon wird Ihnen aber keine Bank einen Kredit gewähren.

Ein Businessplan (auch Geschäftsplan) ist ein strukturiertes Abbild Ihres Unternehmens und wie es verwirklicht werden soll. Der Businessplan ist kein fest vorgegebenes Schriftstück, sondern flexibel, das sich sogar im Laufe des Betriebes ändern und umgeschrieben werden kann.

Wenn der Businessplan erstellt ist, sollten Sie ihn noch einmal mit Fachleuten der Branche besprechen und ihn gegenlesen lassen: Vier Augen sehen mehr als zwei. Erst danach sollten Sie einen Termin mit Ihrer Bank vereinbaren.

Ein Businessplan besteht in der Regel aus sieben Teilen, sowie der Zusammenfassung und dem Anhang.

Zusammenfassung

Die Zusammenfassung steht am Anfang und dient dem schnellen Überblick. Sie muss das Interesse des Lesers wecken! Sie beinhaltet den Unternehmensgegenstand, die Erfolgsfaktoren, die Unternehmensziele, die wirtschaftlichen Zielgrößen sowie den Kapitalbedarf. Die weiteren Kapitel des Businessplans beschreiben dann ausführlicher diese Aussagen. Die Zusammenfassung ist also keine Einführung, sondern eine komprimierte Darstellung des Businessplans. Sie muss kurz und präzise geschrieben sein und sollte möglichst auf ein bis zwei Seiten passen.

Beschreibung des Unternehmens

Was gehört hier hin? Ihr Firmenprofil, Zielvorgaben und Wachstumsprognosen, Einordnung in aktuelle Trends und Märkte, bisherige Unternehmensentwicklung, Nennung von wichtigen bestehenden und geplanten Kooperationspartnern, Beschreibung der Besitzverhältnisse und der Finanzierungsstruktur, Standortvorteile.

- Wann wurde das Unternehmen gegründet?
- Warum wurde das Unternehmen gegründet?
- Welches sind die mittel- und langfristigen Ziele der Gründer/ Gesellschafter?

Beschreibung des Gründerteams

Gerade bei einer therapeutischen Praxis ist das Geschäftsfeld vorgegeben, sodass letztlich entscheidend für eine erfolgreiche Umsetzung die unternehmerische und fachliche Kompetenz des Gründungsteams ist. Daher sollte der Businessplan auch die Lebensläufe der Gründer enthalten.

- Wie sieht die Organisationsstruktur Ihres Unternehmens aus?
- Welche Qualifikationen bringt das Gründerteam mit?
- Müssen wichtige Schlüsselpositionen noch belegt werden?
- Welche Vergütung erhalten die Gründer?

Beschreibung Ihrer Geschäftsidee

- Was ist das Besondere an Ihren Dienstleistungen?
- Wie definiert sich der Nutzen Ihrer Patienten/Kunden gegenüber vergleichbaren Angeboten?
- Welche Ziele haben Sie sich gesetzt, und wie wollen Sie diese erreichen?

Beschreibung des Markts

Eine Praxis kann nur dann mit ihren Dienstleistungen erfolgreich sein, wenn für diese ein aufnahmefähiger Markt existiert. Sie müssen die Bank davon überzeugen, dass dies bei Ihrer Geschäftsidee der Fall ist. Konzentrieren Sie sich bei der Beschreibung nicht nur auf Zahlen. Skizzieren Sie Ihren Zielmarkt und stellen Sie hierbei heraus, wodurch die Entwicklung beeinflusst wird und welche Bedeutung diese Faktoren für Ihre Praxis haben.

- Für welche Märkte ist Ihre Dienstleistung interessant?
- Wie groß ist das Marktpotential?
- Welche wichtigen Wettbewerber gibt es?
- Was sind die Erfolgsfaktoren Ihrer Geschäftsidee?

Geschäftssystem und Organisation

Anhand des Geschäftssystems und der Organisation der Praxis wird aufgezeigt, welche Einzeltätigkeiten zur Umsetzung der Geschäftsidee erforderlich sind und wer für deren Ausführung verantwortlich ist.

- Wie sieht das Geschäftssystem für Ihre Praxis aus?
- Welche Aktivitäten innerhalb des Geschäftssystems nimmt Ihre Praxis wahr?
- Mit welchen Partnern arbeiten Sie zusammen?

Chancen und Risiken

Durch eine realistische Planung gewinnen Sie an Glaubwürdigkeit bei Banken und Partnern.

- Welche Risiken können den Erfolg Ihrer Praxis gefährden?
- Welche Szenarien können die Risiken auslösen?
- Wie können Sie diese Risiken minimieren?

Finanzierung

Anhand des Finanzplans lässt sich abschätzen, wie viel Geld Sie benötigen, um das Unternehmen erfolgreich zu lancieren und zu betreiben und ob Ihre Geschäftsidee finanzierbar und rentabel ist. Dieser Teil eines Businessplans gibt eine Übersicht über die wirtschaftliche Entwicklung Ihrer Praxis.

Auf welchen Annahmen basiert Ihr Finanzplan?

- Wie groß ist der Kapitalbedarf bis zum Breakeven (Erreichen der Gewinnschwelle)?
- Über welche Finanzierungsquellen wird das Kapital beschafft?
- Welche Rendite können die Investoren erwarten?

Anhang

Darin werden Unterlagen beigelegt, die den Inhalt sinnvoll ergänzen, z. B.

- Zulassungsbedingungen
- Urkunden, staatliche Anerkennung, Zertifikate, Gutachten, etc.
- Gesellschaftsvertrag
- Gesellschafterliste
- Technische Unterlagen (Prospekte, Datenblätter)
- Kopien sonstiger Verträge
- etc.

- Verlieren Sie beim Schreiben Ihres Geschäftskonzepts nie den Adressaten Ihrer Bemühungen aus den Augen. Wichtiger als eine ausgefallene Idee ist es, deutlich zu machen, dass Ihre Praxis stabile Zukunftsaussichten hat und Sie immer in der Lage sein werden, das geliehene Geld einschließlich der Zinsen pünktlich zurückzuzahlen. Denken Sie auch daran, dass die Geldgeber keine Therapeuten sind. Versuchen Sie daher Ihre Vorstellungen präzise und verständlich zu formulieren.

- Individuelle Existenzgründungsberatungen bieten Hilfe beim Verfassen des Businessplans. In fast allen Bundesländern werden Beratungsleistungen gefördert.
- Eine besonders großzügige Unterstützung kann über die KfW Mittelstandsbank in Anspruch genommen werden. Gründercoaching Deutschland heißt das Programm, das allerdings einen Haken hat. Gefördert werden nur Unternehmensberatungen, die nach dem eigentlichen Gründungsakt in Anspruch genommen werden. Die Praxis muss jünger als fünf Jahre sein. Der Beratungsprozess darf nicht länger als zwölf Monate dauern und nicht mehr als 6.000 € netto kosten. In den neuen Bundesländern und im Regierungsbezirk Lüneburg trägt die KfW Mittelstandsbank 75 Prozent der Aufwendungen oder maximal 4.500 €. 50 Prozent oder Maximal 3.000 € sind es in den westlichen Ländern und Berlin. Großzügiger ist die Unterstützung für Arbeitslose. Dann werden 90 Prozent oder maximal 4.000 € übernommen.

- Wann können Sie mit Ihrem Geld rechnen? Sind alle Unterlagen beisammen und alle Details geklärt, muss im Regelfall mit einer Bankbearbeitungszeit von zehn bis vierzehn Tagen gerechnet werden.

Internetcode: 659641

Rufen Sie im Internet die Seite **http://www.physio.de/internetcode/** auf und geben Sie den o. a. Internetcode ein. Sie erhalten dort weitere Informationen zu folgenden Themen:

- Informationen und Antragsformulare für KfW-Programme
- Landesbanken
- Förderdatenbank
- Muster-Businessplan
- Finanzplan
- Liquiditätsplanung
- Arbeitsagenturförderung
- Aktualisierungen

Kapitel 6
Praxisräume

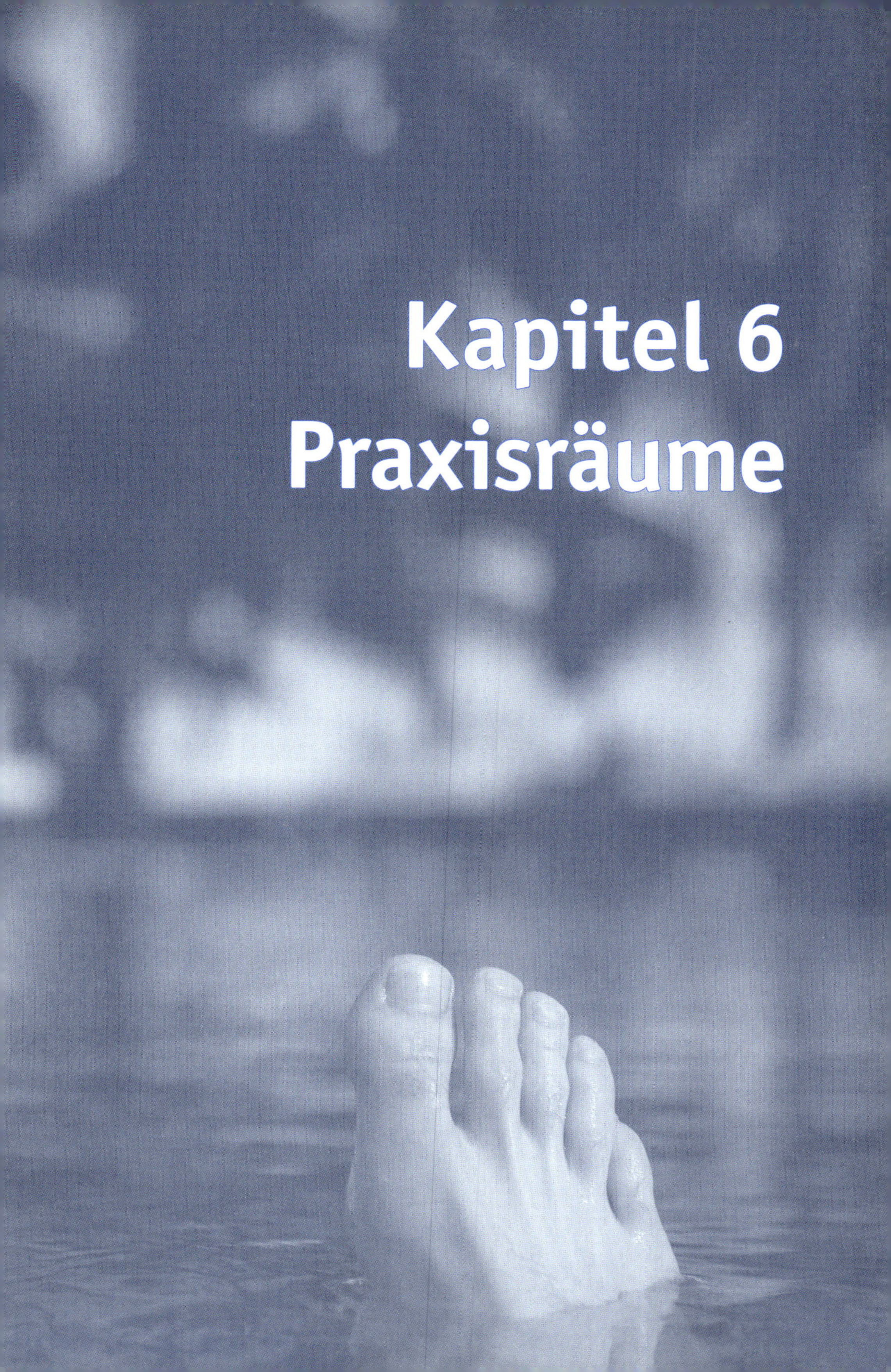

KAPITEL 6: Praxisräume

Die Wahl Ihrer Praxisräume beeinflusst ganz erheblich den späteren Erfolg Ihrer Praxis.

6.1 Standortbestimmung

Bevor Sie anfangen, Räume zu suchen, sollten Sie das Umfeld der von Ihnen bevorzugten Region untersuchen. Neben der Einwohnerzahl, der Bevölkerungsdichte und der Sozialstruktur sollten Sie sich mit diesen Fragen beschäftigen:

Konkurrenz: Gibt es andere therapeutische Praxen oder ambulante Therapieabteilungen in Kliniken oder Arztpraxen in der zu Fuß zu erreichenden Umgebung? Ist das Angebot dieser Praxen mit den von Ihnen geplanten Angeboten vergleichbar?

- Ambulante Rehabilitationszentren?
- Medizinische Fitnesseinrichtungen
- Arztpraxen welcher Fachrichtung sind in der Nähe vorhanden?
- Krankenhäuser?
- Praxen anderer therapeutischer Fachrichtungen, z. B. Logopädie oder Ergotherapie?
- Zusätzliche Einrichtungen der Gesundheitsversorgung, Beratungsstellen, Pflegedienste, Sozialpädiatrische Zentren, Tageskliniken, Medizinische Versorgungszentren?
- Pflege- und Altenheime?

Nützlich ist es, auf einem Stadt- oder Ortsplan verschiedenfarbige Stecknadelfähnchen zu befestigen. So können Sie leicht die günstigsten Standorte für Ihre Praxis erkennen.

Besuchen Sie im Zuge Ihrer Recherchen ruhig auch die eine oder andere Arztpraxis, die ein für Sie wichtiges Fachgebiet vertritt, und fragen Sie, wie dort Ihre eventuelle Niederlassung gesehen wird. Auch Kollegen in umliegenden Kliniken werden Ihnen gerne ihre Einschätzung mitteilen. So können Sie zusätzlich schon im Vorfeld für sich werben.

Nach Untersuchungen sind im Durchschnitt in Stadtzentren in einem Radius von fünf Kilometern elf Physiotherapiepraxen, in vom Zentrum entfernten Gebieten sind es acht Praxen und in ländlichen Gebieten schlagen Sie einen Kreis von zehn Kilometern, sechs Praxen sind durchschnittlich dort vorhanden. Auf eine Physiotherapiepraxis kommen durchschnittlich ungefähr 3.000 Einwohner.

Nun haben Sie die Konkurrenten, eventuell Partner und »Lieferanten« lokalisiert und die für Ihr Vorhaben günstigste Gegend festgelegt.

Um exakt zu bestimmen, welche Straßen und Häuser am interessantesten sind, sollten Sie noch etwas beachten:

- Sie müssen sicher nicht unbedingt in der Hauptstraße Ihres Ortes ansässig werden. Vernachlässigen Sie aber kleine Nebenstraßen ohne Geschäfte und Fußgängerverkehr.
- Werden bestimmte Straßenzüge von Pendlern genutzt?
- Wie sind die Anbindungen an den öffentlichen Nahverkehr?
- Gibt es Parkplätze am oder in der Nähe des Hauses?
- Besteht die Möglichkeit, für Behinderte Parkplätze reservieren zu lassen?

Die Standortbestimmung sollte sich aber nicht ausschließlich an der aktuellen Situation orientieren. Ein Blick in die Zukunft kann vor manch einer Überraschung schützen. In den kommenden Jahren wird sich die Bevölkerungsentwicklung weiter verändern. Es wird mehr alte Menschen und weniger Kinder und Jugendliche geben. Manche Regionen werden dann weniger Schulen und Kindertagesstätten betreiben, dafür aber mehr Einrichtungen für Betagte. Diese Entwicklung wird in einigen Landesteilen sehr schnell eintreten, in anderen langsamer, gar nicht oder sogar umgekehrt verlaufen. Eie neues Internetportal der Bertelsmann-Stiftung gibt über die Demographiebewegungen der einzelnen Kommunen detailliert Auskunft. Näheres dazu finden Sie unter dem Internetcode am Ende dieses Kapitels. Abhängig vom Angebot Ihrer Praxis werden Sie Chancen oder Nachteile erkennen.

6.2 Raumsuche

Ob Sie selbst eine Anzeige schalten, die Immobilienanzeigen der Tageszeitungen studieren, Immobilienbörsen im Internet durchsuchen, bei Hausverwaltungen nachfragen oder Geschäftsleute in der näheren Umgebung befragen, ist von den regionalen Besonderheiten abhängig.

Da Sie im wohnungsrechtlichen Sinne ein Gewerbe betreiben (auch wenn Sie Freiberufler sind), müssen Sie sicherstellen, dass die Ihnen angebotenen Räume auch tatsächlich **Gewerberäume** sind. Dies erfahren Sie bei den Wohnungs- oder Bauämtern der für Sie zuständigen Stadt-, Bezirks- oder Gemeindeverwaltung. Manche Gemeinden fordern auch die Bereitstellung einer bestimmten Anzahl von Parkplätzen. Auch eventuelle Nutzungsbeschränkungen sollten Sie erfragen. Kommunale oder Landesbauordnungen verlangen von Gewerbetreibenden (auch Freiberuflern) oftmals behindertengerechte Geschäfts- oder Praxisräume. Alle diese Auflagen müssen Sie erfüllen, auch wenn sie in den Zulassungsbedingungen der Krankenkassen nicht vorgesehen sind. Unterschreiben Sie keinen Mietvertrag bevor diese Fragen verbindlich geklärt sind. Bedenken Sie auch, dass es bei Gewerberaummietverträgen keinen Mieterschutz gibt. Deshalb müssen alle für Sie wichtigen Punkte exakt im Mietvertrag geregelt sein (siehe weiter unten).

Der minimale Anspruch, den Sie an die Auswahl der Räume stellen müssen, ergibt sich aus den in den Zulassungsbedingungen geregelten Anforderungen (S. 47).

Denken Sie im Vorfeld aber auch darüber nach, wie Sie die **Entwicklungsmöglichkeiten** Ihrer Praxis einschätzen. Bei entsprechender Nachfrage und damit verbundenen steigenden Mitarbeiterzahlen erhöht sich der Raumbedarf unter Umständen schnell. Ein dann erforderlicher Umzug in größere Räumlichkeiten ist mit nicht unerheblichen Kosten und zusätzlichem Aufwand, wie Informationen an Ärzte, Patienten usw. verbunden.

Planen Sie **Zusatzangebote** für Gruppen, wollen Sie medizinische Fitness oder die Kassenleistung KG-Gerät anbieten, haben Sie Spezialgebiete, z. B. die Behandlung von Kindern oder Sportlern, verändert sich Ihr Raumbedarf entsprechend. Sinnvoll kann es sein, einen Büroraum einzurichten. Das Wartezimmer, der Rezeptionsbereich sollten, wie auch die Behandlungsräume, nicht zu knapp bemessen sein. Großzügige Räume beeindrucken

Ihre Patienten (Kunden!), sie fühlen sich wohl, der Therapieerfolg wird positiv beeinflusst. Die Patienten kommen gerne zu Ihnen und empfehlen Sie weiter.

Denken Sie an das Wohlergehen Ihrer **Mitarbeiter** und planen Sie einen genügend großen Aufenthaltsraum mit ein. Das kann praktischerweise auch die Küche sein.

Planen Sie aber auch nicht überdimensioniert. Den Preis für jeden Quadratmeter, den Sie mieten, müssen Sie mit dem erwarteten Umsatz auch erwirtschaften können.

Zwar schreiben die Kassen-Zulassungsbestimmungen nicht zwingend vor, eine Praxis behindertengerecht auszustatten, doch das Prinzip »Barrierefreiheit« wird in Zukunft eine immer wichtigere Rolle spielen. Es ist nicht auszuschließen, dass in den nächsten Jahren zumindest in Einrichtungen der Gesundheitsversorgung ein ungehinderter Zugang für Behinderte zum Standard gehören wird. Auch wenn der Gedanke jetzt für Sie abwegig sein mag, eines Tages werden Sie Ihre Praxis an einen Nachfolger abgeben wollen. An den Hürden der baulichen Situation sollte der Verkauf dann nicht scheitern. Prüfen Sie daher, ob die zukünftigen Praxisräume, auch die Toilette, für Behinderte wirklich problemlos nutzbar sind. Ist der Fahrstuhl für Rollstühle zugänglich und sind die Türen breit genug?

Ist der Vermieter bereit, erforderliche Umbaumaßnahmen, z. B. im Sanitärbereich, zu dulden?

Folgende Angaben sollten im **Mietvertrag** geregelt sein:

- Beschreibung der Räume und Angabe der Gesamtgröße in Quadratmetern
- Nutzung der Räumlichkeiten: Praxis für Physiotherapie/Ergotherapie/Logopädie
- Umbaumaßnahmen und wer die Kosten dafür trägt. Achten Sie darauf, dass bei Auszug nicht der ursprüngliche Zustand wieder hergestellt werden muss.
- Nutzung von Gemeinschaftseinrichtungen, z. B. Parkplätze
- Wenn Sie eine Praxisgemeinschaft oder eine Gemeinschaftspraxis gründen (siehe Kapitel »Rechtsformen« S. 27), sollten alle Partner den Vertrag unterzeichnen. Dies vermeidet später eventuelle rechtliche Probleme. Unterschreiben nicht alle Gesellschafter, ist der Vertrag nicht wirksam, so eine Entscheidung des BGH aus dem Jahr 2003. Dies gilt auch in umgekehrter Richtung. Wenn der Hausbesitzer beispielsweise eine Erbengemeinschaft ist, müssen alle Mitglieder der

Gemeinschaft unterschreiben. Ist dies nicht der Fall, haben Sie die Möglichkeit, aus dem Vertrag entlassen zu werden, oder aber über Änderungen zu verhandeln.

- Gewerbemietverträge werden meist für eine bestimmte Dauer abgeschlossen. Vereinbaren Sie auch die Option, nach Ablauf der Vertragslaufzeit einen neuen Vertrag abschließen zu können.
- Achten Sie darauf, dass Sie das Recht erhalten, die Praxis zu veräußern und der Käufer zu den gleichen Konditionen einen neuen Vertrag abschließen oder Ihren Vertrag übernehmen kann. Nur so stellen Sie sicher, dass Sie Ihre Praxis irgendwann ohne einen Preisabschlag verkaufen können.
- Die Miethöhe und Mietsteigerungsregelungen müssen deutlich benannt werden. Vergleichen Sie im Vorfeld, ob der geforderte Mietzins sich auf der für die Gegend marktüblichen Höhe bewegt. Mieterhöhungen werden üblicherweise entweder an die Steigerung des Lebenshaltungsindexes angepasst oder es wird eine konkrete Vereinbarung über die Mietsteigerung, die sogenannte Staffelung, festgelegt. Die prozentuale Steigerung des Lebenshaltungsindex wird von Amts wegen ermittelt. Welche Variante die bessere ist, ist auch von der gesamtwirtschaftlichen Lage abhängig. Sind die Zeiten schlecht, steigen die Lebenshaltungskosten nicht oder sinken sogar. Dann kann sich die Koppelung an den Index als günstiger erweisen.
- Die Vermietung von Räumen, gleichgütig ob zu Wohn- oder Gewerbezwecken, ist grundsätzlich umsatzsteuerfrei. Vermieter können jedoch zur Umsatzsteuer optieren, wenn sie an umsatzsteuerpflichtige Unternehmer vermieten. Will Ihr künftiger Vermieter den Steueranteil berechnen, verweisen Sie ihn darauf, dass Sie nicht umsatzsteuerpflichtig und deshalb auch nicht vorsteuerabzugsberechtigt sind. Der Hausbesitzer muss dann auf die Option zur Umsatzsteuer verzichten.
- Üblich ist es, dass der Mieter Nebenkosten, wie Heizung, Kalt- und Warmwasser und Abwasser, trägt. Meist zahlt man einen monatlichen Pauschalbetrag, der dann einmal jährlich anhand der realen Verbrauchsdaten abgerechnet wird. Im Vertrag sollte der Abrechnungsschlüssel benannt sein, im Regelfall ist dies die Quadratmeterzahl. Auf eine Pauschalzahlung ohne Abrechnung des tatsächlichen Verbrauchs sollte man sich nicht einlassen.

- Schönheitsreparaturen gehören üblicherweise zu den Pflichten des Mieters. Nicht zulässig sind starre Fristenregelungen und eine grundsätzliche Renovierung beim Auszug.
- Mietkautionen sind bei Vermietern beliebt. Die Kaution sollte auf einem gesonderten Konto verzinslich gebucht werden oder auf ein verpfändetes Sparbuch eingezahlt werden, damit es nicht zum Vermögen des Vermieters gerechnet werden kann. Sollte der Vermieter insolvent werden, können Gläubiger sich so nicht an Ihrer Kaution schadlos halten. Meist wird der gerade geltende Spareckzins zur Grundlage genommen. Geregelt sollte auch sein, dass bei Beendigung des Mietverhältnisses die Kaution unverzüglich zurückgezahlt wird.
- Lassen Sie sich das Recht einräumen, jederzeit einen Partner oder freien Mitarbeiter in Ihre Praxis aufzunehmen.
- Werbemöglichkeiten: Im Vertrag sollte geregelt sein, an welchen Stellen und in welcher Größe Schilder und andere Hinweise angebracht werden können.
- Schützen Sie sich vor Konkurrenz im Haus. Legen Sie fest, dass der Vermieter nicht berechtigt ist, ohne Ihre Zustimmung weitere Räumlichkeiten an eine andere Praxis der gleichen Branche zu vermieten. Die Rechtsprechung hat zwar in der Vergangenheit den Konkurrenzschutz häufig auch ohne vertragliche Regelungen anerkannt, aber man sollte sich nicht darauf verlassen. Im Ernstfall ist es immer hilfreich, wenn man eine entsprechende Vereinbarung getroffen hat.
- Die Mieträume sollten Ihnen zum vereinbarten Mietbeginn mängelfrei übergeben werden. Ist dies nicht der Fall, legen Sie fest, dass Ihnen Schadenersatz in Höhe der Betriebs- und Personalkosten und des entgangenen Gewinns für jeden Tag zustehen, an dem Sie Ihre Praxis nicht öffnen können.
- Energiekosten für Strom und eventuell Gas erhöhen die Ausgaben für die Praxisräume. Da ein Wechsel der Anbieter einfach zu bewerkstelligen ist, lohnt sich der Preisvergleich.

6.3 Checklisten

Vertragsinhalte Gewerbemietvertrag

- ✓ Beschreibung der Räume und Angabe der Gesamtgröße in Quadratmetern
- ✓ Nutzung der Räumlichkeiten: Praxis für Physiotherapie/Ergotherapie/Logopädie
- ✓ Umbaumaßnahmen (wer trägt die Kosten?)
- ✓ Nutzung von Gemeinschaftseinrichtungen, z. B. Parkplätzen
- ✓ Gemeinschaftspraxen oder Praxisgemeinschaften: Alle Partner aufführen.
- ✓ Vertragsdauer
- ✓ Verlängerungsoption
- ✓ Regelungen im Fall einer Praxisveräußerung
- ✓ Recht auf Aufnahme von Partnern und freien Mitarbeitern
- ✓ Miethöhe
- ✓ Mieterhöhungsregelungen
- ✓ Kaution
- ✓ Werbemöglichkeiten
- ✓ Konkurrenzschutz
- ✓ Mängelfreie Übergabe am …

Internetcode: 575025

Rufen Sie im Internet die Seite **http://www.physio.de/internetcode/** auf und geben Sie den o. a. Internetcode ein. Sie erhalten dort weitere Informationen zu folgenden Themen:

- Immobilienbörsen
- Praxisverzeichnis
- Demographieportal
- Anträge für Behindertenparkplätze
- Muster-Gewerbemietvertrag
- Bauordnungen
- Aktualisierungen

Kapitel 7
Ausstattung und Geräte

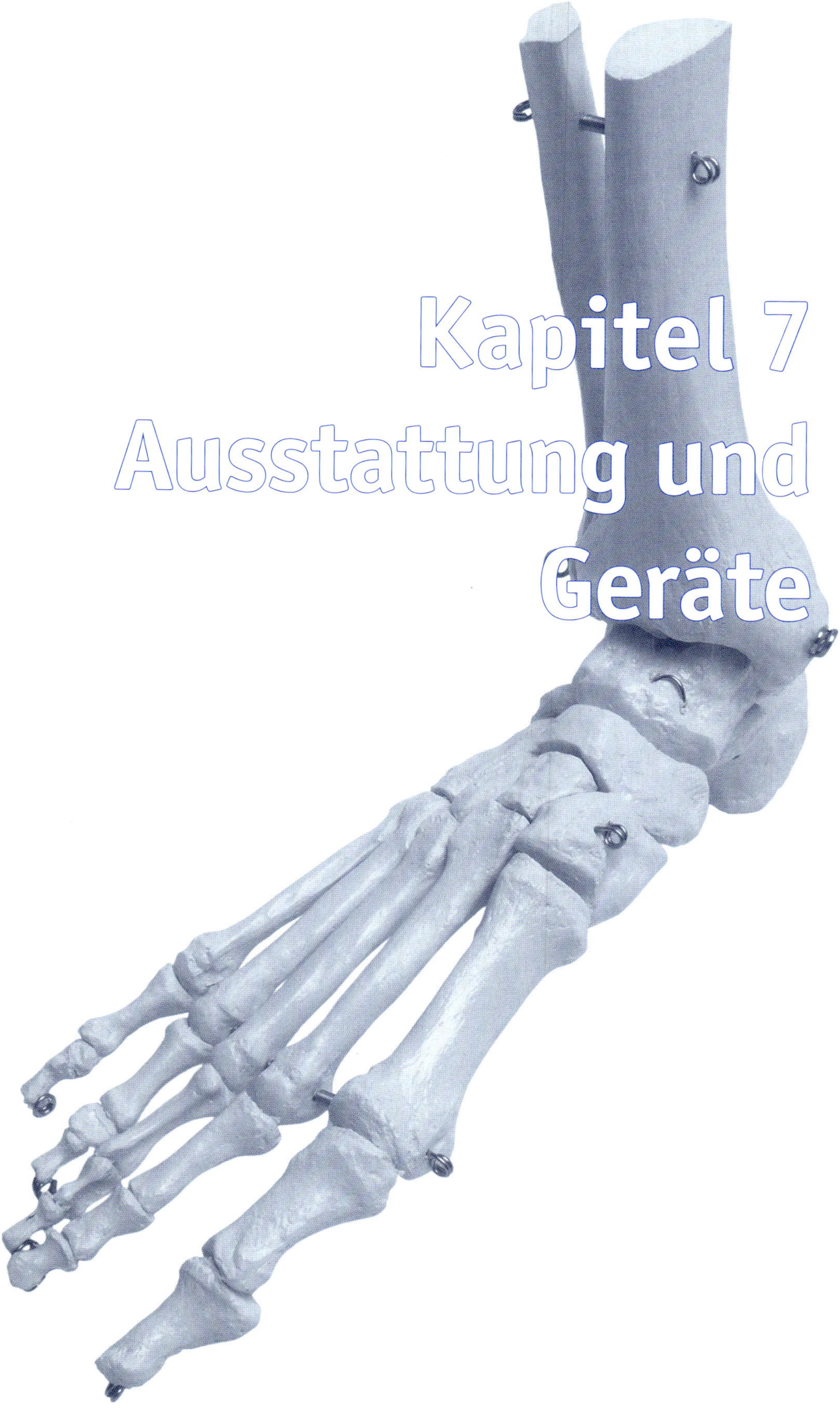

KAPITEL 7: Ausstattung und Geräte

Die Mindestausstattung für Ihre Praxis ist in den Zulassungsvoraussetzungen geregelt, lesen Sie dazu das entsprechende Kapitel »Zulassung« (S. 47). Dort finden Sie auch die Bedingungen für von den Krankenkassen anerkannte Zusatzangebote, wie z. B. KG-Gerät, Elektrotherapie oder hydrotherapeutische Behandlungen.

Sie werden schnell feststellen, dass dies wirklich nur ein Minimum beschreibt, und Ihr Anspruch an die Ausstattung Ihrer neuen Praxis eher über diesen Anforderungen liegt. Da Sie aber die Entwicklung Ihres Unternehmens nicht exakt vorherbestimmen können, sollten Sie die Geräteausstattung auch nicht zu üppig kalkulieren. Kaufen Sie lieber etwas nach, wenn die Praxis sich entsprechend entwickelt.

Legen Sie ruhig besonderen Wert auf die Ausstattung des Wartezimmers und des Anmeldebereiches. Hier bekommen die Patienten den ersten Eindruck über Ihre Praxis. Bereits vor Therapiebeginn hat der Patient ein Bild über Ihr Unternehmen im Kopf und die Sensorik fährt Antennen aus: er fühlt sich wohl oder er würde am liebsten wieder gehen. Und ganz nebenbei – auch die Mitarbeiter und Sie selbst stürzen sich weitaus motivierter in den Arbeitstag, wenn der Empfang eine angenehme Atmosphäre vermittelt.

7.1 Medizinproduktegesetz

Alle Geräte die in einer Praxis zum Einsatz kommen müssen den Bestimmungen des Medizinproduktegesetzes (MPG) entsprechen. Fragen Sie also Ihren Händler danach und lassen Sie sich beim Kauf die Einhaltung der gesetzlichen Vorschriften bestätigen.

Das MPG wurde entwickelt, um die bisher sehr unterschiedlichen Sicherheitsregelungen in Europa zu vereinheitlichen. Es hebt frühere Gesetze wie die Medizingeräteverordnung (MedGV) auf.

Medizinprodukte sind alle Instrumente, Apparate, Vorrichtungen, Stoffe oder andere Gegenstände, einschließlich der für ein einwandfreies Funktionieren des Medizinproduktes eingesetzten Software, die vom Hersteller zur Anwendung für Menschen zur Erkennung, Verhütung, Überwachung, Behandlung, Linderung oder Kompensierung von Krankheiten, Verletzungen oder Behinderungen vorgesehen ist.

Von der Binde, der Liege, dem Gymnastikball bis zum Elektrotherapie- oder Stimmfeldmessgerät, alle Geräte in einer Therapiepraxis sind qua definitionem Medizinprodukte. Die am 1. Juli 2007 in Kraft getretene Neufassung des MPG betont, dass auch Geräte, die üblicherweise nicht in der Medizin benutzt werden, zum Beispiel Fitnessgeräte, dann unter das Gesetz fallen, wenn sie zur Diagnostik oder Therapie verwandt werden.

Für die praktische Umsetzung des MPG wurde die **Medizinprodukte-Betreiberverordnung** (MPBetreibV) erlassen.

Der Betreiber oder Anwender eines Medizinproduktes muss darauf achten, dass

1. das Gerät nur seiner Zweckbestimmung entsprechend betrieben wird.
2. die Betreibung und Anwendung nur durch Personen geschieht, die die dafür erforderliche Ausbildung oder Kenntnis und Erfahrung haben.
3. der ordnungsgemäße und funktionsfähige Zustand gewährleistet ist. Gebrauchsanweisungen, Sicherheitsvorschriften und Instandhaltungshinweise müssen beachtet werden.
4. die Wartung nur durch ausgebildetes Fachpersonal durchgeführt wird.
5. die vom Hersteller festgelegten sicherheitstechnischen Kontrollen nur von Fachpersonal durchgeführt wird. Vorgeschriebene Fristen sind einzuhalten.

Sofern Sie einen Praxiskauf ins Auge fassen oder gebrauchte Behandlungsliegen kaufen wollen, ist besondere Vorsicht angezeigt. Achten Sie darauf, dass der Hubmechanismus von elektrisch höhenverstellbaren Liegen nicht versehentlich in Betrieb genommen werden kann. Um diese Gefahr auszuschließen, müssen Schutzvorrichtungen vorhanden sein. Fragen Sie den

Hersteller oder Produktanbieter nach Nachrüstmöglichkeiten. In der Vergangenheit kam es immer wieder einmal zu Zwischenfällen. Zuletzt wurde ein Kind eingeklemmt und tödlich verletzt. Gleichgültig ob neue oder gebrauchte Bänke, alle müssen der Norm DIN EN 60601 in der aktuellen Version entsprechen.

Wenn Sie **Elektrotherapie** anbieten, muss besonders die Anlage 1 der MPBetreibV beachtet werden. Bei der Nutzung von Geräten, die elektrische Energie zur unmittelbaren Beeinflussung der Funktion von Nerven und/oder Muskeln anwenden sind besondere Vorschriften zu beachten:

1. Das Gerät muss vom Lieferanten oder Hersteller einer Funktionsprüfung unterzogen worden sein, eine Ersteinweisung muss stattfinden und die Anwendung darf nur durch eingewiesenes Personal erfolgen, das gleichzeitig über die erforderliche Kenntnis verfügt.
2. Sicherheitstechnische Kontrollen sind auf der Grundlage der Herstellerangaben durchzuführen.
3. Ein **Medizinproduktebuch** ist zu führen mit folgenden Angaben: Bezeichnung und sonstige Angaben zur Identifikation des Gerätes, Beleg über Funktionsprüfung und Einweisung, Zeitpunkt und Namen der eingewiesenen Personen, Fristen, Datum und Ergebnis sicherheitstechnischer Kontrollen mit Angabe der Firma, welche die Untersuchungen durchgeführt hat. Datum, Art und Folgen von Funktionsstörungen und Vermerke über Meldungen von Vorkommnissen an Behörden oder Hersteller.
4. Zusätzlich müssen alle Geräte in ein **Bestandsverzeichnis** aufgenommen werden.

Darauf müssen Sie achten: Alle Medizinprodukte müssen das CE-Kennzeichen führen.

7.2 Arbeitsschutz und Arbeitsstättenverordnung

Sobald Sie nicht mehr alleine arbeiten, müssen Sie bei der Einrichtung und Ausstattung Ihrer Praxisräume die gesetzlichen Bestimmungen beachten, die zum Schutz der Arbeitnehmer erlassen wurden. Da jeder Praxisinhaber wenigstens einmal eine Vertretung oder eine Reinigungskraft o. ä. beschäftigen wird, sollten diese Bestimmungen von vornherein in die Planung mit einbezogen werden.

2004 hat die Bundesregierung die Arbeitsstättenverordnung erheblich entrümpelt und vereinfacht. Bei den Anforderungen an Raumgrößen und Toiletten ging die alte Verordnung teilweise über die von den Kassen geforderten Zulassungsbedingungen hinaus. Trotz der Vereinfachung müssen einige Dinge beachtet werden, wenn auch die Anforderungen oftmals große Spielräume lassen. Ein beim Bundesarbeitsministerium angesiedelter Ausschuss soll in den kommenden Jahren für die einzelnen Branchen konkrete Bestimmungen erlassen. Für Heilmittelpraxen gibt es bisher keine speziellen Vorgaben. Grundsätzlich müssen Arbeitsstätten so beschaffen sein, dass Mitarbeiter nicht in ihrer Gesundheit und Sicherheit gefährdet sind. Die Räume müssen sich in einem hygienisch einwandfreien Zustand befinden.

1. Abhängig von der Größe der Räume und der Anzahl der Mitarbeiter muss eine ausreichende Zahl von Feuerlöscheinrichtungen vorhanden sein. Genaue Angaben fehlen. Ein Feuerlöscher in der Praxis sollte genügen.
2. Verkehrswege, Fluchtwege und Notausgänge müssen ständig freigehalten werden, damit sie jederzeit benutzt werden können.
3. Bei mehr als zehn Mitarbeitern muss ein Pausenraum vorhanden sein, wenn kein anderer Raum zur Erholung zur Verfügung steht. In einer Therapiepraxis kann das auch ein Behandlungsraum sein. Ein Raum mit Matten und Liegen dient unzweifelhaft der Erholung.
4. Sollen die Mitarbeiter Arbeitskleidung tragen, muss ein Umkleideraum existieren. Das kann natürlich auch ein Badezimmer o. ä. sein.
5. Wenn Männer und Frauen beschäftigt werden, müssen Umkleideräume und Toiletten getrennt nutzbar sein.
6. Ein Verbandskasten muss vorhanden und leicht zugänglich sein. Die Vollständigkeit und Verwendungsfähigkeit muss regelmäßig überprüft werden.

Unfallverhütung, Arbeitssicherheit, Betriebsarzt

Die Berufsgenossenschaft für Gesundheitsdienst und Wohlfahrtspflege (BGW) schreibt vor, dass auch Praxen für Physiotherapie, Ergotherapie und Logopädie ihren Betrieb von Sicherheitsfachkräften überprüfen und die Mitarbeiter arbeitsmedizinisch untersuchen lassen müssen. Diese Verpflichtung beginnt mit der Einstellung des ersten Beschäftigten (auch Mini-Jobber) und ergibt sich aus dem Arbeitssicherheitsgesetz (ASiG). Grundsätzlich orientiert sich der Betreuungsaufwand an der Betriebsgröße. Die im Oktober 2005 geänderte Unfallverhütungsvorschrift BGV A2 bringt für Praxen mit weniger als zehn Mitarbeitern einige Erleichterungen. In diesem Fall kann zwischen drei Varianten gewählt werden: Grund- und anlassbezogene Betreuung, Regelbetreuung oder Alternativbetreuung. Betriebe mit bis zu 50 Beschäftigten können sich für die Regel- oder die Alternativbetreuung entscheiden. Für größere Unternehmen gibt es lediglich die Regelbetreuung. Bei der Bemessung der Betriebsgröße werden Teilzeitkräfte mit bis zu 20 Wochenstunden mit 0,5 und mit einer Arbeitszeit zwischen 20 und 30 Stunden mit 0,75 berechnet. Alle Mitarbeiter sind »betreuungspflichtig«, auch Aushilfen, Mini-Jobber, Rezeptions- und Reinigungskräfte sowie eventuell mitarbeitende Familienangehörige.

Grund- und anlassbezogene Betreuung

Der Praxisinhaber beauftragt einen Betriebsarzt oder eine Fachkraft für Arbeitssicherheit und erstellt gemeinsam mit dem Experten eine Gefährdungsbeurteilung. Diese muss mindestens alle fünf Jahre wiederholt werden. Feste Einsatzzeiten des Arztes oder der Sicherheitsfachkraft sind nicht vorgeschrieben. Der Unternehmer kann bei Bedarf selbst festlegen, ob und wann er sich er sich einen Experten ins Haus holt. Diese Betreuungsform ist für kleine Praxen die empfehlenswerte Variante. Wer sich dafür entscheidet, muss lediglich eine formlose Erklärung bei der BGW einreichen.

Regelbetreuung

Wählen Sie diese Betreuungsform müssen Sie einen Betriebsarzt und eine Fachkraft für Arbeitssicherheit beauftragen, jeweils 25 Minuten pro Mitarbeiter und Jahr Ihren Betrieb aufzusuchen. Für die Berechnung maßgeblich sind die »Köpfe«, auch teilzeitbeschäftigte Angestellte werden dabei uneingeschränkt mitgezählt. Praxen mit bis zu 20 Mitarbeitern können die Einsatzzeiten über einen Zeitraum von maximal drei Jahren ansammeln. Der Besuch der Experten dauert dann eben dreimal länger. Fazit: Nicht empfehlenswert.

Alternativbetreuung
Hier hat der Unternehmer das Heft selbst in der Hand. Er allein beurteilt die Gefährdungslage und entscheidet, ob überhaupt oder wie oft ein Betriebsarzt oder eine Fachkraft für Arbeitssicherheit den Betrieb zusätzlich betreut. Voraussetzung dabei ist aber, dass der Chef einschlägige Fortbildungsseminare besucht und dies auch der BGW nachweist. Gleichzeitig müssen Unterlagen zur Gefährdungsbeurteilung eingereicht und jeder Kontakt mit Experten belegt werden. Bislang wird diese Variante nur Ärzten, Apothekern und Friseuren angeboten. Eine Ausweitung auf Heilmittelpraxen ist jedoch zu erwarten. Wann auch immer diese Möglichkeit den Therapeuten offen stehen sollte, empfehlenswert ist sie nicht.

Fazit
Die Mitarbeiter jedenfalls müssen immer über die beauftragten Fachkräfte informiert werden.

Dienstleistungsunternehmen, beispielsweise die Technischen Überwachungsvereine (TÜV), bieten die geforderten Untersuchungen und Überprüfungen aus einer Hand. Man sollte bei der Auswahl darauf achten, dass der Anbieter über die nötige Fachkunde verfügt und er auf der Basis der jeweils aktuellen Unfallverhütungsvorschriften der BGW arbeitet. Es empfiehlt sich, den Betrieb nach Referenzen zu fragen. Auch Preisvergleiche sollte man anstellen, die Angebote der einzelnen Anbieter sind sehr unterschiedlich.

Auf Grundlage der BGW-Richtlinie zu »biologischen Arbeitsstoffen im Gesundheitswesen« ist für Physiotherapiepraxen eine Toilette vorgeschrieben, die ausschließlich von Mitarbeitern genutzt werden kann. Im eher unwahrscheinlichen Fall einer Nachfrage sollten Sie diese Möglichkeit bestätigen. Für Logopäden und Ergotherapeuten gilt die Regelung nicht.

Datenschutzbeauftragter

Der Praxisunternehmer muss sich auch um die sichere Verarbeitung personenbezogener Daten kümmern und zwar immer dann, wenn Daten automatisiert erhoben werden. In diesem Falle muss ein Datenschutzbeauftragter bestellt werden. Die im Bundesdatenschutzgesetz niedergelegten Bestimmungen gelten grundsätzlich auch für Heilmittelpraxen, die ja regelmäßig die Daten ihrer Patienten verarbeiten. Faktisch jedoch hat das Gesetz für Therapeuten keine Bedeutung. Vorgeschrieben ist die

Bestellung eines **Datenschutzbeauftragten** nur dann, wenn mehr als neun Personen ständig mit der automatisierten Verarbeitung von Daten beschäftigt sind. In aller Regel sind das in den Praxen von Physiotherapeuten und anderen Heilmittelberufen allenfalls die Rezeptionskräfte und der Praxisbesitzer.

Aushangpflichtige Gesetze

Sobald Sie Mitarbeiter beschäftigen müssen Sie alle Arbeitnehmerschutzgesetze parat haben. Sie müssen nicht unbedingt aufgehängt werden. Es reicht, wenn sie für alle Beschäftigten zugänglich sind und jeder weiß, wo sie sich befinden. Diese Gesetze und Vorschriften müssen zur Einsicht vorhanden sein:

- Arbeitsstättenverordnung
- Allgemeines Gleichbehandlungsgesetz
- Arbeitszeitgesetz
- Mutterschutzgesetz
- Unfallverhütungsvorschriften der BGW

Die Gesetze finden Sie unter dem am Ende dieses Kapitels angegebenen Internetcode. Dort können sie heruntergeladen und ausgedruckt werden.

Internetcode: 227736

Rufen Sie im Internet die Seite **http://www.physio.de/internetcode/** auf und geben Sie den o.a. Internetcode ein. Sie erhalten dort weitere Informationen zu folgenden Themen:

- Firmenverzeichnis für Produkte für die Physiotherapie
- Medizinproduktegesetz
- Medizinprodukte-Betreiberverordnung
- Arbeitsschutzgesetze und die Arbeitsstättenverordnung
- Allgemeines Gleichbehandlungsgesetz
- Arbeitszeitgesetz
- Mutterschutzgesetz
- Bundesdatenschutzgesetz
- Tipps zu Feuerlöschern
- Unfallverhütung, Arbeitssicherheit, Betriebsarzt
- Aktualisierungen

Kapitel 8
Versicherungen

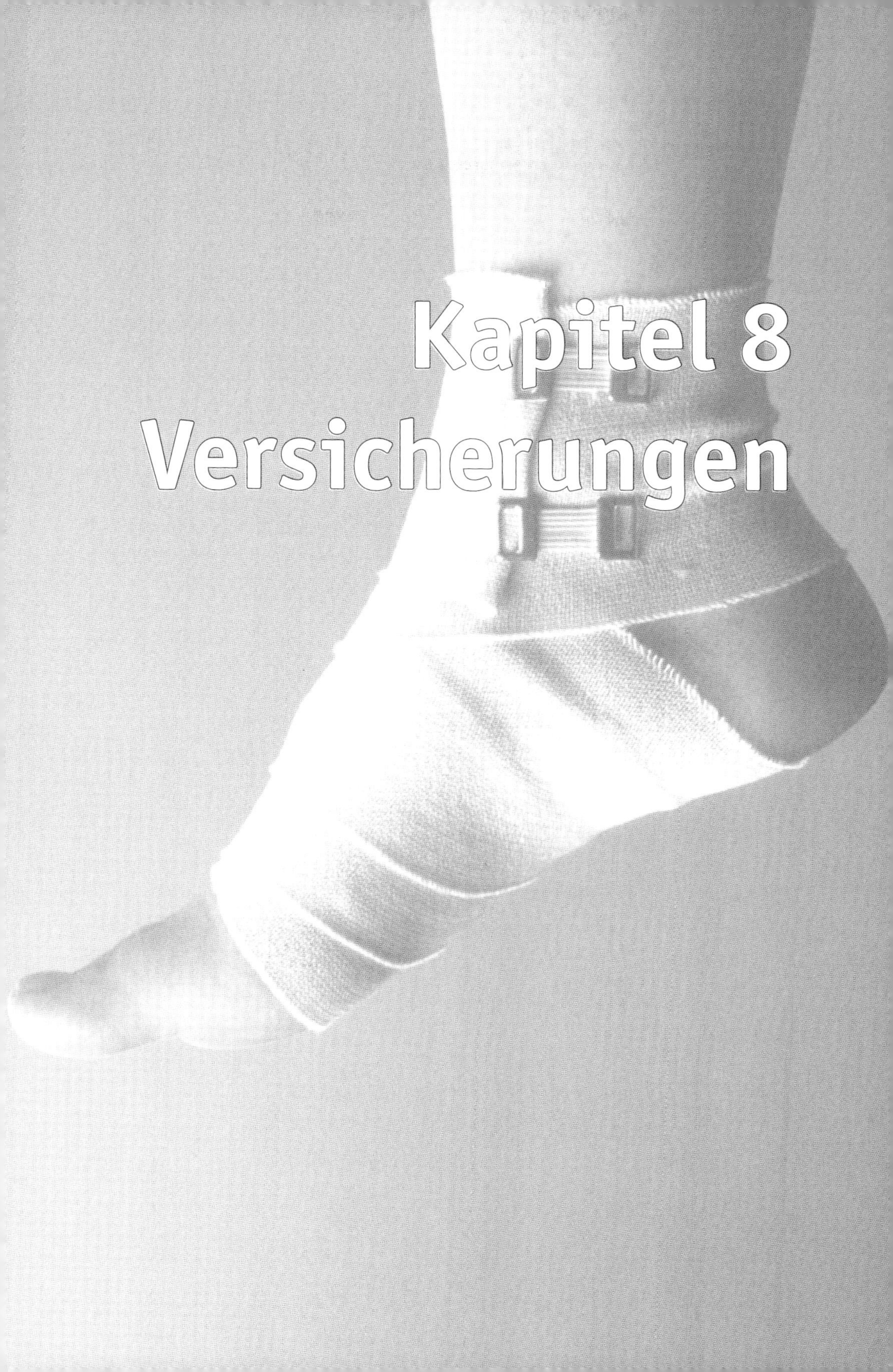

KAPITEL 8: Versicherungen

Gegen alle Unbill des Lebens können Sie sich versichern. Es gibt Versicherungen, die Sie abschließen müssen, weil sie durch Gesetze, Verordnungen oder Verträge vorgeschrieben sind. Andere Versicherungen sind unbedingt zu empfehlen. Viele Versicherungen allerdings sind unnütz und im Wesentlichen dazu da, den Versicherungsunternehmen Geld in die Kassen zu spülen.

8.1 Gesetzlich vorgeschriebene Versicherungen

Krankenversicherung

Seit dem 1. April 2007 (GKV-Wettbewerbsstärkungsgesetz) ist auch die Krankenversicherung eine Pflichtversicherung. Selbstständige können allerdings wählen, ob sie sich gesetzlich oder privat versichern. Wer bisher nicht versichert war, muss von seinem früheren Versicherungsunternehmen wieder aufgenommen werden.

Gesetzlich oder privat versichern? Allgemeingültig lässt sich diese Frage nicht beantworten. Welche Variante für Sie sinnvoll ist, hängt von Ihrer persönlichen Situation ab. Hier deshalb die entscheidenden **Unterschiede**:

Krankenversicherung

Gesetzliche	Private
Familienmitglieder sind mitversichert.	Keine Mitversicherung von Familienangehörigen. Für jedes Familienmitglied muss ein einzelner Vertrag geschlossen werden
Keine Risikoaufschläge oder Leistungszuschüsse werden verlangt. Der Gesetzgeber kann Leistungen ausschließen. Brillen und rezeptfreie Medikamente werden seit 1. Januar 2004 in der Regel nicht mehr bezahlt.	Risikozuschläge für Vorerkrankungen. Der Versicherungsschutz kann individuell gestaltet werden, Leistungen können ausgeschlossen oder Selbstbeteiligungen festgelegt werden.
Zahlung häuslicher Krankenpflege und Behandlung in Kureinrichtungen im Beitrag eingeschlossen.	Zusätzliche Leistungen wie ambulante Kuren müssen vereinbart werden.
Zahlung von Krankengeld muss bei freiwilliger Versicherung zusätzlich beantragt werden. Mit Wirkung vom 1. Januar 2009 entfällt der Anspruch darauf. Es muss eine separate Krankengeldversicherung abgeschlossen werden. Diese Regelung entfällt am 1. August 2009 rückwirkend zum 1. Januar 2009. (Stand Februar 2009).	Zahlung von Krankengeld muss zusätzlich vereinbart werden.
Beitrag richtet sich nach dem Einkommen und nicht nach den Leistungen der Kasse.	Beitrag leistungsbezogen unabhängig vom Einkommen.
Wahltarife bieten die Möglichkeit, Selbstbeteiligungen zu vereinbaren.	Selbstbeteiligung in unterschiedlicher Höhe möglich.
Keine Beitragsrückerstattung im Regelfall. Rückerstattungen können im Rahmen von Wahltarifen vereinbart werden. Bonusleistungen für die Inanspruchnahme von Präventions- und Fitnesskursen etwa. Es gibt Sachprämien oder Zuzahlungsnachlässe.	In der Regel Beitragsrückerstattung bei Nichtinanspruchnahme während eines Kalenderjahres.

Krankenversicherung	
Gesetzliche	**Private**
Behandlung ausschließlich bei Kassenärzten und unter Umständen begrenzt durch Richtgrößen, Budgets oder andere gesetzliche Vorgaben.	Behandlung auch bei Ärzten ohne Kassenzulassung, auch Krankenhausärzten, möglich. Behandlungskosten nicht begrenzt durch Richtgrößen, Budgets o. ä.
Keine Übernahme von Heilpraktikerkosten. Zusatzversicherungen bei manchen Kassen möglich.	Heilpraktikerbehandlung in der Regel möglich.
Regelleistungen im Krankenhaus.	Krankenhausbehandlung: Ein- oder Zweibettzimmer, Behandlung durch den Chefarzt.
Zuzahlungen für Heil- und Hilfsmittel, Arzneimittel, Arztbesuch, häusliche Krankenpflege Teilweise Zuzahlungsbefreiung möglich, z. B. bei Beteiligung an strukturierten Behandlungsprogrammen oder Hausarztmodellen.	Keine besonderen Zuzahlungen
Versicherungsschutz auf Europa begrenzt	Versicherungsschutz in der Regel weltweit

TIPP: Wenn Sie für die Versorgung von Familienangehörigen zuständig sind und/oder wesentliche Vorerkrankungen haben, ist es meist günstiger, bei der gesetzlichen Krankenversicherung zu bleiben.

Die am 1. April 2007 in Kraft getretene Gesundheitsreform (GKV-Wettbewerbsstärkungsgesetz) hat die Position der Gesetzlichen gegenüber der Privaten Krankenversicherung gestärkt. Mit Wahltarif-Angeboten mit Selbstbeteiligung, Kostenerstattung oder Beitragsrückzahlung bei Nichtinanspruchnahme von Leistungen können die Gesetzlichen ihren Versicherten einige Vorteile der Privaten bieten. Durch Kooperationen mit privaten Versicherern sind Zusatzversicherungen möglich. Das so ausgestattete GKV-Mitglied ist damit einem Privatversicherten nahezu gleich gestellt. Gleichzeitig müssen die privaten Unternehmen einen Standardtarif (ab 2009 Basistarif) anbieten. Die Leistungen entsprechen dabei denen der GKV und die Beiträge dürfen nicht höher sein als der GKV-Höchstsatz.

Das Beitragssystem der GKV wurde zum Jahresbeginn 2009 umgestellt. Mit Einführung des Gesundheitsfonds zahlen alle gesetzlich Versicherten den gleichen Beitragssatz, der wie bei der Renten- und Arbeitslosenversicherung von der Bundesregierung festgelegt wird. 15,5 Prozent beträgt der Einheitssatz derzeit. Ab dem 1. Juli 2009 sinkt der Satz auf 14,9 Prozent. Die Entlastung um 0,6 Prozent ist Teil des Konjunkturpakets II der Bundesregierung.

Wenn Sie sich für eine private Krankenversicherung entscheiden, sollten Sie beachten, dass dies in der Regel eine endgültige Entscheidung ist. Nur wenn Sie eines Tages wieder angestellt arbeiten oder arbeitslos werden sollten, kommen Sie in die gesetzliche Versicherung zurück. Sind Sie dann aber über 55 Jahre alt, gibt es keinen Rückweg mehr.

Sind Sie gesetzlich versichert, haben Sie die Möglichkeit, **private Zusatzversicherungen** abzuschließen. Sie können eine Krankentagegeldversicherung oder eine zusätzliche Versicherung für die Behandlung im Krankenhaus vereinbaren, diese übernimmt dann die Kosten für die Unterbringung in einem Ein- oder Zweibettzimmer oder die Chefarztbehandlung.

Pflegeversicherung

Diese Versicherung ist seit 1995 für alle Krankenversicherte Pflicht, gleichgültig ob privat oder gesetzlich versichert. Die Beiträge werden zusammen mit den Krankenversicherungsbeiträgen erhoben. Für gesetzlich Krankenversicherte beträgt der Beitragssatz seit dem 1. Juli 2008 1,95 Prozent. Kinderlose müssen seit dem 1. Januar 2005 einen Aufschlag von 0,25 Prozentpunkten bezahlen.

Unfallversicherung

Die Mitgliedschaft in der Berufsgenossenschaft für Gesundheitsdienst und Wohlfahrtspflege (BGW) ist obligatorisch (siehe dazu auch das Kapitel »Anmeldungen« S. 141). Versichert sind Sie und Ihre Mitarbeiter gegen Berufs- und Wegeunfälle und die Folgen von Berufskrankheiten. Die Beitragshöhe wird einmal jährlich nachträglich von der BGW ermittelt. Dazu verschickt die Berufsgenossenschaft einen Fragebogen, der spätestens zum 11. Februar des Folgejahres ausgefüllt eingereicht werden muss. Seit 2007 kann das Formular auch online bearbeitet werden.

Dort sind Angaben über die Zahl der Mitarbeiter und die Höhe der Gehälter zu machen. Nach einem umständlichen Schlüssel berechnet sich der Jahresbeitrag. Jede Branche wird einer Gefahrklasse zugeordnet. Für Physiotherapeuten, Logopäden und Ergotherapeuten gilt die Klasse 3,3. Die Tätigkeit von Masseuren und medizinischen Bademeistern schätzt die BGW weitaus riskanter ein, sie finden sich in der Klasse 6,5. Für alle Versicherten und Berufe wird im Folgejahr ein jährlich wechselnder Beitragsfuß festgelegt. Für das Umlagejahr 2007 beträgt dieser Satz 2,10. Im April 2009 beschließt die BGW den Beitragsfuß für 2008. Mit diesen Größen wird der Beitrag errechnet.

Beispiel: Die Bruttogehaltssumme von 53.000 € für zwei Mitarbeiter wird mit 3,3 (Gefahrklasse) und 2,10 (Beitragsfuß) multipliziert. Das Ergebnis dividiert man durch 1.000. Heraus kommt ein Jahresbeitrag von 367,29 €.

Zusätzlich müssen sogenannte »Fremdumlagen« bezahlt werden. Das ist einmal der Insolvenzbeitrag, den die Berufsgenossenschaften für die Arbeitsagenturen einziehen. Mit dem Geld werden Arbeitnehmer im Falle einer drohenden Insolvenz ihres Betriebes für drei Monate vor Insolvenzeröffnung mit »Lohnersatz« unterstützt. Für 1.000 € Gehaltssumme müssen 0,96 € Beitrag (für 2007) geleistet werden. In unserem obigen Beispiel fällt demnach ein Jahresbeitrag von 50,88 € an. Eine weitere Fremdumlage wird als Unterstützungsleistung für finanzschwache BGs erhoben. Die Berufsgenossenschaften der Bergbauer, Binnenschiffer und Bauberufe beispielsweise kommen in den Genuss dieses »Lastenausgleiches«. Unsere Beispielpraxis braucht sich nicht daran zu beteiligen, es gilt ein Freibetrag von 176.500 €. Nur darüber hinausgehende Gehaltssummen werden mit einem Beitrag von 1,27 € für jeweils 1.000 € Bruttogehalt belastet. Die Insolvenzumlage wird seit dem 1. Januar 2009 nicht mehr von der BG eingezogen. Diese muss jetzt zusammen mit den Gesamtsozialversicherungsbeiträgen an die Krankenkassen bezahlt werden.

Für Unternehmer gelten einkommensunabhängige feste Versicherungssummen, die frei gewählt werden können. Die jährlichen Mindestsummen betragen 18.000 € im Westen und 16.000 € im Osten. Wer möchte, kann sich freiwillig bis zum Höchstbetrag von 72.000 € versichern (Stand Februar 2009). Entscheidet man sich für die Mindestsumme, muss ein Jahresbeitrag von 124,74 € in den westlichen oder 110,88 € in den östlichen Bundesländern entrichtet werden. Die Versicherungssumme kann jederzeit verändert werden.

Rentenversicherung

Wie im Kapitel »Anmeldungen« (S. 141) beschrieben, sind Sie als selbstständiger Physiotherapeut und Ergotherapeut bei der Deutschen Rentenversicherung (DRV) (früher: Bundesversicherungsanstalt für Angestellte – BfA) rentenversicherungspflichtig, solange Sie überwiegend auf der Grundlage ärztlicher Verordnungen tätig sind und keine Mitarbeiter beschäftigen, die oberhalb der Geringfügigkeitsgrenze von 400 € (Mini-Jobs) liegen. Auch die Beschäftigung von zwei Mini-Jobbern, die zusammen über 400 € Gehalt bekommen, ist für die Befreiung von der Versicherungspflicht ausreichend. Selbstständige Logopäden unterliegen nicht der Rentenversicherungspflicht. Versicherungspflichtige müssen den Regelbeitrag bezahlen. Um diesen zu bestimmen, legt die DRV ein durchschnittliches Monatseinkommen als »Bezugsgröße« fest. 2.520 € sind das z. Zt. im Westen und 2.135 € im Osten. Selbstständige müssen 19,9 Prozent davon als Rentenversicherungsbeitrag bezahlen. 501,48 € sind es in den alten und 424,87 € in den neuen Bundesländern. Die Bezugsgrößen werden für jedes Kalenderjahr neu festgelegt. Die obigen Zahlen sind die Werte für 2009.

Als Existenzgründer können Sie allerdings den Antrag stellen, für einen Zeitraum von drei Jahren nach der erstmaligen Aufnahme einer selbstständigen Tätigkeit einen reduzierten Beitrag zu leisten. Sie müssen dann nur die Hälfte des Regelbeitrages bezahlen: 250,74 € (West), 212,43 € (Ost). Wer keine Mitarbeiter beschäftigt, auch keine Minijobber, kann sich für die ersten drei Jahre nach Existenzgründung vollständig befreien lassen.

Ist der monatliche Gewinn aus Ihrer selbstständigen Tätigkeit niedriger als die Bezugsgrößen von 2.520 € (West) oder 2.135 € (Ost) müssen Sie nicht den Regelbeitrag zahlen, sondern können Ihr tatsächlich erzieltes Einkommen ansetzen. Dies müssen Sie durch einen Einkommensteuerbescheid oder eine Bescheinigung Ihres Finanzamts nachweisen.

Der Beitrag muss spätestens am drittletzten Bankarbeitstag des laufenden Monats unter Angabe Ihrer Versicherungsnummer an die DRV überwiesen werden. Die Versicherungsnummer bleibt die gleiche, die Sie auch schon als Angestellter hatten.

Spätestens drei Monate nach Aufnahme der selbstständigen Tätigkeit müssen Sie sich bei der DRV melden. Wer die Meldepflicht versäumt, muss mit einem Bußgeld rechnen. Die Zusammenarbeit der verschiedenen Ämter und Behörden wird zunehmend ausgebaut. So sind beispielsweise die Finanzämter verpflichtet, auf Anfragen der Rentenversicherung Daten zur Feststellung der Rentenversicherungspflicht zu übermitteln.

Die Frage, ob eine Mitgliedschaft in der DRV sinnvoll ist, muss individuell beurteilt werden. Bedenken sollten Sie allerdings, dass eine spätere Rentenzahlung nur erfolgen wird, wenn Sie eine Mindestversicherungszeit von fünf Jahren vorweisen können. Dazu zählen natürlich die Angestelltenzeiten, aber auch Zeiten von Arbeitsunfähigkeit wegen Krankheit, Schwangerschaft, Mutterschaft, Kindererziehungszeiten (ein Jahr für Geburten vor 1992, drei Jahre für Geburten ab 1992), Arbeitslosigkeit, Zivil- oder Wehrdienst. Schulbesuch und das Studium an einer Universität oder Fachhochschule ab dem 17. Lebensjahr werden für drei Jahre angerechnet. Zusätzlich kann man die Fachschulausbildung ansetzen. Wenn Sie einen Ausstieg aus der Rentenversicherung erwägen, sollten Sie deshalb nachrechnen, ob Ihre bisherige Beitragszeit über fünf Jahren liegt. So müssen Sie vielleicht nur einige Monate in die Versicherung einzahlen, um einen, wenn auch kleinen, Rentenanspruch zu wahren.

Mit einem unabhängigen Versicherungsberater können Sie besprechen, ob eine dauerhafte Zahlung von Beiträgen an die DRV für Sie sinnvoll ist. Alternative Möglichkeiten sind Lebensversicherungen, private Rentenversicherungen oder Fondssparpläne. Entscheiden Sie sich beispielsweise für eine Rentenversicherung nach dem »Rürup«-Modell können die Beitragszahlungen steuerlich geltend gemacht werden. Im Regelfall sind die Leistungen, die Sie dort für Ihre eingezahlten Beiträge erhalten, deutlich besser als die Rentenzahlungen der gesetzlichen Rentenversicherung. Auch wenn Sie sich für die DRV entscheiden, sollten Sie eine zusätzliche private Absicherung in Erwägung ziehen. Die Zukunft der gesetzlichen Renten ist zumindest ungewiss.

Die Frage der Versicherungspflicht für selbstständige Physiotherapeuten war in der Vergangenheit immer wieder einmal Gegenstand gerichtlicher Auseinandersetzungen. Das Bundessozialgericht hat in allen Fällen die Versicherungspflicht bestätigt.

Realistisch betrachtet ist das Problem Pflichtversicherung allerdings so bedeutend nicht. Schon mit der Beschäftigung einer Putzkraft für beispielsweise 190 € im Monat und dem Einsatz Ihres Partners für Abrechnungs- und Verwaltungstätigkeiten für 220 € kommen Sie auf eine monatliche Gehaltssumme von mehr als 400 €, was für eine Befreiung ausreicht. Diese passiert jedoch nicht automatisch, sie muss beantragt werden.

Berufshaftpflichtversicherung

Auch diese Versicherung müssen Sie abschließen (siehe auch unter »Zulassung« S. 62). Daneben gehört sie aber auch zu den wirklich wichtigen Versicherungen. Ob der Patient von der Bank fällt oder Sie beim Hausbesuch versehentlich die alte chinesische Vase vom Tisch fegen, die Haftpflichtversicherung übernimmt entsprechende Ansprüche gegen Sie. Sie haften auch für Missgeschicke Ihrer Mitarbeiter. Vergessen Sie also nicht, jeden neuen Mitarbeiter der Versicherung zu melden. Die Versicherung übernimmt auch eventuelle Rechtskosten, die aus Haftpflichtfällen entstehen können.

Eine bestimmte Versicherungssumme ist nicht vorgeschrieben. Ausreichend sind 2 Millionen € für Personen- und Sachschäden und 100.000 € für Vermögensschäden.

Im Zuge der Emanzipation der Therapieberufe (siehe dazu auch das Kapitel: »Therapie ohne ärztliche Verordnung«) ist es ratsam, auch die Haftpflichtfolgen aus Leistungen ohne ärztliche Verordnung zu versichern.

Es empfiehlt sich, die Berufshaftpflichtversicherung mit einer Absicherung privater Haftpflichtfälle zu verbinden. Dies ist bei vielen Versicherungen ohne Aufpreis oder nur für einen geringen Beitrag möglich.

8.2 Sonstige Versicherungen

Betriebsversicherung

Es gibt Versicherungspakete, die die Risiken Einbruchdiebstahl, Feuer, Leitungswasser, Sturm zum Inhalt haben. Diese Versicherung sollten Sie unbedingt abschließen und darauf achten, dass eine Betriebsunterbrechungsversicherung eingeschlossen ist. Sie deckt den Umsatzausfall, wenn Ihre Praxis z. B. wegen eines Brandes zeitweilig geschlossen werden muss. So können Sie weiter die Gehälter Ihrer Mitarbeiter bezahlen und alle anderen Kosten bestreiten. Achten Sie darauf, dass die Versicherung auch Elektronikgeräte wie Computer, Drucker, Telefon oder Telefax mit einschließt.

Rechtsschutzversicherung

Eine betriebliche Rechtsschutzversicherung lohnt sich im Regelfall nicht. Die Prämien sind so hoch, dass sie in keinem vernünftigen Verhältnis zu den üblichen rechtlichen Risiken einer therapeutischen Praxis stehen.

Berufsunfähigkeitsversicherung

Wer Rentenversicherungsbeiträge an die DRV bezahlt und nach 1960 geboren wurde, bekommt seit der am 1.Januar 2001 in Kraft getretenen Rentenreform im Falle einer Berufsunfähigkeit (BU) fast nichts mehr. Ältere DRV-Versicherte erhalten nur noch halb so viel wie vor dem Stichtag. Sollten Sie wegen Krankheit oder eines Unfalls nicht mehr als Therapeut arbeiten können, können Sie verpflichtet werden, nun in einem ganz anderen Beruf tätig zu werden, auch wenn dies nicht Ihrer bisherigen »Lebensstellung« entspricht.

Es empfiehlt sich also in jedem Fall, eine Berufsunfähigkeitsversicherung abzuschließen. Beachten Sie, dass Versicherungsgesellschaften gerne ein »Verweisungsrecht« in ihren Verträgen verstecken. Die Gesellschaft hat im Versicherungsfall dann das Recht, Ihnen eine andere Tätigkeit zuzuweisen. Sie muss nur im weitesten Sinne dem ausgeübten Beruf ähnlich sein. So könnte die Versicherung beispielsweise einen Sachbearbeiter-Job bei einer Krankenkasse oder als Telefonist in einer Klinik als angemessen bestimmen. Ob Sie dort jemals einen Arbeitsplatz bekommen, spielt dabei keine Rolle. Fragen Sie deshalb Ihren Versicherungsvertreter danach und streichen Sie einen entsprechenden Passus im Versicherungsantrag.

Bestehen sollte man auch auf einer Nachversicherungsgarantie. So können die vereinbarten Leistungen ohne neuerliche Gesundheitsprüfung aufgestockt werden, wenn sich die persönliche Situation ändert, beispielsweise ein Partner oder Kinder mitversorgt werden müssen, Wohneigentum abgezahlt werden muss, oder sich schlicht der Lebensstandard erhöht. Auch auf einen weltweiten Versicherungsschutz sollten Sie achten.

Zudem ist der Verzicht auf die befristete Anerkenntnis durch den Versicherer zu empfehlen, d.h. das Versicherungsunternehmen sollte seine Leistungszusage im Versicherungsfall unbefristet geben. Sonst müsste ständig nachgewiesen werden, dass man noch berufsunfähig ist.

Der Zeitraum zur Feststellung einer Berufsunfähigkeit sollte auf sechs Monate begrenzt sein.

Planen Sie, eine Lebensversicherung abzuschließen, ist die zusätzliche Versicherung gegen Berufsunfähigkeit oft günstiger, als bei Abschluss eines separaten Vertrages.

Wie bei vielen Versicherungen, schwanken Beitrag und Leistung je nach Versicherungsunternehmen erheblich. Ein genauer Vergleich lohnt sich also. Physiotherapeuten werden erstaunlicherweise in der höchsten Gefährdungsstufe eingeordnet zusammen mit den Betonbauern, Künstlern, Maurern und Maschinenschlossern.

Unter dem am Ende dieses Kapitels angegebenen Internetcode finden Sie die zehn besten BU-Versicherer, zusammengestellt von der Zeitschrift »Finanztest« (Ausgabe Mai 2008).

Arbeitslosenversicherung

Auch Selbstständige können arbeitslos werden. Doch das Scheitern ihres unternehmerischen Projektes mussten sie in der Vergangenheit ohne einen sozialen Schutz verkraften. Die Einführung der freiwilligen Arbeitslosenversicherung zum 1. Februar 2006 bietet Praxisbesitzern jetzt die Möglichkeit, sich gegen die finanziellen Folgen des Existenzverlustes zumindest ein Stück weit abzusichern.

Wer sich versichern möchte, muss jedoch einige Bedingungen erfüllen. Voraussetzung ist eine Arbeitszeit von mindestens 15 Wochenstunden. Freie Mitarbeiter, die nur wenige Stunden tätig sind, finden demnach keine Aufnahme. In einem Zeitraum von zwei Jahren vor Beginn der selbstständigen Tätigkeit muss man wenigstens zwölf Monate lang sozialversicherungspflichtig angestellt gewesen sein. Die Versicherungspflicht braucht allerdings nicht lückenlos bestanden zu haben. Berücksichtigt werden auch Zeiten von Arbeitslosigkeit. Zwischen dem Ende der Versicherungspflicht und dem Beginn der Selbstständigkeit darf maximal ein Monat liegen. Wer bereits am 1. Februar 2006 eine Praxis besaß, konnte von einer Übergangsregelung profitieren und bis zum 31. Dezember 2006 der Versicherung beitreten. Die großzügige Frist war jedoch nur denjenigen gegönnt, die nach dem 31. Dezember 2003 selbstständig wurden. Für »ältere« Praxisbesitzer oder freie Mitarbeiter lief die Antragsfrist bereits am 31. Mai 2006 ab. Seit dem 1. Januar 2007 können nur noch Neugründer der Versicherung beitreten.

Der Antrag auf die freiwillige Arbeitslosenversicherung wird bei der Arbeitsagentur am Wohnort gestellt. Die Beitragshöhe ist für alle Selbstständigen gleich. 25 Prozent der Bezugsgröße (2009: West: 2.520 €, Ost: 2.135 €) gelten als beitragspflichtige Einnahmen. Der Beitragssatz beträgt seit dem 1. Januar 2009 2,8 Prozent und soll bis mindestens Mitte 2010 unverändert bleiben. Demnach müssen in den westlichen Ländern 17,64 € jeden Monat bezahlt werden, im Osten sind es 14,95 €. Der Beitrag wurde seit Einführung der freiwilligen Arbeitslosenversicherung 2006 nahezu halbiert.

Anspruch auf volle Zahlung von Arbeitslosengeld besteht nach einer zwölfmonatigen Beitragszahlung. Die Höhe der Unterstützung richtet sich nach der Berufsqualifikation (ohne Ausbildung bis Hochschule) und ist zudem abhängig von der Steuerklasse und der Zahl der Kinder. Die möglichen (steuerfreien) Zahlungen für die Heilmittelberufe bewegen sich zwischen 762 und 1.300 € im Monat. Die Dauer des Arbeitslosengeldbezuges ist davon abhängig wie lange das Versicherungsverhältnis bestand. Nach 36 Monaten Beitragszahlung besteht Anspruch auf eine 18-monatige Zahlung. Versicherungspflichtzeiten aus früheren Angestelltenzeiten werden dabei mitgezählt. Außerdem übernimmt die Arbeitsagentur die Zahlungen für die Kranken-, Pflege- und Rentenversicherung. Um in den Genuss des Arbeitslosengeldes zu kommen, muss die Tätigkeit nicht komplett eingestellt werden. Wenn die selbstständige Arbeit weniger als 15 Stunden wöchentlich beträgt, gilt dies als Arbeitsmangel und die Unterstützung wird bezahlt. Bis zu 165 € im Monat dürfen hinzu verdient werden.

Arbeitlose Selbstständige die nach einem Scheitern ihres Unternehmens eine zweite Existenzgründung wagen und noch keine Gründungsförderung von der Arbeitsagentur bekommen haben, können dann einen Gründungszuschuss (siehe Seite 82) beantragen.

Fazit: Empfehlenswert. Ein relativ geringer Beitrag – abhängig Beschäftigte müssen deutlich mehr bezahlen – schafft zumindest eine Grundsicherung falls das Unternehmen schief gehen sollte.

Lebensversicherung – Altersvorsorge

Es gibt zwei unterschiedliche Versicherungsarten. Da ist einmal die **Risikolebensversicherung.** Diese ist eine reine Todesfallversicherung. Sie ist nur sinnvoll, wenn Sie Angehörige versorgen müssen. Allerdings wird sie auch oft als Sicherheit verlangt, wenn Sie einen Kredit beantragen.

Zum anderen gibt es die **Kapitallebensversicherung**. Dies ist eine Rentenversicherung, die den Todesfall mit absichert. Mit einer solchen Versicherung erwerben Sie Ansprüche auf eine vereinbarte Versicherungssumme, wobei diese nur eine Mindestleistung darstellt. Neben dem garantierten Zins von z. Zt. 2,25 Prozent (seit dem 1. Januar 2007 unverändert) kann sich der Betrag um die vom Versicherungsunternehmen erwirtschafteten Überschüsse erhöhen. Die tatsächlich später einmal ausbezahlte Summe ist vom Eintrittsalter abhängig und vom Zeitpunkt der Auszahlung. Da die Versicherungsunternehmen die Beiträge in Aktien und Anleihen investieren, ist der spätere Erfolg auch von der gesamtwirtschaftlichen Entwicklung abhängig. Der in der Versicherung eingeschlossene Todesfallschutz kann nach Bedarf vereinbart werden. Mit dieser Versicherung haben Sie die Möglichkeit, Ihre eigene Altersvorsorge mit dem Schutz Ihrer Angehörigen zu verbinden.

Sollten Sie allerdings vor Ende der Vertragslaufzeit Ihre Versicherung auflösen müssen oder wollen, ist dies nur mit deutlichen Abschlägen möglich. Gerade in den ersten Jahren wird ein nicht unerheblicher Anteil der Beiträge zur Deckung der Verwaltungskosten verwandt. Die Höhe der Rückkaufswerte ist bei den einzelnen Versicherern sehr unterschiedlich. Allzu kräftig zulangenden Versicherungsunternehmen hat der Bundesgerichtshof mit einer Entscheidung vom Oktober 2005 die rote Karte gezeigt. Bei vorzeitiger Kündigung einer Lebensversicherung muss eine Rückzahlung erfolgen, die in einem angemessenen Verhältnis zu den eingezahlten Prämien steht, urteilten die Karlsruher Richter.

Ein nicht uninteressanter Vorteil der Lebensversicherung ist am 1. Januar 2004 weggefallen. Das angesparte Kapital kann auch nach zwölfjähriger Laufzeit nicht mehr steuerfrei vereinnahmt werden.

Wenn Sie die Versicherung lediglich unter dem Aspekt der **Altersvorsorge** sehen und eine Versorgung von Angehörigen ausgeschlossen ist, kann auch eine **private Rentenversicherung** in Betracht gezogen werden. Der Vorteil hierbei ist, dass die Kosten, die das Versicherungsunternehmen für sich abzweigt geringer sind. Gehen Sie z. B. mit 65 Jahren in Rente ist nur der sogenannte Ertragsanteil zu versteuern, das sind 27 Prozent der Auszahlung. Auch hier ist nachteilig, dass Sie wie bei einer

Lebensversicherung ohne Abschläge vorher nicht so einfach an Ihr Geld herankommen. Zwei Altersvorsorge-Varianten werden vom Staat unterstützt. Da ist einmal die Riester-Rente, die jedoch im Regelfall nur für Angestellte in Frage kommt. Wer allerdings noch Pflichtbeiträge in die Deutsche Rentenversicherung einzahlt, darf auch als Selbstständiger »riestern«. Staatliche Zulagen unterstützen die monatlichen Zahlungen. Für alle anderen Selbstständigen gibt es die Rürup-Rente, oder auch Basis-Rente genannt. Bei diesem Modell fließen keine direkten Zuschüsse, die Beitragszahlungen werden durch Steuererleichterungen gefördert. 64 Prozent der Aufwendungen können 2007 steuerlich geltend gemacht werden. Der Steuerbonus steigt jedes Jahr um zwei Prozent, bis 2025 dann auf 100 Prozent. Maximal 12.000 € jährlich (Verheiratete 24.000 €) können von der Steuer abgesetzt werden. Auch die unterstützten Beiträge steigen, bis 2025 20.000 € (Verheiratete: 40.000 €) erreicht sind.

Andere Möglichkeiten der Altersvorsorge sind Immobilien, Aktien- oder Rentenfonds, Festgeldanlagen oder Ansparpläne bei Banken.

Bevor Sie eine Entscheidung über Ihre Altersvorsorge treffen empfiehlt es sich, einen unabhängigen Berater zu befragen.

Abgesehen von Versicherungen für Ihr Auto (darüber mehr im Kapitel »Auto« S. 238) brauchen Sie keine weiteren Versicherungen, auch wenn clevere Versicherungsvertreter Sie mit der Schilderung von Katastrophenszenarien in Angst und Schrecken versetzen sollten.

8.3 Allgemeine Grundsätze beim Abschluss von Versicherungen

Kombinationsversicherungen oder Versicherungspakete sind meist billiger als Einzelversicherungen, z. B. die Betriebsversicherung, die alle Risiken abdeckt oder die Kombination von Risikolebensversicherung und Berufsunfähigkeitsversicherung. Achten Sie aber auch darauf, dass in dem »Paket« nichts drinsteckt, was Sie nicht wirklich brauchen.

Verlassen Sie sich nicht auf mündliche Absprachen. Lassen Sie sich den Umfang der Versicherung, die Prämie (Beitrag) und den Deckungsschutz schriftlich bestätigen.

Schließen Sie Sachversicherungen wie z. B. die Betriebsversicherung immer nur für ein Jahr ab. So haben Sie die Möglichkeit, unkompliziert zu einem günstigeren Anbieter zu wechseln.

Beurteilen Sie eine Versicherung nicht nur nach dem Preis, auch der Umfang und die Qualität der Beratung sollte mit ins Kalkül gezogen werden. Während der Laufzeit der Versicherung sollten Sie bei evtl. Schadensfällen Ihre Versicherung danach bewerten, wie schnell und unbürokratisch Ihnen geholfen wurde.

Vermeiden Sie Unterversicherung. Besonders bei der Betriebsversicherung könnte das im Schadensfall fatale Folgen haben. Bei der Berechnung Ihres Inventars müssen Sie den Wiederanschaffungswert zu Grunde legen. Überversicherungen sind unsinnig, ganz abgesehen von den Mehrkosten für die Beiträge, zahlt Ihnen die Gesellschaft im Schadensfall trotzdem nur den wirklich entstandenen Schaden.

Bevor Sie einen Vertrag unterschreiben, lesen Sie ihn sorgfältig durch (auch das Kleingedruckte) und lassen Sie sich unklare Formulierungen erklären.

Überprüfen Sie einmal im Jahr Ihren Bestand an Versicherungen. Achten Sie auf eventuelle Unterversicherungen und vergleichen Sie, ob es nicht vielleicht inzwischen günstigere Angebote gibt. Am 1. Januar 2008 ist das neue Versicherungsvertragsgesetz in Kraft getreten, das die Rechte der Versicherten stärken soll. Für schon bestehende Verträge gilt das Gesetz ab 1. Januar 2009. Die Verkäufer müssen ihre Kunden künftig besser beraten und informieren. Das Beratungsgespräch muss dokumentiert werden. Nur wenn er konkret gefragt wird, muss ein Versicherungsnehmer beispielsweise über Vorerkrankungen Auskunft geben. Das Widerrufsrecht wird vereinheitlicht. Innerhalb von zwei Wochen kann jede Versicherung widerrufen werden, Lebensversicherungen sogar 30 Tage. Lebensversicherer müssen die Versicherten an ihren stillen Reserven teilhaben lassen. Auch Licht in das Dunkel der Kosten will das neue Gesetz schaffen. Alle Abschluss- und Vertriebskosten müssen beziffert und offen gelegt werden.

8.4 Checklisten

Gesetzlich vorgeschriebene Versicherungen

- ✓ Krankenversicherung (gesetzlich oder privat)
- ✓ Unfallversicherung – BGW
- ✓ Rentenversicherung (wenn nicht befreit)
- ✓ Berufshaftpflichtversicherung

Sonstige Versicherungen

- ✓ Betriebsversicherung
- ✓ Rechtsschutzversicherung
- ✓ Berufsunfähigkeitsversicherung
- ✓ Arbeitslosenversicherung
- ✓ Lebensversicherung
- ✓ Ggf. private Rentenversicherung

Internetcode: 567552

Rufen Sie im Internet die Seite **http://www.physio.de/internetcode/** auf und geben Sie den o.a. Internetcode ein. Sie erhalten dort weitere Informationen zu folgenden Themen:

- Hinweise zu Versicherungsberatern
- unabhängige Untersuchungen über das Angebot von Versicherungsgesellschaften
- Versicherungsvergleiche
- Deutsche Rentenversicherung
- Arbeitslosenversicherung
- BG-Anmeldung
- Informationen zur Gesundheitsreform
- Aktualisierungen

Kapitel 9
Buchführung und Steuern

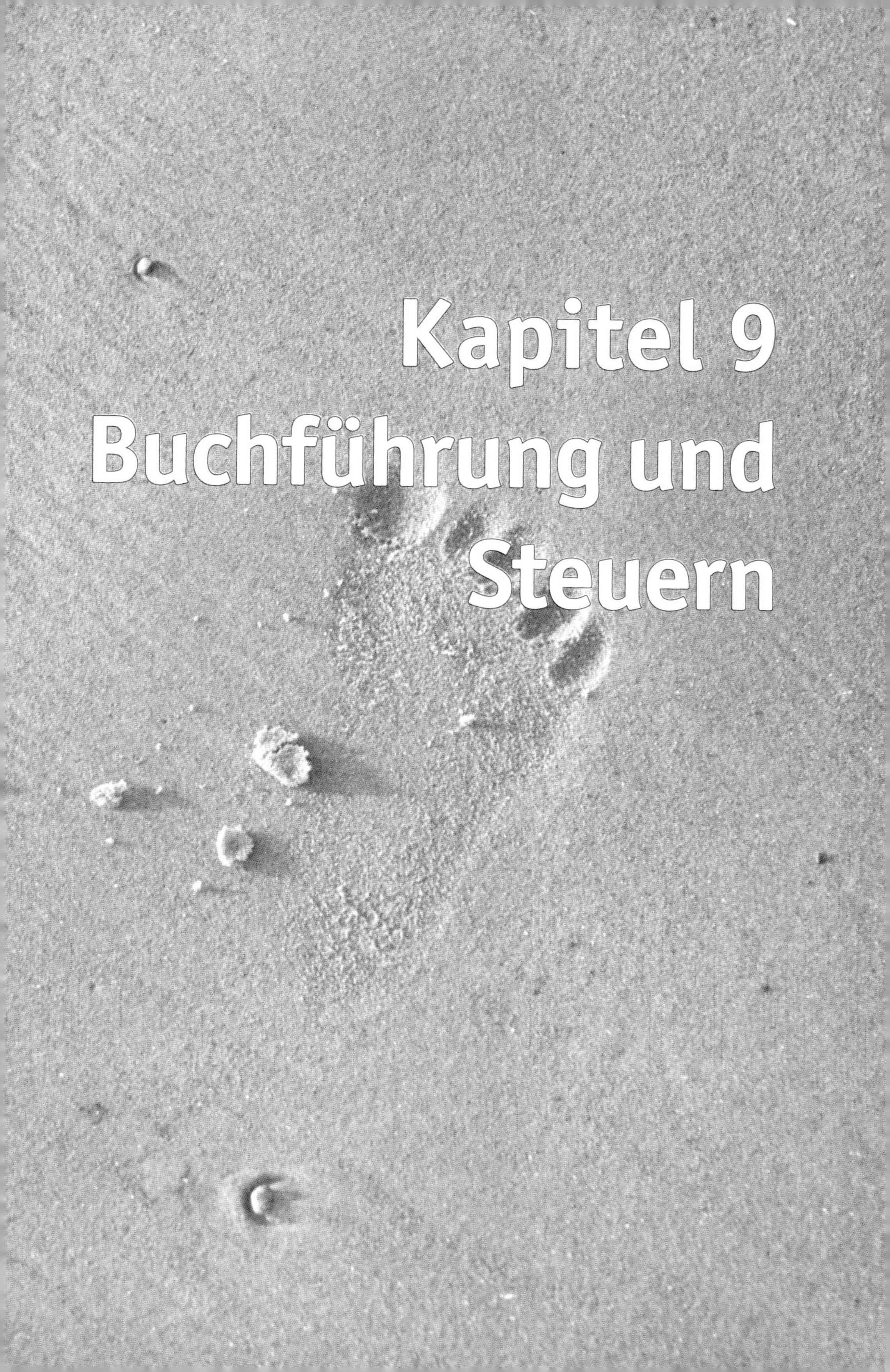

KAPITEL 9: Buchführung und Steuern

Das Finanzamt ist eine der Institutionen, mit denen der Selbstständige regelmäßig zu tun haben wird. Diese Beziehung ist von existentieller Bedeutung, denn auch hier schützt Unwissenheit vor Strafe nicht – und die kann sehr empfindlich sein! Andererseits ist viel vom Schrecken genommen, wenn man weiß, worauf man achten muss. Darum: Das Thema »Buchführung und Steuern« muss bereits zum Unternehmensstart auf dem Themenplan stehen.

Sie werden auf jeden Fall mit einem **Steuerberater** zusammen arbeiten müssen. Wenn möglich, suchen Sie sich einen Steuerberater, der sich mit den Eigenheiten der therapeutischen Berufsgruppen auskennt. Dieser muss nicht an Ihrem Ort ansässig sein, wichtiger ist, dass er sich in der spezifischen Problematik auskennt.

Wer selbstständig wird, muss etliche steuerliche Regelungen beachten. Wir geben hier den Stand vom Februar 2009 wider. Steuerliche Regelungen ändern sich laufend. Wir schildern hier grundlegende Züge.

Im Folgenden wird von einer freiberuflichen Praxis ausgegangen, für die eine einfache Einnahmen-Überschuss-Rechnung ausreicht. Für andere Betriebe (GmbH o. ä.) empfiehlt es sich, die Einzelheiten der Buchführung individuell mit dem Steuerberater abzusprechen.

9.1 Hilfe bei der Buchführung

Viele Existenzgründer erledigen ihre Buchführung zu Beginn selbst. Dies ist – vor allem auf Dauer – nicht immer empfehlenswert, da sie Ihre Zeit gerade als Unternehmer sinnvoller einsetzen können. Mit der Buchführung kann man den Steuerberater oder ein Buchführungsbüro beauftragen.

Aber: Verantwortlich bleibt der Unternehmer. Deshalb ist es für ihn wichtig, die Pflichten und Grundsätze einer ordnungsgemäßen Buchführung zu kennen und zu beachten. Nur so wird er jederzeit wissen, welche Angaben und Unterlagen sein Steuerberater braucht. Und nur dann wird er von diesem wiederum die Informationen erhalten können, die er braucht (z. B. zur Liquidität des Unternehmens).

9.2 Buchführungs- und Aufzeichnungspflichten

Im Regelfall genügt eine einfache Einnahmen-Überschuss-Rechnung. Teilen Sie Einnahmen und Ausgaben nach Gruppen (Personal, Raumkosten, Bürokosten, Fahrkosten usw.) auf; die Differenz entspricht dem Gewinn bzw. Verlust. Für die Steuererklärung verwenden Sie das dafür vorgesehene Formular, in dem Sie die einzelnen Posten eintragen können (Anlage EÜR).

9.3 Grundsätze ordnungsgemäßer Buchführung

Um Buchführungen für alle Beteiligten einheitlich zu gestalten, wurden Grundsätze festgelegt, an die sich jeder halten sollte.

- **Übersichtlichkeit**: Ein sachverständiger Dritter muss sich in der Buchführung in angemessener Zeit zurechtfinden und sich einen Überblick über die Geschäftsvorfälle und die Vermögenslage des Unternehmens verschaffen können. Die Geschäftsvorfälle müssen sich in ihrer Entstehung und Abwicklung verfolgen lassen.
- **Vollständigkeit**: Alle buchungspflichtigen Geschäftsvorfälle müssen richtig und vollständig erfasst sein; auch der Überblick über die Vermögens- und Ertragslage muss vollständig sein. Kasseneinnahmen und Kassenausgaben sollen täglich festgehalten werden.
- **Ordnung**: Geschäftsvorfälle müssen immer richtig zugeordnet werden.
- **Zeitgerechtheit**: Geschäftsvorfälle sind zeitgerecht zu erfassen.

- **Nachprüfbarkeit**: Buchungen müssen durch Belege nachgewiesen werden. Jede eingetragene Aus- oder Einzahlung muss z. B. durch Rechnungen oder Quittungen nachgewiesen werden können.
- **Richtigkeit**: Einträge dürfen nicht nachträglich verändert werden (z. B. als Korrektur für Fehlbuchungen).

9.4 Belege

Die wichtigste Funktion von Belegen ist die Nachweisfunktion, vor allem gegenüber dem Finanzamt. Für den Steuerpflichtigen, der seinen Gewinn nach der Einnahmen-Überschussrechnung ermittelt, genügt schon eine geordnete Ablage von Belegen. Es gilt der Grundsatz: Keine Buchung ohne Beleg.

Welche Belegarten gibt es?

Eingangs- bzw. Ausgangsrechnungen aller Art, Kassenbelege, Kontoauszüge, Verträge, Angebote, sonstige Geschäftsbriefe, Lohn- und Gehaltslisten, Mahnungen, Versicherungspolicen, Fahrtenbuch, Lieferscheine, Auftragszettel, usw.

Um in diese Vielzahl von Belegen eine gewisse Ordnung zu bringen, empfiehlt es sich, sämtliche Belege nach Sachgruppen (Personalkosten, Raumkosten, ...) zu gliedern.

9.5 Aufbewahrungspflichten

Die folgenden Unterlagen sind geordnet aufzubewahren:

- Bücher und Aufzeichnungen, sonstige Organisationsunterlagen (zehn Jahre)
- Kopien oder Originale der empfangenen und abgesandten Geschäftsbriefe (sechs Jahre). Dies gilt auch geschäftliche E-Mails.
- Buchungsbelege (zehn Jahre)
- sonstige Unterlagen, soweit sie für die Besteuerung von Bedeutung sind (sechs Jahre)
- Patientenkartei (drei Jahre)

9.6 Buchführung und Konten

Heutzutage wird die Buchführung meist und sinnvollerweise mit Hilfe von EDV bewältigt. Einfache Programme gibt es bereits ab 40 €. In der Finanzbuchhaltung werden alle Geschäftsvorgänge in Konten (Rubriken für bestimmte Vorgänge, z. B. Mietzahlungen, Personalkosten) festgehalten. Außerdem werden die Buchungen der Kasse (Bareinnahmen/-ausgaben) und Bankkonten festgehalten. Auf diese Weise gibt es viele verschiedene Konten, die in einem Kontenplan zusammengefasst sind. Jedes Konto wird jeweils chronologisch geführt. Welche Konten man in seiner Buchhaltung anlegen sollte, wird anhand eines Kontenrahmens definiert. Für Therapiepraxen wird Ihr Steuerberater Ihnen einen entsprechenden Kontenrahmen nennen können. Dieser ist ein Muster für Ihren Kontenplan.

Nicht berücksichtigt bleiben die Anschaffungskosten teurer und über mehrere Jahre genutzter und abzuschreibender Anlagegüter. Firmenwagen oder Geräte etwa, die mehr als 410 € kosteten, konnten noch bis Ende 2007 über mehrere Jahre verteilt abgeschrieben werden. Seit 2008 müssen die angeschafften Geräte oder das Auto über einen Zeitraum von fünf Jahren abgeschrieben werden, wenn sie zwischen 150 und 1.000 € kosten. Kosten sie weniger, werden Sie im Jahr der Anschaffung abgeschrieben. Für höherwertige Güter wird auch ein kürzerer Abschreibungszeitraum anerkannt. Bei Nutzern der einfachen Buchführung sollte daher der Steuerberater den Überblick über Vermögen, Schulden und Abschreibungen sicherstellen.

Auswertung: Die einfache Buchführung wird durch eine sogenannte Einnahmen-Überschussrechnung ausgewertet: also durch eine Gegenüberstellung der betrieblichen Einnahmen und Ausgaben. Sind die Einnahmen höher als die Ausgaben, so handelt es sich hierbei um einen Unternehmensgewinn.

9.7 Steuernummer

Bei der Aufnahme einer freiberuflichen Tätigkeit ist die Anmeldung innerhalb eines Monats beim zuständigen Finanzamt anzuzeigen (siehe Kapitel »Anmeldung« S. 141). Auch die Verlegung oder die Betriebsaufgabe bzw. die Aufgabe einer freiberuflichen Tätigkeit muss dem Finanzamt mitgeteilt werden.

Im Sommer 2008 hat das Bundeszentralamt für Steuern (BZSt) begonnen, neue Steueridentifikationsnummern (TIN – Tax Identification Number) zu vergeben. Die TIN ersetzt die bisherigen Steuernummern. Sie begleitet uns ein Leben lang, auch bei Umzug oder Wechsel des Finanzamts. Auf allen Schreiben und Überweisungen an das Finanzamt muss die Steueridentifikationsnummer angegeben werden.

9.8 Steuererklärung

Steuerpflichtige müssen jährlich eine Steuererklärung beim Finanzamt abgeben. Die Frist zur Abgabe ist der 31. Mai des Folgejahres. Auf formlosen Antrag kann die Abgabefrist verlängert werden. Werden Steuererklärungen von einem Steuerberater erstellt, verlängert sich die Frist zur Abgabe automatisch bis zum 30. September des Folgejahres, auf Antrag auch später. Steuererklärungen sind stets auf den amtlich vorgegebenen Vordrucken abzugeben und müssen eigenhändig unterschrieben sein.

9.9 Lohnsteuer

Sobald Sie in Ihrer Praxis Arbeitnehmer beschäftigen, kommen zusätzliche Pflichten auf Sie zu (siehe auch Kapitel »Mitarbeiter«, S. 189). Als Arbeitgeber sind Sie verpflichtet, vom Gehalt der Mitarbeiter Lohnsteuer, Solidaritätszuschlag, ggf. Kirchenlohnsteuer an das Finanzamt abzuführen. Außerdem sind Sozialversicherungsbeiträge (Arbeitslosen-, Renten-, Kranken- und Pflegeversicherung) einzubehalten und bis zum drittletzten Arbeitstag des laufenden Monats an die gesetzliche Krankenkasse zu überweisen. Die Lohnsteuer-Anmeldung ist bis zum 10. des nachfolgenden Monats abzugeben. Bis zu diesem Termin ist die Lohnsteuer auch an das Finanzamt abzuführen. Anmeldungszeitraum ist jeder Kalendermonat.

Sie als Unternehmer haften für die richtige Einbehaltung und Abführung.

Erhebung der Lohnsteuer

Für den Lohnsteuerabzug benötigen Sie Lohnsteuertabellen beziehungsweise ein entsprechendes Computerprogramm (erhältlich im Handel; ein einfaches Berechnungsprogramm finden Sie unter dem angegebenen Internetcode am Ende dieses Kapitels), mit dem Sie die jeweiligen Lohnabzüge ermitteln können. Für jeden Arbeitnehmer muss ein Lohnkonto geführt werden, das die Besteuerungsmerkmale der Lohnsteuerkarte enthält und in dem bei jeder Lohnzahlung Art und Höhe des Arbeitslohns (auch des steuerfreien), die einbehaltenen Steuerabzüge und die einbehaltenen Sozialversicherungsbeiträge einzutragen sind. Einmal jährlich – spätestens bis zum 28. Februar des Folgejahres – müssen Arbeitgeber der Finanzverwaltung eine elektronische Lohensteuerbescheinigung übermitteln. Für das Jahr 2009 ist der Stichtag also der 28. Februar 2010.

9.10 Einkommensteuer

Einkommensteuer muss von natürlichen Personen entrichtet werden. Sie hängt naturgemäß von der Höhe des Einkommens ab. Der Gewinn aus einer unternehmerischen Tätigkeit, der Betrieb einer Praxis gehört dazu, unterliegt der Einkommensteuer. Die Einkommensteuer entsteht grundsätzlich mit Ablauf des Kalenderjahres. Sie oder Ihr Steuerberater erstellen Ihre Einkommensteuererklärung; das Finanzamt setzt aufgrund dieser Angaben Ihre Einkommensteuer fest (Einkommensteuerbescheid), die Sie dann rückwirkend bezahlen müssen. Da diese Zahlungen zum Teil erheblich sein können, gibt es »Einkommensteuer-Vorauszahlungen«. Diese setzt das Finanzamt aufgrund des letzten Einkommensteuerbescheides fest. Die Einkommensteuer-Vorauszahlungen sind vierteljährlich fällig (10.3., 10.6., 10.9., 10.12.) und werden später bei der Festsetzung der Einkommensteuer berücksichtigt.

Im Regelfall werden bis zur ersten Steuererklärung keine Vorauszahlungen erhoben. Es kann also bis zu zwei Jahre nach Beginn Ihrer selbstständigen Tätigkeit dauern bis Sie zum ersten Mal Steuern zahlen müssen. Dies sollten Sie bei Ihrer Finanzplanung berücksichtigen.

9.11 Umsatzsteuer

Jeder Unternehmer, und dazu gehört jeder Praxisinhaber, ist umsatzsteuerpflichtig. Bestimmte Tätigkeiten, wie z. B. Heilbehandlungen, sind von der Umsatzsteuer befreit. (s.a. Kapitel 9.13)

9.12 Gewerbesteuer

Therapeuten sind als Freiberufler nicht gewerbesteuerpflichtig. Die Befreiung von der Gewerbesteuer kann entfallen, wenn die Merkmale der freiberuflichen Tätigkeit nicht mehr gegeben sind. Dies kann z. B. sein, wenn

- **Die Praxis wird als GmbH geführt.**
  Eine GmbH ist immer gewerbesteuerpflichtig.
- **Ein Gesellschafter der Gesellschaft ist kein Freiberufler**
  (z. B.: GbR mit einem berufsfremden Geldgeber).

Die Gewerbesteuer wird von den Kommunen auf alle Gewinne eines Unternehmens erhoben. Sie dient der Finanzierung der Kommunen, und die letztendliche Höhe wird von diesen auch selbst festgesetzt. Die Gewerbesteuer wird über ein recht kompliziertes Verfahren berechnet. Der zu versteuernde Gewinn wird mit der einheitlichen Steuermesszahl (2009: 3,5 Prozent) multipliziert. Das Ergebnis ist der Steuermessbetrag, der dann mit dem Hebesatz multipliziert werden muss. Der Hebesatz variiert. Die Höhe bestimmen die Kommunen. Er schwankt – je nach Standort – zwischen 200 und 490 Prozent (München zum Beispiel). Ein Gewerbesteuerhebesatz bis 380 Prozent kann mit der Einkommensteuer verrechnet werden. Eine Gewerbesteuerbelastung tritt erst dann ein, wenn der Hebesatz über 380 Prozent liegt. Dies ist nur in größeren Städten der Fall.

9.13 Gewerbesteuer und Umsatzsteuer in der physiotherapeutischen Praxis

Immer wieder gibt es Verwirrung und unterschiedliche, sich widersprechende Informationen zur Umsatzsteuer und Gewerbesteuer in Physiotherapiepraxen. Im Wesentlichen beruhen diese Falschinformationen darauf, dass sie sich auf eine alte, überholte Rechtsprechung beziehen. So lesen wir noch heute in

Verlautbarungen von Berufsverbänden, dass eine Zweitpraxis immer umsatzsteuerpflichtig sei. Das ist falsch.

Um die Problematik zu verstehen, muss zunächst klar unterschieden werden zwischen Gewerbesteuer und Umsatzsteuer. Die Verwirrung ist vor allem deshalb groß, weil beide Steuern munter miteinander vermischt und beliebig in Abhängigkeit von einander erwähnt werden. Dies ist grundsätzlich falsch: Ob Tätigkeiten oder Betriebe Gewerbesteuer oder Umsatzsteuer zahlen müssen, hat nichts miteinander zu tun. Jede dieser beiden Steuern ist vollkommen unabhängig voneinander! Sollten Sie also irgendwo Begründungen lesen, die eine Umsatzsteuerpflicht in Zusammenhang mit der Gewerbesteuerpflicht bringen (oder umgekehrt), so vergessen Sie das schnell, denn das stimmt schlicht nicht (mehr).

Umsätze und Betriebe können umsatzsteuerpflichtig sein aber nicht gewerbesteuerpflichtig; oder umgekehrt; oder beides; oder von beiden Steuern befreit: Die beiden Steuern sind von einander völlig unabhängig! Ein Auto kann rot oder blau sein, und es kann ein Cabrio sein oder nicht – die beiden Merkmale haben nichts miteinander zu tun.

Gewerbesteuer

Zentral zur Verwirrung trägt bereits die willkürliche Verwendung des Begriffs »freiberuflich« bei. Dies ist nur eine steuerlich relevante Bezeichnung. Der Beruf des Physiotherapeuten ist ein sog. »freier Beruf«. Das heißt, Physiotherapie ist kein Gewerbe, wie z. B. der Autohandel. »Freie Berufe« müssen keine Gewerbesteuer zahlen. Damit diese Berufe von der Gewerbesteuer befreit sind, müssen im Wesentlichen drei Voraussetzungen erfüllt sein: Die Leistungen müssen

1. eigenverantwortlich
2. persönlich und
3. aufgrund fachlicher Qualifikation

erbracht werden. Diese Definition bezieht sich also nur auf die steuerliche Abgrenzung zur Gewerblichkeit. Sollte eine dieser Voraussetzungen nicht mehr gegeben sein, entfällt die Freiberuflichkeit und es fällt Gewerbesteuer an, sonst ändert sich nichts.

Beispiel

Ein Physiotherapeut eröffnet eine zweite Praxis und stellt dort einen fachlichen Leiter an. Da der Physiotherapeut die Leistungen des fachlichen Leiters nicht überwachen kann, entfällt die »persönliche und eigenverantwortliche« Tätigkeit und die Erträge der zweiten Praxis sind gewerblich und nicht mehr freiberuflich.

Auch die Beschäftigung fachfremder Mitarbeiter kann zur Gewerbesteuerpflicht führen. Stellt ein Physiotherapeut eine Logopädin und eine Ergotherapeutin ein, entfallen entscheidende Merkmale der Freiberuflichkeit: Die fachlich unabhängige, eigenverantwortliche Tätigkeit. Für die Logopädin und die Ergotherapeutin kann der Physiotherapeut keine fachliche Verantwortung übernehmen, er hat die Berufe nicht erlernt. Somit entfällt die Freiberuflichkeit und Gewerbesteuer wird fällig.

Zweites Beispiel

Ein Physiotherapeut verkauft Massageöl und Sitzkissen. Diese Tätigkeit hat nichts mit seiner fachlichen Qualifikation zu tun (schließlich kann jeder solche Produkte verkaufen), deshalb sind diese Erträge gewerblich und nicht freiberuflich.

Der Begriff »freiberuflich« dient also nur zur Abgrenzung zur Gewerblichkeit. Deshalb ist es mehr als unglücklich, wenn z. B. Verbände eine Arbeitsgruppe »Freiberufler« nennen, denn gemeint ist damit die Selbstständigkeit; die aber hat nichts mit dem steuerlichen Status zu tun, denn es gibt sehr gute gewerbliche, selbstständige Physiotherapeuten!

Umsatzsteuer

Jeder Unternehmer muss Umsatzsteuer an das Finanzamt abführen. Unter bestimmten Voraussetzungen ist der Unternehmer aber von dieser Pflicht befreit. Physiotherapeuten sind von der Umsatzsteuer befreit, wenn

> *»Heilbehandlungen im Rahmen der Ausübung der arztähnlichen Berufe zum Zweck der Vorbeugung, Diagnose oder Therapie erbracht werden«.*

Dabei muss der *»therapeutische Zweck im Vordergrund«* stehen.

Das heißt also, dass z. B. alle Umsätze, die aufgrund einer ärztlichen Verordnung durchgeführt werden, von der Umsatzsteuer befreit sind, da diese Heilbehandlungen sind. Es ist unerheblich, ob es sich dabei um eine Kassen- oder Privatverordnung handelt.

Beispiel
Ein Physiotherapeut behandelt einen Patienten aufgrund einer ärztlichen Verordnung. Diese Umsätze sind von der Umsatzsteuer befreit.

Dem aufmerksamen Leser wird aufgefallen sein, dass alle (!) Umsätze gemeint sind, die aufgrund einer ärztlichen Verordnung abgegeben werden. Die Umsatzsteuer bezieht sich (nur) auf die Tätigkeit: Heilbehandlungen sind grundsätzlich von der Umsatzsteuer befreit.

»Aber, mein Verband sagt ...«

Einige Berufsverbände schreiben auch heute noch, dass eine Steuerbefreiung von der anderen Steuerbefreiung abhängig sei. Das ist falsch. Das war einmal so, bis es in den letzten Jahren verschiedene höchstrichterliche Urteile gab, die genau diese Abhängigkeit abgeschafft haben. Seitdem ist es so, dass beide Steuerarten völlig unabhängig von einander betrachtet werden.

Beispiele

- Ein Physiotherapeut eröffnet eine **zweite Praxis** und stellt dort einen fachlichen Leiter ein.

Gewerbesteuer: Da der Physiotherapeut die Umsätze nicht eigenverantwortlich erbringt, entfällt die Freiberuflichkeit. Es fällt Gewerbesteuer an.
Umsatzsteuer: Da die Leistungen aufgrund ärztlicher Verordnung erbracht werden, handelt es sich um Heilbehandlungen. Es fällt keine Umsatzsteuer an.

- Ein Physiotherapeut bietet **Rückenschulkurse** an.

Gewerbesteuer: Da der Physiotherapeut die Umsätze persönlich, eigenverantwortlich und aufgrund seiner fachlichen Qualifikation erbringt, erfüllt er die Voraussetzungen der Freiberuflichkeit, es fällt keine Gewerbesteuer an.
Umsatzsteuer: Die Tätigkeit ist eine Ausübung des physiotherapeutischen Berufs, sie wird zum Zweck der Vorbeugung erbracht und der therapeutische Zweck steht im Vordergrund. Deshalb fällt keine Umsatzsteuer an.

(Aber: Es kann auch sein, dass eine Rückenschule nicht als Heilbehandlung anerkannt wird, dann würde Umsatzsteuer anfallen. Mehr dazu weiter unten unter »Prävention – auch umsatzsteuerpflichtig?«)

- Ein Physiotherapeut bietet einem Patienten nach Abschluss der ärztlichen Behandlung an, die medizinischen **Geräte weiterhin als Selbstzahler** ohne ärztliche Verordnung in Anspruch zu nehmen.

Gewerbesteuer: Weil für diese Tätigkeit keine fachliche Qualifikation notwendig ist, da dieselben Leistungen in einem Fitnessstudio ebenfalls angeboten werden, entfällt die Freiberuflichkeit und Gewerbesteuer fällt an.
Umsatzsteuer: Bei der Tätigkeit steht der therapeutische Zweck nicht im Vordergrund, da der Patient ja vom Arzt als »gesund« bezeichnet wurde. Deshalb ist es keine Heilbehandlung und es fällt Umsatzsteuer an.

Problemfall freie Mitarbeiter

Freie Mitarbeiter sind selbstständige Auftragnehmer, die für den Auftraggeber (Praxisbesitzer) Patienten behandeln. Üblicherweise rechnet der Auftraggeber diese Behandlungen mit der Krankenkasse ab und behält einen Anteil dieses Umsatzes ein, z. B. 30 Prozent. Die restlichen 70 Prozent werden an den Auftragnehmer ausbezahlt. Der Erlös des Auftraggebers (von der Krankenkasse bezahlt) ist einfach: Es sind auf jeden Fall umsatzsteuerfreie Umsätze, da es Heilbehandlungen sind. Sind die Kriterien zur Freiberuflichkeit erfüllt, fällt keine Gewerbesteuer an. 70 Prozent dieses Erlöses erhält der freie Mitarbeiter. Wie aber werden die 30 Prozent steuerlich behandelt? Welche Leistungen hat der Auftraggeber erbracht, um diesen Betrag einzubehalten? Nach neuester Rechtsprechung sind diese Umsätze sowohl umsatz- als auch gewerbesteuerpflichtig. Um diese Umsätze deutlich zu trennen, sollte der freie Mitarbeiter dem Auftraggeber eine Rechnung über den vollen Betrag schreiben: ohne Umsatzsteuer, da es eine Heilbehandlung ist. Der Auftraggeber schreibt dem freien Mitarbeiter gleichzeitig eine Rechnung über 30 Prozent. Dieser Erlös ist umsatz- und gewerbesteuerpflichtig. In der Regel wird der Freibetrag der Umsatzsteuerpflicht (50.000 € im laufenden Jahr, bzw. 17.500 € im vergangenen Jahr) nicht erreicht, sodass die Rechnung ohne Umsatzsteuer gestellt werden kann. Auf der Rechnung sollte der Zusatz »Rechnung ohne Umsatzsteuer nach Kleinunternehmerregelung« angefügt werden.

Näheres dazu auch im Kapitel »Freie Mitarbeiter« S. 229

Wenn Gewerbesteuer anfällt

Wenn Umsätze gewerbesteuerpflichtig werden, ist darauf zu achten, dass die freiberuflichen (von der Gewerbesteuer befreiten) Umsätze von den gewerblichen Umsätzen getrennt werden. Sonst werden alle Umsätze gewerbesteuerpflichtig, also auch die freiberuflichen Umsätze (sogenannte »Abfärbetheorie« oder auch »Infektion«). Die Umsätze müssen organisatorisch und buchhalterisch getrennt werden. Eine organisatorische Trennung beinhaltet beispielsweise eine räumliche oder zeitliche Trennung, ebenfalls (wenn möglich) eine personelle. Zur buchhalterischen Trennung gehören eigene Bankkonten und getrennte Buchführungen. Die Kosten sind jeweils dem einen oder dem anderen Betrieb zuzuordnen und anhand eines Schlüssels (z. B. Quadratmeter oder Stunden) zu trennen. Es kann aber auch ausreichen, die gewerblichen Gewinne ohne größeren Aufwand zu ermitteln. Dies wäre etwa dann der Fall, wenn die Rechnungen eindeutig zuzuordnen sind.

Wie oben aufgeführt ist diese Trennung wichtig, da sonst auch die freiberuflichen Umsätze gewerbesteuerpflichtig werden. Ausnahme: Wenn die gewerblichen Umsätze so gering sind, dass sie vernachlässigbar sind. Das ist z. B. der Fall, wenn sie nicht mehr als 1,25 Prozent der freiberuflichen Umsätze erreichen.

In einer Personengesellschaft (z. B. GbR) fällt Gewerbesteuer erst ab einem Gewinn von 24.500 € im Jahr an. Da die Gewerbesteuer aber bei der Einkommensteuer angerechnet werden kann, ist der tatsächlich zu entrichtende Betrag gering. Die Gewerbesteuer wird von den Kommunen erhoben und ist deshalb regional unterschiedlich. Aber selbst mit einem Gewinn von 100.000 € pro Jahr wird sich die zusätzliche Steuer nur auf ca. 3.000 € belaufen.

Wer als Therapeut zur Gewerbesteuer veranlagt wird, könnte von der örtlichen Industrie- und Handelskammer (IHK) zur Zwangsmitgliedschaft verpflichtet werden. Eine IHK hatte eine Logopädin, die aufgrund der Beschäftigung von physio- und ergotherapeutischen Mitarbeitern, gewerbesteuerpflichtig wurde zur Mitgliedschaft aufgefordert und die Richtigkeit durch ein Gerichtsurteil bestätigen lassen.

Wenn Umsatzsteuer anfällt

Die Umsatzsteuer (USt.) für physiotherapeutische Leistungen beträgt sieben Prozent. Es gibt aber eine wichtige Ausnahme, das ist die sogenannte **»Kleinunternehmerregelung«** (§19 UStG). Umsatzsteuer wird nicht erhoben wenn im vergangenen Jahr ein Umsatz unter 17.500 € gemacht wurde UND im laufenden voraussichtlich nicht über 50.000 € gemacht werden. Wenn also in diesem Jahr der umsatzsteuerpflichtige Umsatz (voraussichtlich) unter 50.000 € bleibt, muss in diesem Jahr keine Umsatzsteuer abgeführt werden. Wenn in diesem Jahr der umsatzsteuerpflichtige Umsatz über 17.500 € betragen wird (aber unter 50.000 €), dann muss zwar in diesem Jahr keine Umsatzsteuer abgeführt werden, aber im kommenden Jahr entfällt die Befreiung nach der Kleinunternehmerregelung. Bleibt der Umsatz in diesem Jahr unter 17.500 € muss weder in diesem noch im kommenden Jahr Umsatzsteuer abgeführt werden.

Ein »Abfärben« wie bei der Gewerbesteuer gibt es bei der Umsatzsteuer nicht, d. h. die umsatzsteuerfreien und -pflichtigen Umsätze können munter gemischt werden. Eine getrennte Buchhaltung ist demnach auch nicht nötig.

Prävention – auch umsatzsteuerpflichtig?

Es gibt auch einige Bereiche, bei denen Betriebsprüfer unterschiedlich beurteilen, ob Umsatzsteuer anfällt. Dies betrifft vor allem den Bereich der Prävention. Nach der strengen Definition sind präventive Maßnahmen nicht von der Umsatzsteuer befreit, da sie keine Heilbehandlungen sind und das therapeutische Ziel nicht im Vordergrund steht. Da man dies bei nahezu allen präventiven Maßnahmen sagen könnte, hängt es sehr vom Finanzbeamten ab, inwieweit dieser unterscheiden kann, ob eine Maßnahme eine Heilbehandlung ist oder nicht. Um den heilenden Aspekt zu untermauern, kann es hilfreich sein, auch für Präventionspatienten eine Dokumentation zu führen. Wenn daraus ersichtlich wird, dass auch diese Patienten, wenn auch nur sporadisch, Beschwerden haben, steigt die Chance, dass Ihre Leistungen auf dem Feld der Prävention steuerlich als Heilbehandlungen gewertet werden. Da es dabei aber keine hundertprozentige Sicherheit gibt, empfiehlt es sich, bei Präventionsleistungen immer sieben Prozent für eine evtl. Umsatzsteuernachzahlung beiseite zu legen. Sollte das Finanzamt dies anders sehen – umso besser.

Fazit

Gewerbesteuer und Umsatzsteuer haben, wie bereits gesagt, nichts miteinander zu tun. Ob Gewerbesteuer bezahlt werden muss oder nicht, hängt davon ab, ob die Umsätze freiberuflich oder gewerblich erbracht werden.

Die Umsatzsteuer aber bezieht sich nur auf die Beurteilung der Tätigkeit: Heilbehandlungen sind immer von der Umsatzsteuer befreit, egal in welchem Kontext sie abgegeben werden. Ist die Tätigkeit keine Heilbehandlung, muss mit Umsatzsteuer gerechnet werden, wenn sie nicht vorwiegend therapeutische Ziele hat.

Eigentlich ist die Abgrenzung sehr viel einfacher als oft dargestellt. Die Umsatzsteuerpflicht ergibt sich aus der Tätigkeit (Was?), die Gewerbesteuerpflicht aus der Eigenschaft des Tätigen (Wer?)Die Verwirrung erklärt sich daraus, dass leider noch sehr viele veraltete Darstellungen verbreitet werden, die dazu noch gerne beide Steuerarten verwechseln oder miteinander verknüpfen. Um die Besteuerung zu begreifen, darf man sich nicht dazu verleiten lassen, die Steuerarten miteinander zu verwechseln: Jede Steuerart darf man nur einzeln betrachten, dann ist es ganz leicht.

9.14 Der Geschäftsbrief

Geschäftsbriefe dienen der Kommunikation nach außen; man klärt Fragen, bestätigt Aufträge oder Termine, macht Geschäftspartnern Angebote und vieles mehr. Hierbei gilt es zu beachten, welche Voraussetzungen ein Geschäftsbrief zu erfüllen hat.

Was viele nicht wissen: bei der Gestaltung von Geschäftsbriefen müssen auch gesetzliche Vorschriften beachtet werden. Dem Geschäftspartner soll es möglich sein, sich schon beim Beginn der Geschäftsbeziehung über die wesentlichen Verhältnisse Ihres Unternehmens zu informieren.

Grundsätzlich gilt, dass jeder »Geschäftsbrief«, der geeignet ist, den ersten schriftlichen Kontakt zwischen den Geschäftspartnern herzustellen, die gesetzlich vorgeschriebenen Angaben enthalten muss. Dies trifft zum Beispiel auch auf eine Rechnung zu, wenn es sich hierbei um das erste Schriftstück handelt, das zwischen den Geschäftspartnern gewechselt wird.

Seit Beginn des Jahres 2007 gelten auch für E-Mails die gesetzlichen Regelungen für Geschäftsbriefe. Zwar ist die Ausweitung der Formvorschriften auf elektronische Geschäftspost noch lediglich für »echte« Kaufleute Gesetzespflicht, doch auch

Freiberufler sollten die neuen Regeln für E-Mails beachten. Denn im üblichen Rechtsverkehr und auch bei gerichtlichen Auseinandersetzungen werden E-Mails immer häufiger als vollwertige Geschäftsdokumente betrachtet. Gewerblich tätige Therapeuten in Partnerschaftsgesellschaften und GmbH jedenfalls müssen die formalen Vorgaben auch bei elektronischen Briefen uneingeschränkt beachten.

Welche Angaben sind im Einzelfall vorgeschrieben?

Einzelunternehmen

Auf allen Geschäftsbriefen des nicht eingetragenen Einzelunternehmens sind der Familienname des Unternehmers mit mindestens einem ausgeschriebenen Vornamen und die ladungsfähige Anschrift anzugeben.

Gesellschaft bürgerlichen Rechts

(GbR oder BGB-Gesellschaft)
Auf allen Geschäftsbriefen der Gesellschaft bürgerlichen Rechts müssen die Familiennamen aller Gesellschafter mit mindestens einem ausgeschriebenen Vornamen und die ladungsfähige Anschrift mitgeteilt werden.

Partnerschaftsgesellschaft

Die Partnerschaftsgesellschaft ist als Personengesellschaft ausgestaltet. Die Partnerschaftsgesellschaft muss folgende Angaben machen:

1. die Firma in Übereinstimmung mit dem im Partnerschaftsregister eingetragenen Wortlaut;
2. die Rechtsform (PartG);
3. den Sitz der Gesellschaft;
4. das Registergericht und die Partnerschaftsregister-Nummer

Es ist üblich, die Pflichtangaben in der Fußzeile des Geschäftsbriefes zu platzieren. Bei E-Mails empfiehlt es sich, die Angaben im Signaturbereich – unterhalb der »freundlichen Grüße« und dem Namen – anzubringen.

Neben den gesetzlichen Pflichtangaben gehören in den Geschäftsbrief selbstverständlich auch noch die genaue Anschrift, Telefon- und Telefaxnummern (ggf. E-Mail, Internet-Homepage) sowie meist die Bankverbindung (mit Bankleitzahl).

9.15 Die Rechnung

Wie oben bereits erwähnt, ist die Rechnung auch ein Geschäftsbrief. Neben den gesetzlichen Vorschriften zu Geschäftsbriefen sind aber auch noch steuerliche Vorschriften zu beachten. Diese ergeben sich aus dem Umsatzsteuergesetz. Danach müssen Rechnungen folgende Angaben enthalten:

1. den Namen und die Anschrift des leistenden Unternehmers,
2. den Namen und die Anschrift des Leistungsempfängers,
3. Anzahl und Beschreibung der Behandlungen,
4. den Zeitpunkt der Behandlungen,
5. den Preis für die Einzelbehandlung und die Gesamtsumme,
6. den Hinweis auf die Umsatzsteuerbefreiung nach § 4 UstG. Bei umsatzsteuerpflichtigen Umsätzen muss die Steuernummer aufgeführt sein.
7. Bei umsatzsteuerpflichtigen Umsätzen ist ab einem Betrag von 100 € die Mehrwertsteuer getrennt aufzuführen; bis 100 € reicht die Angabe des Prozentsatzes.

Internetcode: 886354

Rufen Sie im Internet die Seite **http://www.physio.de/internetcode/** auf und geben Sie den o. a. Internetcode ein. Sie erhalten dort weitere Informationen zu folgenden Themen:

- Lohnsteuerberechnung
- Elektronische Lohnsteuerkarte
- Steuerformular Einnahme-Überschussrechnung (EÜR)
- Aktualisierungen

Kapitel 10
Anmeldungen zur Praxiseröffnung

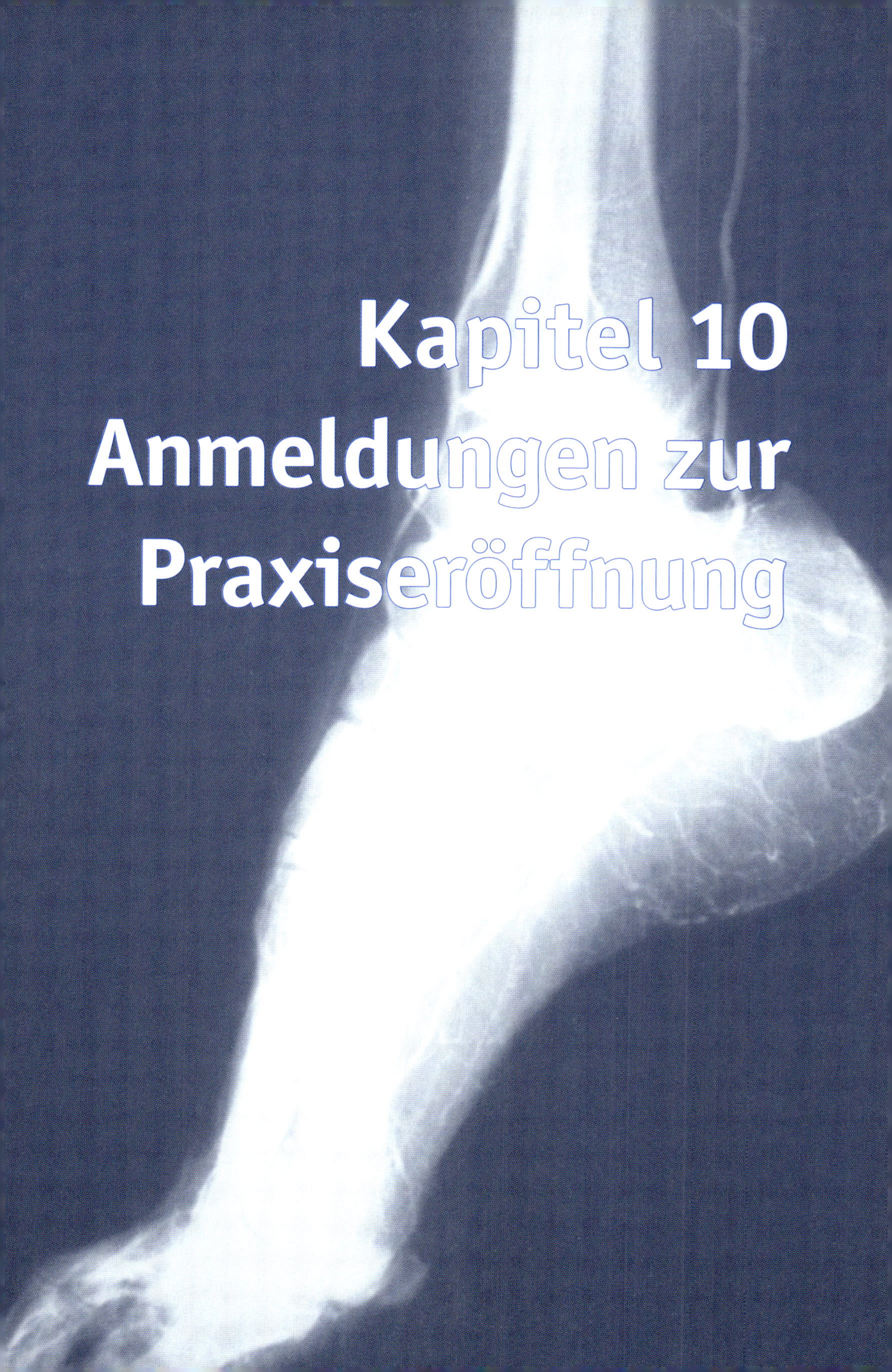

KAPITEL 10: Anmeldungen zur Praxiseröffnung

Vor die Eröffnung Ihrer Praxis haben die Götter die Bürokratie gesetzt. Ämter, Institutionen, Versicherungen, alle sind sie ganz neugierig darauf, Sie möglichst genau kennen zu lernen.

Neben den persönlichen und räumlichen Voraussetzungen, die Sie für die Kassenzulassung erfüllen müssen, sind, wie zum Teil schon im Kapitel »Zulassung« (S. 43) benannt, weitere Schritte erforderlich:

1. **Gesundheitsamt (nicht in allen Bundesländern vorgeschrieben):** formloses Schreiben mit der Mitteilung, dass Sie am ... in ... (genaue Adresse) eine Physiotherapiepraxis eröffnen. Dieser Meldung fügen Sie eine beglaubigte Kopie Ihrer Berufsurkunde bei.
2. **Berufsgenossenschaft** für Gesundheitsdienst und Wohlfahrtspflege: formlose Anmeldung Ihrer therapeutischen Tätigkeit (spätestens eine Woche nach Eröffnung der Praxis). Die Berufsgenossenschaft schickt Ihnen dann ein Formular, das Sie ausgefüllt zurückschicken. Sie können das Formular auch aus dem Internet herunterladen, wie immer finden Sie den Internetcode am Ende dieses Kapitels.
3. **Finanzamt**: Innerhalb eines Monats nach Beginn Ihrer therapeutischen Tätigkeit müssen Sie formlos das Finanzamt informieren. Das Finanzamt teilt Ihnen dann eine Steuernummer zu und schickt Ihnen einen Fragebogen. Sollte Ihnen schon Ihre neue Steueridentifikationsnummer (TIN) bekannt sein, verwenden sie diese. Das Finanzamt wird Sie eventuell nach den erwarteten Umsätzen und Gewinnen fragen. Seien Sie bei diesen Angaben nicht zu großzügig und bedenken Sie, dass vermutlich in der Anfangsphase die Kosten höher als die Gewinne sein werden. Wenn Sie

unsicher sind, ziehen Sie bei der Beantwortung der Fragen besser Ihren Steuerberater hinzu.

Lesen Sie zu diesem Thema auch das Kapitel »Buchführung und Steuern«, S. 124

4. **Institutionskennzeichen**: Das IK brauchen Sie für die Abrechnung mit den Sozialversicherungsträgern. Alle Einrichtungen im Gesundheitswesen, also auch therapeutische Praxen, bekommen von der Arbeitsgemeinschaft Institutionskennzeichen (AG IK) auf Antrag eine Nummer zugeteilt. Der Antrag muss Ihren Betrieb kennzeichnen (Praxisart), die vollständige Praxisadresse und Ihre Bankverbindung enthalten. Beantragen Sie das IK rechtzeitig. Sie müssen es bereits für den Antrag auf Kassenzulassung besitzen. Das Anmeldeformular kann zusammen mit einem Merkblatt der AG IK unter dem entsprechenden Internetcode (am Kapitelende) herunter geladen werden.
5. **Krankenversicherung**: grundsätzlich haben Sie die Wahl, ob Sie einer privaten oder gesetzlichen Krankenversicherung beitreten.

Mehr dazu im Kapitel »Versicherungen«, S. 109

6. **Rentenversicherung:** Solange Sie keine Mitarbeiter beschäftigen, sind Sie als freiberuflicher Physiotherapeut oder Ergotherapeut grundsätzlich rentenversicherungspflichtig. Das Bundessozialgericht hat letztinstanzlich entschieden, dass Physio- und Ergotherapeuten sinnigerweise den Pflegeberufen zuzuordnen seien, da sie nur auf Anordnung von Ärzten tätig würden. Freiberufliche Logopäden dagegen sind von der Rentenversicherungspflicht befreit, da sie eigene Diagnosen stellten und auf dieser Basis einen Behandlungsplan entwickelten. Inhaltlich ist die Unterscheidung der Berufe sicher nicht gerechtfertigt, aber so ist nun einmal die Rechtslage. Das kann bedeuten, dass Sie zu Beginn Ihrer Tätigkeit Rentenbeiträge leisten müssen. Sobald Sie den ersten Mitarbeiter beschäftigen, sind Sie von dieser Pflicht befreit, müssen aber bei der Deutschen Rentenversicherung (DRV) einen Befreiungsantrag stellen (näheres dazu im Kapitel »Versicherungen« S. 113). Keine Rentenversicherungspflicht besteht, wenn Sie Ihre Leistungen überwiegend (zu mehr als 50 Prozent) nicht auf der Grundlage ärztlicher Verordnungen erbringen.
7. **Arbeitsagentur:** Sobald Sie planen, Mitarbeiter einzustellen, müssen Sie bei der Zentralen Betriebsnummernstelle der Bundesagentur für Arbeit mit einem formlosen Schreiben eine Betriebsnummer beantragen. Diese brauchen Sie für den Verkehr mit den Sozialversicherungen Ihrer Beschäftigten.

8. **Telefon/Telefax:** Um sicherzustellen, dass Sie schon vor der Eröffnung Ihrer Praxis Ihre Geschäftspapiere, Visitenkarten usw. drucken lassen können, sollten Sie Ihren Telefonanschluss möglichst bald nach Unterzeichnung des Mietvertrages beantragen.
9. **GEMA:** Sollten Sie vorhaben, im Wartezimmer oder in anderen Räumen, die für Patienten zugänglich sind, Musik anzubieten, sei es aus dem Radio oder vom CD-Player, müssen Sie dies bei der »Gesellschaft für musikalische Aufführungs- und mechanische Vervielfältigungsrechte«, schlicht GEMA, anzeigen. Wollen Sie nur Ihre Mitarbeiter im Aufenthaltsraum mit Musik versorgen, ist keine GEMA-Anmeldung erforderlich. Die GEMA fordert die Meldung nur für das Abspielen in öffentlichen Räumen. Die Anmeldung können Sie bequem online vornehmen. Für eine Praxis mit einer Größe bis 100 qm müssen Sie mit einer Jahresgebühr von 71,30 € rechnen, wenn Sie Radiomusik abspielen. Für das Abspielen von CDs werden 59,20 € fällig. Musik aus dem Fernsehgerät kostet 103,50 € jährlich. Alle Gebühren gelten für 2009. Die Anmeldung ist online möglich (siehe Internetcode am Ende dieses Kapitels).
   Es gibt auch GEMA-freie Musik. Wenn Ihnen das Angebot zusagt, können Sie sich die Gebühren sparen.
10. **GEZ:** Rundfunk- und Fernsehgeräte müssen bei der Gebühreneinzugszentrale (GEZ) angemeldet werden. Auch Autoradios in Kfz, die für die Praxis genutzt werden, gehören dazu. Ein Radio kostet monatlich 5,76 €, ein Radio und ein TV-Gerät 17,98 € (Stand Februar 2009). Bei der GEZ kann man sich auch online anmelden (siehe Internetcode am Ende dieses Kapitels). Seit dem 1. Januar 2007 werden auch für internetfähige Computer oder fernsehtaugliche Mobiltelefone Rundfunkgebühren erhoben. Die Gebühr wird jedoch nur einmal fällig. Wer bereits ein Radiogerät angemeldet hat, muss nicht noch einmal zahlen. Die Computergebühr war Gegenstand mehrerer Gerichtsentscheidungen. Ein letztinstanzliches Urteil steht noch aus (Stand Februar 2009).

10.1 Checklisten

Anmeldungen

- ✓ Gesundheitsamt
- ✓ Berufsgenossenschaft
- ✓ Finanzamt
- ✓ Institutionskennzeichen
- ✓ Krankenversicherung
- ✓ Rentenversicherung
- ✓ Arbeitsagentur (Betriebsnummer)
- ✓ Telefon/Telefax
- ✓ Polizei, Abt. Straßenverkehr (Behindertenparkplatz)
- ✓ GEMA
- ✓ GEZ

Internetcode: 148006

Rufen Sie im Internet die Seite **http://www.physio.de/internetcode/** auf und geben Sie den o.a. Internetcode ein. Sie erhalten dort weitere Informationen zu folgenden Themen:

- Das für Sie zuständige Gesundheitsamt
- Die für Sie zuständige Berufsgenossenschaft (BG)
- Das BG-Anmeldeformular
- Das für Sie zuständige Finanzamt
- Zentrale Betriebsnummernstelle der Bundesagentur für Arbeit
- Das Anmeldeformular für die Rentenversicherung
- Wo Sie Ihr Institutionskennzeichen (IK) beantragen
- GEZ-Anmeldung
- GEMA-Anmeldung
- Aktualisierungen

Kapitel 11
Werbung

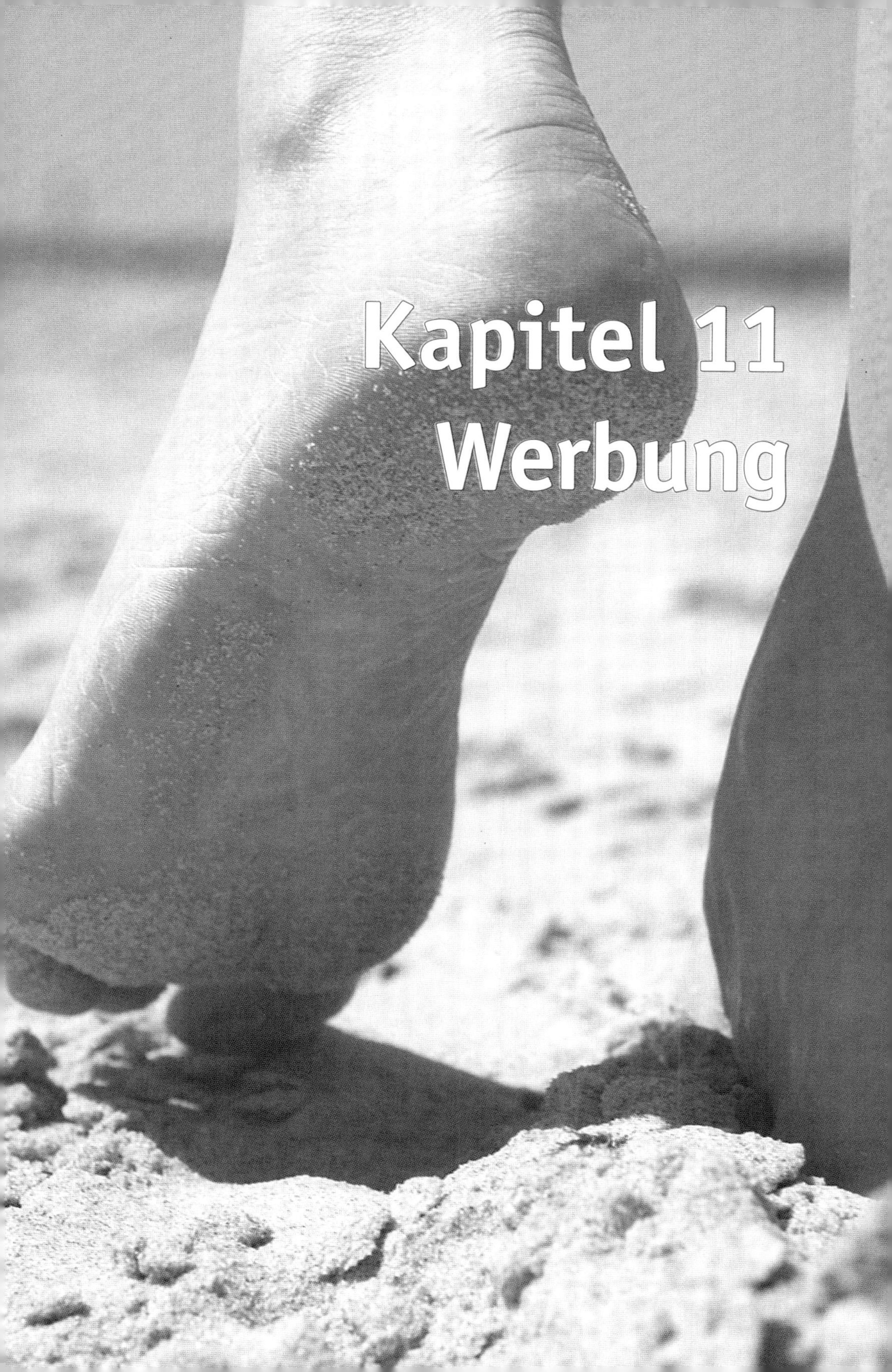

KAPITEL 11: Werbung

Oft wird die Meinung vertreten, dass Therapeuten nicht werben dürfen. Das ist falsch, sie dürfen sehr wohl werben. Es gilt der Grundsatz: Was nicht verboten ist, ist erlaubt. Dennoch gibt es Einschränkungen, die beachtet werden müssen. In diesem Kapitel werden die wichtigsten Werberegeln aufgeführt. Wir zitieren nicht den genauen Wortlaut der Gesetze, sondern versuchen den Sinn zu erklären. Der genaue Wortlaut ist am Ende des Kapitels unter dem angegebenen Internetcode im abgedruckten Gesetz nachzulesen. Wir behandeln hier den Bereich der öffentlichen Publikumswerbung, also alle Veröffentlichungen, die sich nicht an medizinische Fachkreise wenden.

Beispiele für Publikumswerbung sind z. B. Anzeigen, Internetseiten, Prospekte, Fotos, Zeichnungen, u. ä.

11.1 Werbeformen und -inhalte

Zunächst muss man unterscheiden, welche Inhalte in einer Werbung stehen dürfen und welche nicht. In welcher Form die Werbung veröffentlicht wird ist unabhängig davon zu betrachten. Welche Inhalte in einer Werbung erlaubt oder verboten sind, wird in drei Gesetzen bzw. Verträgen geregelt.

11.2 Gesetze

Es gibt verschiedene Gesetze, die regeln wie geworben werden darf. Für den selbstständigen Therapeuten sind folgende Rechtsquellen maßgeblich:

- Vertragliche Vereinbarungen mit den Krankenkassen
- Heilmittelwerbegesetz (HWG)
- Gesetz gegen unlauteren Wettbewerb (UWG)

11.3 Vertragliche Vereinbarung mit den Krankenkassen

In einigen Rahmenverträgen mit den Krankenkassen ist explizit aufgeführt, dass mit Krankenkassenleistungen nicht geworben werden darf. Im aktuellen Rahmenvertrag mit den Ersatzkassen steht in § 3, Abs. 3:

> *»Werbung für die im Rahmen dieses Vertrages zu erbringenden Leistungen, die insbesondere gegen das Wettbewerbsrecht oder das Heilmittelwerbegesetz verstößt, ist nicht zulässig.«*

Ein kleiner Satz, der aber weit reichende Auswirkungen hat. Man darf also informieren, welche Kassenleistungen erbracht werden. Der Hinweis darauf, dass die Kosten von den Kassen erstattet werden, darf aber nicht hervorgehoben werden. Im Regelfall wird man seine Leistungen aufführen und unten einen Zusatz wie etwa »alle Kassen« anfügen.

Ebenfalls nicht erlaubt ist es, Behandlungsmethoden, welche die Kassen erstatten und solche die sie nicht erstatten, gleichzeitig aufzuführen, und zugleich darauf hinzuweisen, dass eine Zulassung zu den Kassen besteht.

Beispiele

Erlaubt ist:

> *Fango, Massagen, Krankengymnastik, PNF – alle Kassen –*

Nicht erlaubt ist:

> *Fango, Massagen, Krankengymnastik, PNF, Feldenkrais, Shiatsu – alle Kassen –*

Hier könnte der Eindruck entstehen, dass die Krankenkasse auch die Kosten für Feldenkrais und Shiatsu erstattet.
Erlaubt ist aber:

> *Fango, Massagen, Krankengymnastik, PNF – alle Kassen –*
> *außerdem: Feldenkrais, Shiatsu*

11.4 Heilmittelwerbegesetz (HWG)

Im HWG sind spezielle Werbeeinschränkungen für medizinische Fachberufe aufgeführt, die auch für Therapeuten zutreffen. Die wichtigsten Einschränkungen führen wir hier auf.

Einer Therapiemethode eine bestimmte **Wirksamkeit** zuzuordnen ist irreführend, wenn es dafür keinen wissenschaftlichen Beleg gibt. Gerade Methoden, die nicht Bestandteil des Leistungskatalogs der gesetzlichen Krankenkassen sind, sollten nicht mit einer nicht nachprüfbaren Wirksamkeit aufgeführt werden. Die Erwähnung der Leistung muss ausreichen.

Wenn ein **therapeutischer Erfolg** versprochen wird, ist dies irreführend und damit verboten.

Irreführende Berufsbezeichnungen sind nicht erlaubt. Beispiel: »Brügger-Therapeut«, »Schmerztherapeut«, »Sporttherapeut«. Diese Bezeichnungen vermitteln den Eindruck, dass die Qualifikation nicht die der Physiotherapie an sich ist, sondern die der Methode. Eine Auflistung der Kenntnisse ohne eine Berufsbezeichnung ist zulässig. Selbst die Bezeichnung »Fachphysiotherapeut« ist in einem Urteil verboten worden.

Dies mag vielen unverständlich erscheinen, bieten doch auch Berufsverbände Fortbildungen, z. B. zum »Sportphysiotherapeuten«, an. Hintergrund ist, dass Titeln allgemein ein hoher Respekt gezollt wird. Aus genau diesem Grund will man sich ja von anderen unterscheiden. Eine solche Bezeichnung aber suggeriert dem Patienten, dass eine höhere Qualifikation vorliegt, die es aber in Deutschland nicht gibt: Hier existiert nur der Physiotherapeut. Sie dürfen sich nicht »Sportphysiotherapeut« nennen. Beschränken Sie sich also in der Darstellung auf die Tätigkeit (z. B.: »Sportphysiotherapie«). Auch der »Osteopath« könnte als irreführend gewertet werden. Ausnahme: In Hessen wurde im November 2008 eine »Weiterbildungs- und Prüfungsordnung im Bereich Osteopathie« (WPO-Osteo) erlassen. Wer die Bedingungen erfüllt, erhält auf Antrag die Weiterbildungsbezeichnung »Osteopath«.

Werbung mit **Äußerungen Dritter** ist verboten. Das Zitat eines Dritten, mit dem dieser beispielsweise eine bestimmte Methode oder Therapie oder Behandlung lobt, ist nicht erlaubt. Dazu gehören auch Werbung mit Dankschreiben, Gutachten oder Zeugnissen. Beachten Sie bitte, dass auf Ihrer Internetseite ein sogenanntes Gästebuch schnell mit diesem Punkt in Konflikt geraten wird.

Es ist verboten, **Bilder in Berufskleidung** oder in Ausübung der Tätigkeit zu benutzen. Dieses Verbot ist wohl das am häufigsten missachtete. Ein Foto in Berufsausübung oder in Berufskleidung ist immer verboten! Berufskleidung ist alles, was auch nur den Anschein erwecken könnte. Dies kann ein weißer Kittel sein, ein mit einheitlichem Polohemd bekleidetes Team, eine weiße Hose mit weißem T-Shirt; »Bademeister«-Kleidung u. ä. Ein Trainingsanzug im Sportumfeld wird nicht als Berufskleidung angesehen. Andererseits ist Sportkleidung in einer Praxis nicht erlaubt. Gerade diese Form der Werbung ist recht häufig Gegenstand gerichtlicher Auseinandersetzungen. Fast immer geht es dabei um Auftritte von Ärzten oder Zahnärzten. Obwohl einige Gerichte das Verbot lockerer gesehen haben, die Grundlinie ist klar: Die Präsentation in berufstypischer Kleidung zu Werbezwecken ist rechtlich problematisch. Fazit: Besser nicht.
Es darf nicht mit **Krankengeschichten** geworben werden, weder die Wiedergabe noch ein Hinweis darauf ist erlaubt.

Es dürfen keine **Fachwörter** benutzt werden. Alle Begriffe, die nicht im deutschen Sprachgebrauch vorkommen, also alle Fremd-Fachwörter dürfen nicht verwendet werden. Beispiel: Nicht Apoplex, aber Schlaganfall.

Auch folgende Fachwörter dürfen z. B. nicht verwendet werden: Iontophorese, Adipositas, Arteriosklerose, Hypertonie, aromatherapeutisch, Arthrose.

Werbung, die **Angstgefühle** hervorruft, ist verboten.

11.5 Praxisbezeichnung

Nicht jede Praxisbezeichnung ist zulässig.

»Institut« im Namen kann irreführend sein. Diese Formulierung wird im medizinischen Bereich mit universitären Einrichtungen verbunden. Ein Name wie »Institut für Physiotherapie« oder »Institut für ganzheitliche Behandlung« ist deshalb nicht zulässig.

»Zentrum« im Namen darf nur führen, wer auch tatsächlich ein Zentrum betreibt. Ein »Reha-Zentrum« darf sich so nennen, wenn es größer als andere Einrichtungen im Einzugsgebiet ist und das Leistungsangebot überdurchschnittlich umfangreich ist. Bei einer durchschnittlichen Praxis ist das Wort »Zentrum« irreführend und damit nicht zulässig.

Mit einem **Zertifikat für Qualitätsmanagement** darf nicht geworben werden. Das Landgericht Hamburg hat entschieden, dass dies irreführend sei.

Der Hinweis einer Arztpraxis auf eine Zertifizierung nach DIN EN ISO 9001 sei wettbewerbswidrig, urteilten die hanseatischen Richter. Patientinnen könnten daraus schließen, ihr Doktor besäße eine besondere ärztliche Qualifikation, so das Gericht. Die Zertifizierung habe aber mit der fachlichen Qualität des Arztes rein gar nichts zu tun, sie zeige nur, dass er ein Qualitätsmanagement-System zur Praxisorganisation nutzt. Das Ausweisen des Qualitätszeichens sei keine sachangemessene Information.

11.6 Gesetz gegen unlauteren Wettbewerb (UWG)

Dieses Gesetz gilt für jeden Unternehmer, somit auch für den selbstständigen Therapeuten. Die wichtigsten Paragrafen sind:

1. In § 1 steht, dass es im Geschäftsleben nicht erlaubt ist, gegen die guten Sitten zu verstoßen.
2. In § 3 steht, dass man keine irreführenden Behauptungen aufstellen darf.

Was bedeutet das genau?
Hier einige Beispiele:

- Es ist verboten, auf den Eigenanteil der Patienten i. H. v. zehn Prozent bzw. zehn € zu verzichten (sittenwidrig nach § 1).
- Es ist verboten zu behaupten, eine Methode sei ganz neu, obwohl sie bereits seit längerer Zeit angewendet wird (irreführend nach § 3).

11.7 Ärzte dürfen Therapeuten empfehlen

Ärzte dürfen keine Therapeuten *gegen Entgelt* empfehlen, aber wenn sie mit einem bestimmten Therapeuten gute Erfahrungen gemacht haben, dürfen sie ihren Patienten gegenüber diesen Therapeuten auch empfehlen.

11.8 Werbeformen

Nachdem nun geklärt ist, welche Inhalte Werbung enthalten darf, erklären wir im Folgenden, in welcher Form geworben werden darf.

Entgegen vieler Annahmen sind die Werbeformen fast nicht eingeschränkt. Ausnahme hiervon ist die Hauszeitschrift, da diese den Anschein erweckt, objektiv zu berichten, in Wahrheit aber nur über die eigenen Leistungen berichtet. Bei allen Werbeformen müssen die o. g. Einschränkungen hinsichtlich des Inhaltes beachtet werden (keine Darstellung in Berufskleidung, keine irreführende oder übertriebene Darstellung, usw.) Hier eine beispielhafte Auflistung von erlaubten Werbeformen:

Erlaubte Werbeformen

- Kinowerbung
- Rundfunkwerbung
- Werbung in Bussen, U-Bahnen, Theatern, auf Sportplatz, Veranstaltungen, auf Pkws
- Anzeigen und Beilagen in Zeitungen, Zeitschriften
- Praxisschild darf jede beliebige Größe haben
- Schaufensterwerbung in beliebiger Größe
- Leuchtreklame, z. B. in der Nähe der Praxis
- Postwurfsendungen, Flyer, Handzettel, Prospekte
- Werbebriefe
- Trikotwerbung, Werbung auf T-Shirts o. ä.
- Fachliche Veröffentlichungen
- Kleine Werbegeschenke (Kugelschreiber, Notizbücher, Kalender, Streichhölzer) mit einem maximalen Wert von 0,50 €
- Werbetafel
- Berufsverzeichnisse, Praxisverzeichnisse im Internet
- »Tag der offenen Tür«

Verboten

- Preisausschreibung, Verlosung
- Abgabe von Mustern, Proben, Gutscheinen
- Hauszeitschriften
- Veröffentlichung von Dankschreiben von Patienten
- Werbung gegenüber Kindern und Jugendlichen
- Größere Werbegeschenke (Terminplaner, Feuerzeuge, Taschenbücher, Videos) mit einem Wert über 0,50 €

Bedenken Sie, die wirkungsvollste Werbung für Ihre Praxis ist das äußere Erscheinungsbild, Ihre persönliche Wirkung und die Ihrer Mitarbeiter. Entscheidend ist auch die regelmäßige Kommunikation mit Ihren »Lieferanten«, den Ärzten in Ihrer Umgebung. Besuchen Sie sie regelmäßig und bringen Sie sich in Erinnerung.
Die entscheidenden Werbeträger aber sind zufriedene Patienten. Untersuchungen in Arztpraxen zeigen, dass neun von zehn neuen Patienten aufgrund einer Empfehlung von Familienangehörigen, Freunden und Bekannten einen bestimmten Arzt aufsuchen.

Internetcode: 457435

Rufen Sie im Internet die Seite **http://www.physio.de/internetcode/** auf und geben Sie den o.a. Internetcode ein. Sie erhalten dort weitere Informationen zu folgenden Themen:

- Heilmittelwerbegesetz (HWG)
- Rahmenvertrag vdek
- Weiterbildungsordnung Osteopathie in Hessen (WPO-Osteo)
- Aktualisierungen

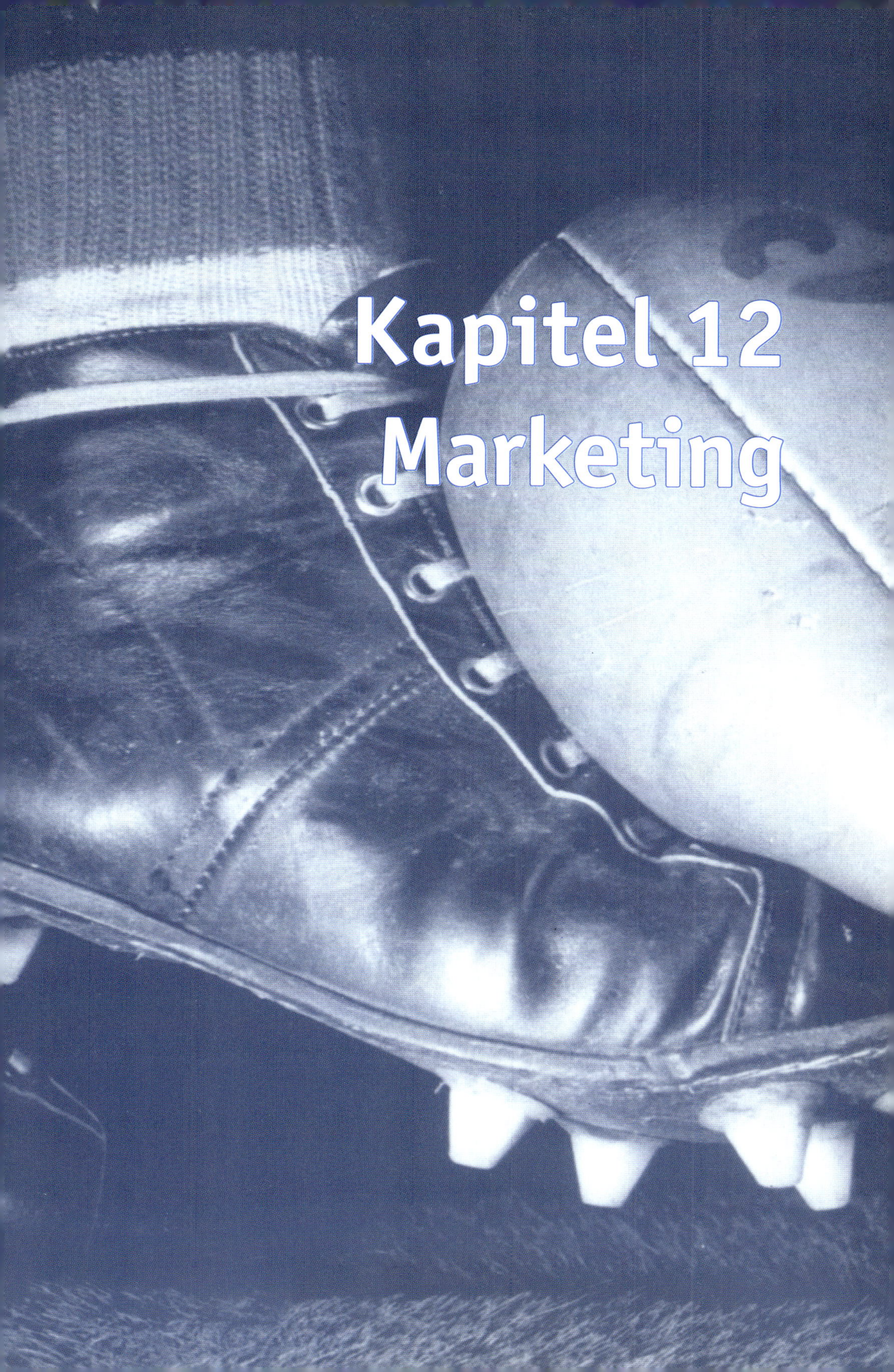

Kapitel 12
Marketing

KAPITEL 12: Marketing

12.1 Was ist Marketing?

Wohl jeder kennt den Begriff »Marketing« und verbindet damit Schlagworte wie »Werbung« oder »Verkaufen«. Marketing ist aber mehr. Vor allem als Dienstleister muss Ihre Aufmerksamkeit dem Kunden gelten. Sie müssen entscheiden, welche Leistung Sie zu welchem Preis wie vertreiben wollen. Diese Maßnahmen umzusetzen ist die Aufgabe von Marketing.

»Werbung« oder »Verkauf« sind Tätigkeiten, die dem durchschnittlichen Praxisinhaber fremd, wenn nicht sogar lästig sind. Das folgende Kapitel soll Ihnen helfen, für Ihre Praxis die passenden Marketinginstrumente zu finden.

Gerade zu Beginn Ihrer Praxistätigkeit werden Sie viel Energie investieren müssen, um Ihr Unternehmen bekannt zu machen. Aber auch wer eine Praxis betreibt, wird möglicherweise in die Situation geraten, dass seine Umsätze zurückgehen. In beiden Fällen sind Sie gefordert, sich über Ihr Marketing Gedanken zu machen.

Marketing darf nicht mit »Unternehmensziel« verwechselt werden. Ob eine Praxis gut aufgestellt ist, ob die Kosten in einem vernünftigen Verhältnis zum Ertrag stehen, ob die Angebotspalette richtig und der Markt ausreichend ist – all das sind Fragen, die geklärt sein müssen, bevor man sich Gedanken über das Marketing macht. Das Dienstleistungsangebot der Praxis ist also festgelegt, nun geht es darum, dieses Angebot im Markt zu etablieren.

Marketing kommt aus dem Englischen und bedeutet »Vermarktung« oder »Öffentlichkeitsarbeit«. Sinn des Marketing ist, die eigenen Dienstleistungen zu verbreiten, also den Umsatz und den Gewinn zu erhöhen. Dies wird erreicht durch Öffentlichkeit, also Werbung. Werbung kostet Geld, sogar sehr viel Geld, deshalb muss sorgfältig bedacht werden, wie dieses Geld am effektivsten eingesetzt werden kann. Demzufolge muss zunächst ein Marketingziel definiert werden. Danach erst kann entschieden werden, wie dieses Ziel am besten zu erreichen sind.

Als Dienstleister verkaufen Sie keine Waren, Ihre Leistungen sind immateriell und meist auch personengebunden. Die Leistungen sind für den Kunden/Patienten schwer zu vergleichen, denn auf dem Papier unterscheidet sich Ihr Angebot wenig von dem der Nachbarpraxis.

12.2 Unternehmenskommunikation

Ihre kommunikativen Fähigkeiten im Umgang mit Ihren Patienten machen einen wesentlichen Teil Ihrer Arbeit aus. Die soziale Kommunikation ist Ihnen vertraut. Täglich sammeln Sie entsprechende Erfahrungen. Genauso wichtig ist aber die Kommunikation Ihres Unternehmens. Ihre Praxis (Ihr Unternehmen) wird von anderen wahrgenommen. Wie dies geschieht, bestimmen Sie durch Ihr Marketing. Unternehmenskommunikation ist Teil des Marketings.

Kommunikation findet immer zwischen zwei oder mehr Partnern statt. Bei der Unternehmenskommunikation ist Ihr Unternehmen einer der Partner. Durch Ihr Marketing bestimmen Sie, wie und was kommuniziert wird. Wie Ihre Praxis von Ihren Patienten, Ihren Mitarbeitern oder Ärzten wahrgenommen wird, zeigt sich daran, wie Sie Ihren Teil der Kommunikation gestalten. Das ist Marketing.

12.3 Corporate Identity (CI)

Man kann nicht »Nicht-Kommunizieren« lautet eine bekannte Weisheit. In der sozialen Kommunikation teilen Sie bereits viel über sich mit. Wie Sie sich kleiden, sich bewegen, wie Sie jemanden beim Sprechen anschauen oder welche Gesten Sie verwenden – all das beschreibt auch Ihre Persönlichkeit. Wie bei der zwischenmenschlichen Kommunikation, ist auch bei der Unternehmenskommunikation die Identität der Partner eine Voraussetzung. Jedes Unternehmen entwickelt eine Identität, die von anderen wahrgenommen wird. Sie brauchen eine »Identität« als Betrieb, nichts anderes bedeutet die Übersetzung des Begriffs »Corporate Identity« (CI). Diese ist mit wenigen Worten erklärt und in der Regel die einfachste Komponente einer Marketingstrategie.

Ihre CI muss das Selbstbild des eigenen Unternehmens darstellen, und zwar sowohl nach außen als auch nach innen. Da Sie in Ihren Wertvorstellungen zu Ihrer Tätigkeit sicherlich klar sind, geht es hier also vor allem darum, diese darzustellen.

Der Name

Der Name der Praxis muss deutlich machen, wer Sie sind und am besten auch was Sie anbieten. Deshalb liegen Sie mit einer Bezeichnung wie »Praxis für Physiotherapie – Martha Müller« schon ganz richtig. Sie brauchen nicht zu erklären, wer oder was Sie sind und haben damit die Kommunikationsprüfung bereits bestanden. Ein Name wie »Gesundheitsoase Vitalcenter« kann auch richtig sein. Dort wird man aber keine gewöhnliche Praxis erwarten, sondern vielleicht eine Einrichtung, die Kurse anbietet, Wellnessangebote oder andere gesundheitsbezogene Dienstleistungen. Wenn Sie sich nicht sicher sind, fragen Sie doch einfach im Bekanntenkreis, wie ein Name wirkt und was Ihre Freunde dahinter vermuten. Sie können sich auch im Straßenbild Namen anderer Unternehmen anschauen: Haben Sie eine Vorstellung von einer Firma von der Sie nur den Namen kennen oder bleibt diese rätselhaft? Es sollte ohne Nachfragen die bezweckte Erwartung geweckt werden. Anderenfalls passt der Name nicht.

Logo

Nützlich für jede Darstellung ist ein eigenes Logo. Um eine Vorstellung zu bekommen, hilft es auch hier wieder, sich umzusehen: Schauen Sie wie andere es machen. Lassen Sie sich inspirieren von anderen Praxen. Schlagen Sie die »Gelben Seiten« auf, dort finden Sie Logos in Hülle und Fülle. Suchen Sie im Internet nach Homepages von Praxen. Sie bieten ebenfalls viele Anregungen. Sie werden Logos sehen, die Ihnen zusagen und andere, die Sie ablehnen. Mit diesen Vorgaben können Sie – wenn Sie kreativ sind – selber arbeiten. Oder Sie gehen mit dieser Sammlung zu einem Grafiker oder Designer, der Ihnen hilft, ein entsprechendes Logo zu entwickeln. Lassen Sie sich ruhig mehrere Alternativen vorlegen. Ein Logo ist selten bereits im ersten Entwurf fertig, häufiger wird es immer wieder nach

Ihren Vorstellungen überarbeitet. Erst wenn Sie zufrieden sind und sich damit identifizieren können werden Sie es abnehmen.

Das Logo wird Sie künftig bei allen Aktionen begleiten: Auf dem Briefpapier, der Visitenkarte, Flyern und allen anderen Druckerzeugnissen. Auch auf der Internetseite Ihrer Praxis sollte es zu sehen sein.

Praxisgestaltung

Patienten, Mitarbeiter – jeder der Ihre Praxisräume tagtäglich betritt, wird Aussehen und Wirkung auf direkte Weise mit Ihrem Unternehmen verbinden. Wie Sie Ihre Praxis gestalten, sagt viel über Ihr Unternehmen aus. Sie haben hier die Möglichkeit, Offenheit und Freundlichkeit zu vermitteln.

Alle Bemühungen Praxisräume zu gestalten dienen dem Zweck, positive Gefühle nicht nur bei den Patienten sondern auch gerade bei den Mitarbeitern zu wecken. Negative Faktoren können nicht nur demotivieren, sie können auch schlechte Stimmungen verstärken oder fördern. Bei Farben kennt jeder warme und kalte Farben, freundliche und aggressive. Gerade kranke Menschen reagieren empfindlich auf visuelle Reize. Nutzen Sie Ihre Gestaltungsmöglichkeiten und wählen beruhigende warme Farben. Auf großen Flächen verschönern Bilder und Plakate die Wände.

Pflanzen sind immer ein Zeichen für Leben. Es ist mit wenig Aufwand verbunden, sich Gedanken darüber zu machen, wo welche Pflanzen stehen sollen. Frische Blumen erfreuen jeden, Besucher und Mitarbeiter, und können schnell zu einem eigenen Stil entwickelt werden.

Wichtig ist auch die Sauberkeit und Ordnung in der gesamten Praxis. Nur Gegenstände, die für den Praxisablauf benötigt werden sollten im Sichtbereich verbleiben. Dies signalisiert Professionalität und zeigt, dass Sie Ihre Arbeit und die Qualität ernst nehmen. Der Anmeldetresen sollte immer aufgeräumt und sauber sein, häufig benötigte Gegenstände sind griffbereit.

Gerade das Thema Ordnung und Sauberkeit muss dem Team in aller Deutlichkeit vermittelt werden:

- Wer ist für was zuständig? Beispiel: Jeder Mitarbeiter muss seinen Raum, seine Bank nach einer Behandlung aufgeräumt und sauber verlassen.
- Was geschieht, wenn die Putzfrau ausfällt?
- Wer ist für den Empfangstresen zuständig?

- Wer ist für den Warteraum zuständig?
- Was passiert in Ausnahmesituationen (Unwetter, Winterstreu, Stromausfall)?

12.4 Darf man als Therapeut verkaufen?

Sind Entscheidungen zur Praxisgestaltung oder des Logos noch nahe liegend, ist der nächste Schritt der Kommunikation schon mit der Frage verbunden, ob es denn Aufgabe von Therapeuten ist, ihre Leistungen zu verkaufen. Viele tun sich schwer mit dem Verständnis des Verkaufens. Das eigene Bild ist geprägt von dem Willen zu helfen und zu heilen. Wie sollen da kommerzielle Interessen formuliert, oder gar gezielt verfolgt werden?

Es ist selten so, dass alle Beteiligten nur darauf gewartet hätten, dass Sie endlich Ihre Praxis eröffnen. In der Regel gibt es keine Unterversorgung mit therapeutischen Praxen. Sie müssen sich am Markt durchsetzen, zum Beispiel gegenüber bereits etablierten Anbietern. Das bedeutet, Sie müssen Ihr Angebot aktiv »verkaufen«.

12.5 Art und Einsatz verschiedener Kommunikationsmittel

Businessplan

Am Anfang jedes Marketing steht das Geschäftsmodell. Dieses wird im Businessplan detailliert beschrieben. Dort ist festgelegt,

- **was** verkauft werden soll
- an **wen**
- mit welchem **Nutzen**
- **warum** der Kunde etwas kaufen sollte

Diese vier Fragen bestimmen zu jeder Zeit die Marketingstrategie. Sie sind die Grundlage für alle weiteren Entscheidungen zum Marketing. Sollten sich bei diesen vier Fragen die Schwerpunkte verändern, muss auch die Marketingstrategie neu bewertet und gegebenenfalls angepasst werden. Es wird also im Folgenden davon ausgegangen, dass bereits Klarheit über das Angebot und die Zielgruppe besteht, welchen Kundennutzen das Angebot hat, und welchen Wettbewerbsvorteil man sich gegenüber der

Konkurrenz verspricht. Damit dies nicht abstrakt bleibt werden konkrete Beispiele genannt.

Marketingziel

Zuerst einmal muss für jede Maßnahme das Marketingziel festgelegt werden. Es ist reine Geldverschwendung zum Beispiel einen beliebigen Flyer zu erstellen, ohne dass vorher klar ist, wer angesprochen werden soll und was das Ziel der Ansprache ist. Je nach Anforderung kann das Marketingziel sehr verschieden sein. Es kann beispielsweise darin bestehen, die Bekanntheit und das Image einer Praxis zu etablieren oder zu steigern (Qualität). Ein anderes Marketingziel kann sein, den Umsatz zu erhöhen, Kunden zu binden oder ein neues Angebot im Markt zu etablieren (Quantität). Je nachdem welches Ziel definiert wird, werden ganz unterschiedliche Instrumente zum Einsatz kommen.

Beispiele für Marketingziele:

- Bekanntheit steigern
- Kundenanzahl erhöhen
- Kundenbindung verstärken
- Umsatz erhöhen
- Marktanteile erhöhen
- Neues Angebot einführen

Zu jeder Zielfestlegung gehört auch eine Definition des Ausmaßes und der Zeit. Es muss vorher festgelegt werden, wie viel und in welcher Zeit das Ziel erreicht werden soll.

Beispiel:

- Bekanntheit steigern: Innerhalb von sechs Monaten sollen 50 Prozent der Angehörigen der Zielgruppe die Praxis kennen.
- Kundenanzahl erhöhen: Innerhalb von drei Monaten sollen sich 30 neue Patienten angemeldet haben.
- Kundenbindung verstärken: Innerhalb der nächsten sechs Monate soll jeder vierte angeschriebene Patient wieder in der Praxis gewesen sein.
- Umsatz erhöhen: Der Umsatz soll sich innerhalb der nächsten drei Monate um zehn Prozent erhöhen.
- Marktanteile erhöhen: Bis zum Jahresende soll der Anteil der Rezepte von 30 auf 35 Prozent gestiegen sein.

- Neues Angebot einführen: Innerhalb von vier Wochen sollen sich für die ersten beiden Kurse mindestens jeweils zehn Teilnehmer angemeldet haben.

An dieser Stelle kommt sicherlich der Einwand, dass doch häufig gar nicht absehbar sein kann, wie groß der Nutzen sein wird. Das trifft dann zu, wenn man noch neu im Markt ist und keine Zahlen hat, auf die man zurückgreifen kann. Wie soll man vorhersagen können, ob man zehn oder 20 neue Patienten erreichen wird? Darauf kommt es aber an dieser Stelle auch gar nicht an. Es geht vielmehr darum, ein Ziel zu haben um Größenordnungen festzulegen. Wenn Sie doppelt so viele Kunden erreichen, ist es sehr gut gelaufen. Wenn Sie nur die Hälfte erreichen, ist es schlecht und Sie wissen, dass Sie bei der nächsten Aktion andere Voraussetzungen haben werden. Wenn Sie aber zehnmal so viele Kunden erreichen oder nur ein Zehntel des Plans, dann haben Sie ein ernsthaftes Problem, weil Sie offenbar Ihren Markt und Ihre Kunden nicht kennen. Dann wird es sehr schwierig für Sie werden, eine passende Marketingstrategie zu entwickeln, da die Voraussetzungen nicht gegeben sind (s. o. Businessplan).

Den Erfolg einer Maßnahme messen

Wichtig ist bei jeder Aktion, den Erfolg zu messen. Dies ist nicht immer möglich. Es ist aber möglich, bereits im Vorfeld diese Messung mit einzuplanen. So sollte zum Bespiel beim Erstkontakt in der Praxis immer die Frage beantwortet werden, woher kommt der Patient? Kommt er auf Empfehlung eines Arztes (welcher?) oder eines Bekannten? Hat er Ihren Flyer gelesen? Wo hat er ihn gefunden? Oder hat er Sie in den Gelben Seiten gefunden? Oder im Internet Ihre Homepage gelesen? Diese Fragen kann man sehr einfach bei der Aufnahme einflechten, da dort bereits verschiedene andere Fragen gestellt werden. Damit werden Sie im Laufe der Zeit ein detailliertes Bild bekommen, wie neue Patienten zu Ihnen finden. Darauf können Sie dann entsprechend reagieren, indem Sie die Kontakte zu bestimmtem Ärzten intensivieren, vorhandene Patienten bei der Mund-zu-Mund-Propaganda unterstützen oder die Anzeige in den Gelben Seiten vergrößern.

Marketing-Maßnahmen

Nun, da Sie also Ihr Ziel festgelegt haben, muss geklärt werden, wie Sie es erreichen. Gerade am Anfang, aber natürlich auch später will man mit möglichst wenig Einsatz den größten Nutzen zu erzeugen.

Der Mittelpunkt aller Entscheidungen ist Kommunikation. Es reicht nicht aus, nur ein Praxisschild aufzuhängen, die Tür aufzuschließen und darauf zu warten, dass die ersten Kunden von alleine kommen werden. Die Kommunikation muss darauf ausgerichtet sein, Interesse zu wecken und letztendlich Umsatz zu generieren.

Dazu gibt es verschiedene Instrumente der Marketingkommunikation:

- Öffentlichkeitsarbeit
- Werbung
- Direktmarketing
- Onlinemarketing
- Eventmarketing

Welches Instrument eingesetzt werden soll hängt von dem jeweiligen Ziel ab. Die Zusammenstellung der einzelnen Komponenten ergibt dann den Marketing-Mix, der hoffentlich Ihre Praxis in neue Umsatzhöhen katapultieren wird.

Neue Kunden!

Das oberste Ziel für Existenzgründer lautet: Die ersten Patienten! Dazu müssen Interessenten gewonnen werden, aus denen dann die ersten Kunden werden.

Am Anfang muss der Schwerpunkt des unternehmerischen Handelns auf Neukundengewinnung liegen, später wird eine höhere Anzahl von neuen Kunden durch Mund-zu-Mund-Propaganda gewonnen werden.

Wie kann man also neue Kunden gewinnen? Sie werden jede Bezugsgruppe unterschiedlich ansprechen. Welche Bezugsgruppen es gibt und mit welchen Maßnahmen Sie diese ansprechen können, um neue Kunden zu gewinnen oder zu halten wird im Folgenden beispielhaft aufgeführt.

Ärzte

Ärzte sind Ihre wichtigsten Lieferanten, wenn Sie vorrangig Patienten mit Verordnungen behandeln. Mit der Kommunikation zu den Ärzten steht und fällt Ihre Praxis. Dies bedeutet, dass Sie kontinuierlich mit »Ihren« Ärzten kommunizieren müssen. Am Anfang stellen Sie sich persönlich vor. Lassen Sie Ihre Visitenkarten bei der Anmeldung. Kontrollieren Sie in regelmäßigen Abständen, ob noch ausreichend Visitenkarten vorhanden sind. Wenn Sie sich mit der Arzthelferin gut stellen, kann diese für Sie Visitenkarten nachfüllen oder sogar neue anfordern. Nutzen Sie Gelegenheiten, wie zum Beispiel das Erscheinen neuer Heilmittelrichtlinien, um einen Gesprächstermin mit dem Arzt zu vereinbaren. Bieten Sie ihm Hilfestellungen an bei Problemen mit Richtgrößen oder falsch ausgefüllten Rezepten. Eine stetige Kommunikation mit den Ärzten ist die Grundlage von Verordnungen. Ärzte sind Menschen, wie alle anderen auch, mit manchen ist die Kommunikation einfacher, mit anderen schwerer. Die darin investierte Zeit ist aber durch keine andere Maßnahme zu ersetzen.

Andere Einrichtungen

Apotheken, Orthopädiemechaniker oder -schuhmacher, Krankenhäuser, Kindertagesstätten, Seniorenheime, Sozialpädiatrische Zentren, Behindertenberatungsstellen, Selbsthilfegruppen, Fitnessstudios: Alle Gesundheitsanbieter in Ihrer Umgebung sollten Sie kennen. Persönliche Besuche sind immer sinnvoll. Versuchen Sie auch dort Ihre Visitenkarten zu hinterlegen. Kommen Sie regelmäßig wieder, im persönlichen Gespräch erfahren Sie am meisten und bringen ihre Praxis in Erinnerung. Wer Sie empfehlen soll, sollte Sie auch kennen, erst dann ist die Empfehlung auch glaubwürdig. Vor allem der langfristige Effekt ist mit der Zeit unbezahlbar, denn jede neue Praxis die versuchen wird in Ihrer Umgebung Fuß zu fassen, hat diesen Weg erst noch vor sich.

Tag der offenen Tür/ Eröffnungsfeier

Aktionen wie eine Eröffnungsfeier oder ein jährlich wiederkehrender »Tag der offenen Tür« sind willkommene Gelegenheiten für einmalige Marketingaktionen. Laden Sie Ärzte und andere Multiplikatoren der Umgebung ein. Schalten Sie eine Anzeige in der regionalen Presse. Bereiten Sie eine Pressemitteilung vor und laden Sie die örtliche Presse ein. Vergessen Sie nicht eine Rückrufnummer für Nachfragen anzugeben. Betonen Sie, dass Sie gerne für ein Interview zur Verfügung stehen. Verteilen Sie Einladungen an potentielle Kunden in der Nähe durch Postwurfsendungen. Schenken Sie den Besuchern sinnvolle Kleinigkeiten, die sie an Ihre Praxis erinnern: bedruckte Kugelschreiber, Notizblöcke, kleines Spielzeug, Kalender.

12.6 Werbung

Es gibt unendlich viele Formen der Werbung, der Fantasie sind keine Grenzen gesetzt. Welche der gebräuchlichsten Werbeformen bei welchem Marketingziel sinnvoll sind, werden hier beispielhaft aufgeführt:

Gelbe Seiten

Der kostenlose Eintrag ist ein »Muss«. Kostenpflichtige Einträge mit größerer Aufmerksamkeit sind oft lohnend. Versuchen Sie sich von den Anzeigen anderer Einrichtungen abzuheben, ohne aber aufdringlich zu werden. Gerade Patienten, die zum ersten Mal mit einer Therapie konfrontiert sind haben kaum Vorstellungen davon, zu welcher Praxis sie gehen sollen. Viele schauen dann in die Gelben Seiten.

Zeitungsanzeige

Eine Zeitungsanzeige ist dann besonders wirksam wenn diese mit einer Aktion verbunden ist, dem Tag der Offenen Tür etwa, einem Schnuppertag für ein neues Gerät, Vorstellung der neuen Räume, etc.

Prospekte, Flyer

Einen Flyer können Sie jederzeit gezielt verteilen. Es kann durchaus sinnvoll sein zwei verschiedene Versionen zu erstellen: einen kostengünstigen einfarbigen Flyer, der im Copyshop kopiert werden kann und einen aufwändigeren, der farbig von der Druckerei erstellt wird. Die kostengünstigen können Sie an alle Haushalte in der näheren Umgebung verteilen oder als Handzettel bei Veranstaltungen in Ihrem Einzugsgebiet. Die farbigen legen Sie vielleicht in der Praxis aus, damit zufriedene Patienten Sie weiterempfehlen oder wieder kommen.

Außerdem verwenden Sie Flyer, um sie bei »strategisch« wichtigen Multiplikatoren auszulegen, wie zum Beispiel Kindertagesstätten, Seniorenheimen, Gesundheitsamt, Schwimmbädern, Volkshochschulen, Grundschulen, Fitnesscentern. Vielleicht auch im Wartezimmer eines wohlwollenden Arztes?

Anzeige in Stadtteilzeitungen

Diese Anzeigen sind meist kostengünstig und mit wenig Aufwand zu platzieren. Empfehlenswert ist die Schaltung über einen längeren Zeitraum. Sie erreichen damit eine breite Zielgruppenstreuung in Ihrer Region. Vergessen Sie nicht nachzufragen (s. oben), wie Ihre Patienten Sie gefunden haben!

12.7 Direktmarketing

Mit Direktmarketing bezeichnet man die direkte und individuelle Ansprache potentieller Kunden. Die Kommunikationsmittel sind in der Regel Post, Telefon oder E-Mail. Diese Form des Marketing ist meist kostenintensiver und aufwändiger, da nur mit qualifizierten Adressen eine sinnvolle Ansprache möglich ist. Trotzdem kann auch diese Form sinnvoll sein, zum Beispiel um Patienten zum Geburtstag eine Karte zu schicken. Voraussetzung ist die Erfassung und Pflege aller relevanten Daten. Der Aufwand Adressen aktuell zu halten und individuelle Anschreiben zu erstellen ist nur mit entsprechender Software sinnvoll zu bewerkstelligen.

Der einfachste Einstieg in das Direktmarketing gelingt mit bekannten Patienten. Sammeln Sie deshalb von jedem Patienten alle relevanten Daten. Neben der Anschrift und Telefonnummer sind das auch Angaben, von denen Sie derzeit vielleicht meinen, dass sie unnötig sind. Das sind z. B.:

- E-Mail-Adresse (Einfacher, schneller und kostengünstiger können Sie Ihre Patienten nicht erreichen)
- Mobilfunknummer
- Geburtstag
- Individuelle Daten, wie z. B. nächste OP (danach wird er wieder eine Therapie benötigen!)

12.8 Online-Marketing

Eine Internetseite ist schnell und kostengünstig einzurichten. Sie wird in erster Linie der Darstellung Ihrer Praxis dienen. Interessierte Patienten, Kollegen und Ärzte können schnell und einfach Ihr Angebot kennen lernen. Auch eine Wegbeschreibung oder vielleicht sogar die Möglichkeit der Terminbestellung kann eine Internetseite bieten.

12.9 Mund-zu-Mund-Marketing

Mit der Zeit wird Ihre Praxis in der Region bekannter werden. Ihre Patienten werden den Ärzten Rückmeldung geben, sie werden anderen Freunden und Nachbarn von Ihnen erzählen. Sind diese Berichte positiv, werden sich neue Patienten anmelden und die früheren Patienten werden wiederkehren – sie werden zu Stammpatienten. Unterschätzen Sie nicht die fatalen Auswirkungen negativer Berichte. Statistisch wird elfmal so häufig über negative Erfahrungen als über positive Erfahrungen berichtet. Und schlimmer noch: negative Berichte werden auch aufmerksamer wahrgenommen.

Sie kennen sicherlich die Situation: Wenn Sie mit dem Service oder der Küche eines Restaurants unzufrieden sind, werden Sie sich häufig am Ende des Besuchs nicht beschweren. Sie bezahlen freundlich – und gehen nie wieder dorthin. Und um es noch schlimmer zu machen: Sie werden Bekannten erzählen, dass Sie dort nicht mehr hingehen werden. Wenn mehrere Kunden dieses Restaurants so wie Sie handeln ist das baldige Ende des Betriebes sicher. Dann gibt es andere Restaurants von denen Sie wissen, dass Sie dort ohne eine rechtzeitige Reservierung keinen Platz bekommen werden. Das Geheimnis ist positive bzw. negative Mund-zu-Mund-Werbung. Anscheinend hat das jeweilige Restaurant darauf keinen Einfluss, da die Kunden sich gegenseitig unabhängig berichten. Weit gefehlt! Jeder Betrieb kann positive oder negative Erfahrungen beeinflussen und verstärken. Gerade in einem Dienstleistungsbetrieb, der auf persönlichen Erfahrungen beruht sind persönliche Berichte die wichtigsten Werbeträger.

Es gibt also zwei Ziele: Schlechte Berichte verhindern und positive fördern.

Wenn ein Patient (Kunde) zu Ihnen in die Praxis kommt und Sie die Erwartungen erfüllen, wird er deshalb von sich aus niemandem davon berichten. Warum auch, es ist nichts Besonderes vorgefallen. Wenn seine Erwartungen enttäuscht werden, können Sie aber sicher sein, dass er dies bei der nächsten Gelegenheit Nachbarn und Freunden erzählen wird.

Wann aber wird er positiv berichten? Wenn er überrascht wird, also wenn er mehr bekommt als er erwartet hat. Das also muss Ihr Ziel sein. Schauen Sie sich an, wie die Konkurrenz arbeitet und machen Sie es besser. Schaffen Sie zusätzliche Erlebnisse, die der Kunde nicht erwartet. Das können Kleinigkeiten sein, wie zum Beispiel ein Wasserspender im Wartezimmer. Oder eine besonders aufmerksame Betreuung von Kleinkindern, die warten müssen. Oder eine Rezeptionsfachkraft, die jeden Patienten persönlich und mit Namen begrüßt. Oder eine gute Organisation, sodass keine Wartezeiten entstehen. Wichtig ist, dass Sie ein Gefühl dafür bekommen, was der Kunde erwartet und was Sie besser machen können als die Konkurrenz. **Übertreffen Sie die Erwartungen** und dieser Kunde wird Sie weiter empfehlen.

Aber nicht immer gelingt es. Es gibt Kunden, die haben immer etwas zu meckern. Kunden die sich beschweren sind wichtige Kunden! Denn diese Kunden geben Ihnen eine Rückmeldung, was Sie verbessern müssen. Nur vier Prozent aller unzufriedenen Kunden beschweren sich. Die anderen sagen nichts, kommen nie wieder und reden schlecht über Sie. Wenn sich Kunden beschweren ist das für Sie eine doppelte Chance: Zum einen etwas zu verbessern, und zum anderen aus diesem Kunden einen zufriedenen Kunden zu machen. Dazu gibt es eine oft erzählte Geschichte:

Eine wütende Kundin kommt mit einem Satz Autoreifen zu einem Reifenhändler und beschwert sich, dass die Reifen völlig unbrauchbar seien. Der Händler entschuldigt sich vielmals, nimmt die Reifen zurück und gibt der Frau einen Satz neuer Reifen und hilft ihr die Reifen aufzuziehen. Ende der Geschichte. Was ist an dieser Begebenheit besonders? Die Reifen hatte die Frau gar nicht bei dieser Firma gekauft! Das Ergebnis aber ist, dass diese Frau immer diese Firma empfehlen wird. Die Mitarbeiter erleben die eigene Firma als zuverlässig und freuen sich über eine zufriedene Kundin. Und diese Kundin wird die nächsten Reifen bei keiner anderen Firma kaufen, selbst Multiplikator werden und so positive Mund-zu-Mund-Werbung machen.

Wenn sich Kunden bei Ihnen beschweren, gilt der Grundsatz: Der Kunde hat immer Recht! Versuchen Sie die Beschwerde ernst zu nehmen und den Kunden zufrieden zu stellen – unabhängig davon ob er Recht hat oder nicht (siehe oben). Das wird nicht immer gelingen, denn es wird auch Menschen geben, bei denen man froh ist, wenn man mit ihnen nichts mehr zu tun hat. Aber üblicherweise wird es unzufriedene Kunden geben, die man mit gutem Willen zufrieden stellen kann. Oft hilft auch, wenn eine andere Person sich des Kunden annimmt. Schaffen Sie eine unerwartete Erfahrung. Eine Patientin, die sich beschwert und daraufhin mehr erhält, als sie erwartet wird positiv von Ihrer Praxis berichten. Es gibt eine positive Mund-zu-Mund-Propaganda und (was noch viel wichtiger ist), Sie haben verhindert, dass schlecht über Ihr Unternehmen geredet wird.

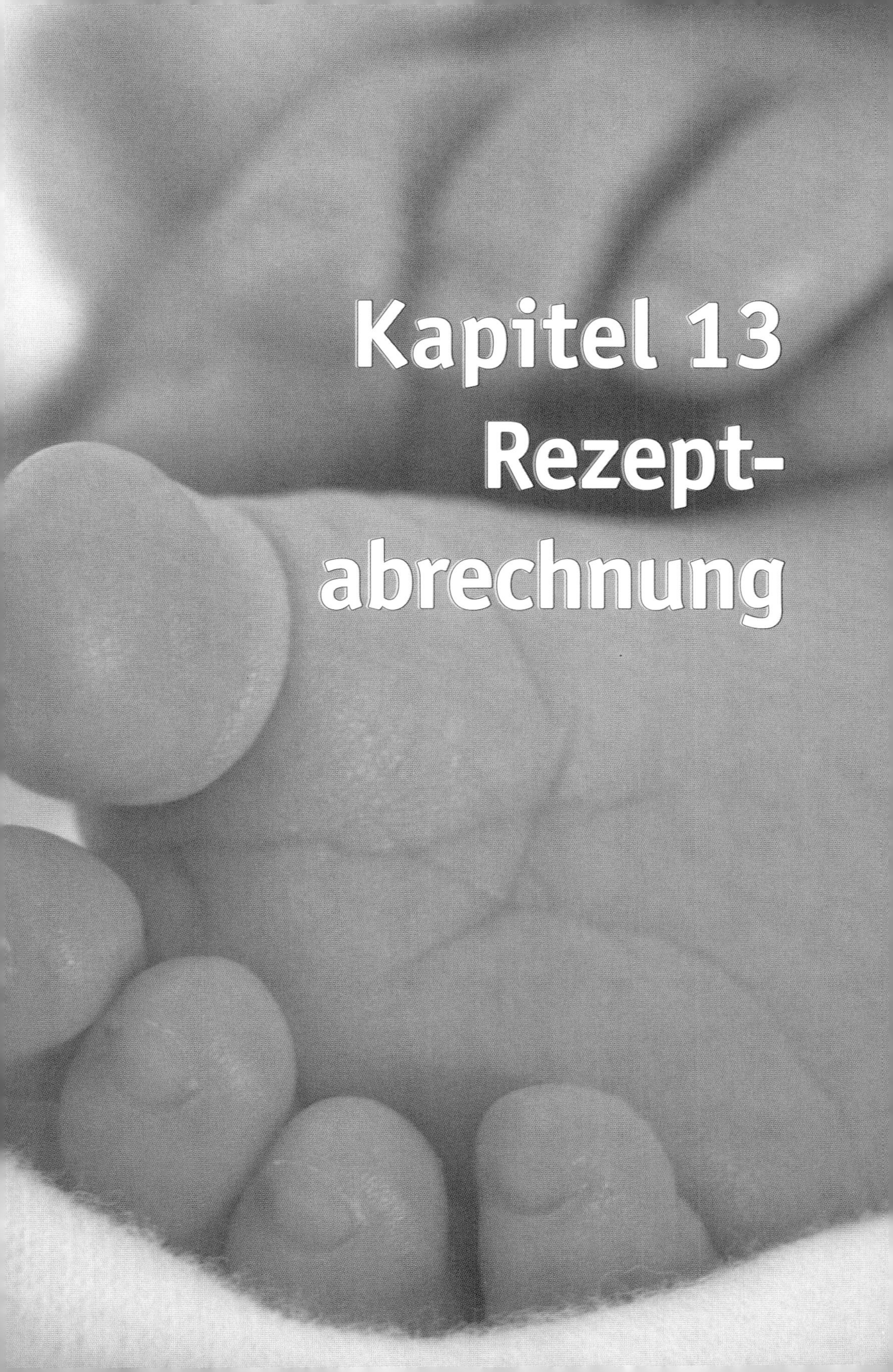

Kapitel 13 Rezept-abrechnung

KAPITEL 13: Rezeptabrechnung

Jede ärztliche Verordnung muss nach Beendigung der Behandlung abgerechnet werden. Dabei muss unterschieden werden, mit wem die Leistung abgerechnet wird. Bereits anhand des Rezeptformulars wird dies deutlich, drei mögliche Partner kommen in Betracht: Die gesetzliche Krankenkasse des Patienten, die Unfallversicherung des Patienten, der Patient selbst (Privatrezept). Alle drei Abrechnungsvarianten werden in diesem Kapitel vorgestellt.

Die Begriffe »Verordnung«, »ärztliche Verordnung« oder »Rezept« meinen alle dasselbe: Die Verordnung des Arztes auf einem Rezeptformular.

13.1 Rezepte von gesetzlichen Krankenkassen

Die Abrechnung mit den gesetzlichen Krankenkassen ist im Regelfall der mit Abstand größte Posten in einer kassenzugelassenen Heilmittelpraxis. Sie erfolgt aufgrund des Rahmenvertrags und § 302 SGB V. Dort wird detailliert beschrieben, welche Anforderungen an das Rezept und die Abrechnung gestellt werden.

Die gesetzlichen Krankenkassen sind in sechs verschiedenen **Kassengruppen** organisiert: AOK, BKK, IKK, LKK, Knappschaft, auch Primärkassen genannt und die Ersatzkassen, vertreten durch den Verband der Ersatzkassen (vdek). Jede gesetzliche Krankenkasse gehört einer dieser Kassengruppen an. Die Modalitäten sind für alle Kassengruppen dem Grunde nach gleich, kleine Unterschiede gibt es nur manchmal in regionalen Bestimmungen.

Die Behandlungs- und Abrechnungsmodalitäten sind in **Rahmenverträgen** vereinbart, die vom Praxisinhaber bei der Zulassung unterschrieben wurden. Rahmenverträge regeln die Beziehung zwischen gesetzlicher Krankenkasse und Therapeut. Dort ist u. a. aufgeführt, wann und wie ein Versicherter einer Kasse behandelt werden muss, welche Voraussetzungen an die Verordnung gestellt, und wie die Leistungen abgerechnet werden. Primär- und Ersatzkassen haben jeweils eigene Rahmenverträge, sie unterscheiden sich aber nur marginal.

Als Anhang zum Rahmenvertrag ist das Leistungsverzeichnis aufgeführt. Dort wird geregelt, welche Therapien vergütet werden und die Dauer dieser Therapien. In einem weiteren Anhang sind die Vergütungslisten (Preislisten) aufgeführt, die in Abständen neu verhandelt werden.

Der Therapeut rechnet **mit jeder einzelnen Krankenkasse** einmal im Monat direkt ab.

Die Verordnung des Arztes geschieht aufgrund der Heilmittelrichtlinien (HMR). Im dazugehörenden Heilmittelkatalog (HMK) ist für jede Indikation die entsprechende Therapie aufgeführt. Der Arzt muss sich in seiner Verordnung nach den HMR richten. Diese Verordnung erfolgt auf einem Formular. Da die Abrechnung eng an das Formular geknüpft ist, wird im Folgenden das Rezeptformular erläutert und anhand dieses Formulars gezeigt, auf welche Gegebenheiten geachtet werden muss.

Da es durchaus sein kann, dass in einem Monat hundert und mehr Rezepte abgerechnet werden, sollte auf die korrekte und effiziente Rezeptabrechnung mit den Krankenkassen geachtet werden. Es sind einige sehr wichtige Dinge zu beachten, da sonst die Kassen die Kosten nicht erstatten.

13.2 Das Rezeptformular

Die Heilmittelverordnungen für Mitglieder von gesetzlichen Krankenkassen werden vom Arzt immer auf einem dafür vorgesehenen Formular ausgestellt (Physiotherapie: Formular 13, Ergotherapie: Formular 18, Logopädie: Formular 14).

Das Verordnungsformular besteht aus einem Blatt. Der Arzt füllt die Vorderseite aus und händigt sie dem Patienten aus.

Erscheint der Patient mit dem Rezept in der Praxis, ist zu prüfen, ob das Rezept alle Angaben enthält, die notwendig sind, um eine Behandlung durchzuführen. Welche Angaben das sind, ergibt sich aus dem Rahmenvertrag der betreffenden

Kassengruppe. Diese können sich regional durchaus unterscheiden. In alten Rahmenverträgen aus den 90er Jahren genügten beispielsweise sehr viel weniger Angaben als in den neuen Rahmenverträgen ab 2002. Ist ein Rezept nicht vollständig ausgefüllt, darf die Behandlung nicht begonnen werden. Man sollte dann mit dem Arzt in Verbindung treten und die fehlerhaften Angaben ergänzen oder berichtigen lassen. Unvollständige Rezepte braucht die Kasse nicht zu erstatten – man hätte schlimmstenfalls also umsonst gearbeitet!

Die gesetzlichen Krankenkassen lasten immer häufiger auch inhaltlich unkorrekt ausgestellte Verordnungen den abrechnenden Therapeuten an. Sie verweigern dann die Zahlung, wenn die Regelungen der HMR nicht eingehalten wurden. Unterstützt wird das Vorgehen der Kassen durch eine am 1.Juli 2008 in Kraft getretene Änderung des SGB V. Dort ist nun festgelegt, dass für alle Leistungserbringer die Beschlüsse des Gemeinsamen Bundesausschusses (GBA) verbindlich sind. Zu den GBA-Beschlüssen zählen eben auch die HMR.

13.3 Bestandteile des Rezepts

Patientenangaben

Alle Patientenangaben der auf der Versichertenkarte gespeicherten Daten sind im Kopf des Rezeptes eingetragen: Name, Kasse des Versicherten, Versichertennummer. Sollte die Versichertennummer nicht eingetragen sein, muss Geburtsdatum, Anschrift des Patienten eingetragen sein. Außerdem wird das IK der Krankenkasse benötigt. Die Versichertenkarte des Patienten darf bis zum Ende der Behandlungsserie nicht abgelaufen sein.

Zuzahlungsbefreiung

Der Arzt muss ankreuzen, ob der Patient von der Zuzahlung befreit ist oder nicht. Ist kein Kreuzchen eingetragen und der Patient behauptet befreit zu sein, gibt es unterschiedliche Regelungen je Kassengruppe. Wer sicher gehen will, lässt sich vom Patienten die Befreiungsbescheinigung geben, kopiert diese und legt sie der Verordnung bei.

Kinder und Jugendliche unter 18 Jahren sind grundsätzlich von der Zuzahlung befreit.

Ausstellungsdatum

Das Ausstellungsdatum des Rezeptes muss vom Arzt ausgefüllt sein, es darf nicht in der Zukunft liegen.

Therapiebericht

Hat der Arzt angekreuzt, dass ein Therapiebericht gewünscht ist, so ist dieser nach Abschluss der Behandlung zu erstellen, dem Arzt zuzustellen und mit der Kasse abzurechnen.

Beginn der Therapie

Wird vom verordnenden Arzt hier kein Datum eingetragen, muss die Therapie innerhalb von zehn Tagen (Ergotherapie, Logopädie: 14 Tagen) nach Ausstellungsdatum der Verordnung beginnen. Wird die Behandlung nicht innerhalb dieser Frist begonnen, verfällt die Verordnung. Einige Kassen gewähren Ausnahmen, wie z. B. bei Urlaub oder Krankheit.

Hausbesuch

Der Arzt kann bestimmen, dass die Therapie in der Wohnung des Patienten als »Hausbesuch« durchgeführt wird. Das ist nur dann zulässig, wenn der Patient aus medizinischen Gründen den Therapeuten nicht aufsuchen kann bzw. wenn zwingende medizinische Gründe vorliegen. Behandlungen in Kindergärten oder Schulen werden nicht als medizinisch notwendiger Hausbesuch anerkannt, da die Patienten auch in die Praxis kommen könnten. Da dies aber häufig mit unvertretbarem Aufwand für die Angehörigen verbunden ist, lohnt es sich, gemeinsam mit der Kasse eine einvernehmliche Lösung zu finden.

Regelfall, Folge der Verordnungen

Eine Verordnung, die den Vorgaben des HMK entspricht ist eine »Verordnung nach Maßgabe des HMK (Regelfall)«. Verordnet der Arzt Therapien außerhalb des HMK, muss er dies begründen, dies ist dann eine »Verordnung außerhalb des Regelfalls«.

Es muss angekreuzt sein, ob es sich entweder um einen Regelfall (Erst- oder Folge-Verordnung) oder um eine Verordnung außerhalb des Regelfalls handelt. Eine Verordnung ist immer entweder ein Regelfall oder außerhalb des Regelfalls (aber nur eines von beiden!). Ist die Verordnung ein Regelfall darf nur ein Kreuzchen bei Erst- oder Folge-Verordnung vermerkt sein.

Verordnung nach Maßgabe des Kataloges (Regelfall)

Eine Regel-Verordnung ist entweder eine Erst- oder eine Folge-Verordnung. Die Reihenfolge ist einzuhalten.

Eine Erst-Verordnung wird ausgestellt, wenn der Patient innerhalb der letzten zwölf Wochen nicht bereits aufgrund derselben Indikation therapiert worden ist. Sind seit der letzten Behandlung des Patienten mindestens zwölf Wochen vergangen kann eine neue Erst-Verordnung ausgestellt werden.

Eine Folge-Verordnung kann ausgestellt werden, wenn der HMK bei der entsprechenden Indikation eine Folge-Verordnung vorsieht. Ist das nicht der Fall, muss das Feld »Verordnung außerhalb d. Regelfalls« angekreuzt sein. Außerdem muss eine medizinische Begründung angegeben sein. Dieses Rezept ist dann vor Behandlungsbeginn von der Krankenkasse zu genehmigen (siehe auch den nächsten Absatz).

Verordnungen außerhalb des Regelfalles

Der Arzt kann abweichend von den Vorgaben des Heilmittelkataloges andere verordnungsfähige Heilmittel oder weitere Folgeverordnungen verordnen, wenn das Therapieziel mit den Verordnungen im Regelfall nicht zu erreichen ist. Für diese Verordnungen außerhalb des Regelfalles muss der Arzt jedoch eine medizinische Begründung angeben, ggf. mit einer prognostischen Einschätzung. Diese begründungspflichtigen Verordnungen müssen vor Beginn bzw. Fortsetzung der Therapie der zuständigen Krankenkasse zur Genehmigung vorgelegt werden. Manche Kassen verzichten auf diese Genehmigung, die Behandlung kann in diesem Fall ohne Genehmigung durchgeführt werden. Welche Kassen auf diese Genehmigung verzichten finden Sie im Internetcode am Ende des Kapitels. Die Verordnung kann durch den Arzt, den Therapeuten, den Patienten oder einen Beauftragten vorgelegt werden.

Gruppentherapie

Nach Maßgabe der Heilmittelrichtlinien können einige Heilmittel sowohl als Einzel- als auch als Gruppentherapie verordnet werden. Sind bei einer Behandlung gerade gruppendynamische

Effekte gewünscht, kann der Arzt, auch im Sinne des Wirtschaftlichkeitsgebots, Gruppentherapie verordnen, sofern nicht Einzeltherapie aus medizinischen Gründen geboten ist. Kann eine verordnete Gruppentherapie nicht durchgeführt werden, ist der Arzt zu informieren und die Änderung auf der Verordnung zu begründen.

Verordnungsmenge

Der Arzt richtet sich bei der Angabe der Behandlungsanzahl pro Verordnung nach den Maßgaben im HMK. Je nach Art der Verordnung (Erst-, Folgeverordnung) kann diese Menge variieren. Bei Verordnungen außerhalb des Regelfalls muss der Arzt die Verordnungsmenge selbst festlegen. Eine Menge muss also in jedem Fall eingetragen sein.

Der Arzt kann auch **Doppelbehandlungen** verordnen, damit sind in der Regel Behandlungen gemeint, die doppelt so lange wie eine normale Behandlung stattfinden sollen. Diese dürfen die im HMK vorgesehene Anzahl aber nicht überschreiten. Beispiel: Laut HMK sind zehn Behandlungen vorgesehen. Der Arzt kann diese auch als fünf Doppelbehandlungen verordnen.

Heilmittel nach Maßgabe des Kataloges

Hier sind die Heilmittel mit den dazugehörigen Indikationsschlüsseln aufgeführt, wie sie im Heilmittelkatalog stehen. Dies ist das Heilmittel oder »D1« (Heilmittelkombination).

Therapiefrequenz

Der verordnende Arzt muss die Anzahl der Therapieeinheiten pro Woche vorgeben. Kann die Therapiefrequenz nicht eingehalten werden, ist Rücksprache mit dem verordnenden Arzt zu halten und dies auf der Rückseite entsprechend einzutragen. Zwischen zwei Behandlungsterminen dürfen nicht mehr als zehn Tage liegen.

Diagnose und Leitsymptomatik, Befunde

Die Indikation für die Verordnung von Heilmitteln ergibt sich aus der Diagnose und der dabei auftretenden Leitsymptomatik (Schädigung/ Funktionsstörung). Die Leitsymptomatik und das hiermit einhergehende Therapieziel sind die entscheidenden

Kriterien für die Auswahl der zu verordnenden Heilmittel. Diagnose und Leitsymptomatik müssen im Regelfall eingetragen sein, ebenso der Indikationsschlüssel laut HMK.

Spezifizierung der Therapieziele

Gehen die Therapieziele im konkreten Einzelfall nicht eindeutig aus der Indikation des Heilmittelkataloges hervor, so kann der Arzt hier diese Ziele näher erläutern.

Bei einer Reihe von Diagnosen regt die Richtlinie als besonderen Hinweis an, den Patienten in die eigenständige Ausführung eines Übungsprogramms einzuweisen. Dieses Ziel sollte bei diesen Diagnosen immer auch vom Therapeuten verfolgt werden. Soweit einem Ziel im konkreten Fall aus Sicht des verordnenden Arztes besonderes Gewicht zukommt, sollte der Arzt eine entsprechende Anweisung an den Therapeuten auf der Verordnung vermerken, z. B. in der Zeile »Ggf. Spezifizierung der Therapieziele«.

Stempel und Unterschrift des Arztes

Diese müssen für eine gültige Verordnung ebenfalls vorhanden sein.

13.4 Zusammenfassung

Vor Behandlungsbeginn

Eine Verordnung muss auf folgende Angaben vor Behandlungsbeginn geprüft werden:

Vollständigkeit

- Alle Patientenangaben
- Kreuzchen ob gebührenbefreit oder nicht
- Ausstellungsdatum
- Kreuzchen ob Verordnung Regelfall (Erst- oder Folge-Verordnung) oder außerhalb des Regelfalls
- Kreuzchen ob Hausbesuch oder nicht
- Anzahl der Verordnungsmenge
- Diagnose mit mindestens einer Leitsymptomatik (nach HMK)

- Heilmittel oder »D1« mit Frequenz
- Stempel und Unterschrift des Arztes

Richtigkeit

- Die Versichertenkarte des Patienten darf bis zum Ende der Behandlungsserie nicht abgelaufen sein.
- Wurde vom Arzt Gruppentherapie verordnet und diese kann nicht durchgeführt werden, muss Rücksprache mit dem Arzt gehalten werden und die Änderung auf Einzeltherapie auf der Rückseite eingetragen werden.
- Wurde vom Arzt eine Frequenz eingetragen und diese kann so nicht durchgeführt werden, muss Rücksprache mit dem Arzt gehalten werden und die Änderung der Frequenz auf der Rückseite eingetragen werden.

Behandlungsbeginn

- Wenn ein Datum für den Behandlungsbeginn eingetragen ist, muss die erste Behandlung spätestens an diesem Tag stattfinden.
- Wenn kein Behandlungsbeginn eingetragen ist, muss die erste Behandlung spätestens zehn Kalendertage nach Ausstellungsdatum stattfinden.

Hausbesuch

- Ein evtl. verordneter Hausbesuch muss medizinisch begründet sein.

Verordnungsmenge

- Die Anzahl der verordneten Behandlungen darf die maximale Anzahl der Behandlungen nach dem HMK nicht überschreiten. Dabei ist auf die Rezeptfolge zu achten (Erst- oder Folge-Verordnung).

Patientenhistorie

Wenn der Patient in den letzten Monaten bereits mit derselben Diagnose in Behandlung war, muss das vorliegende Rezept der Rezeptreihenfolge entsprechen: Erst- und dann Folge-Verordnung.

Bei Erst-VO

Wenn der Patient mit derselben Diagnose bereits in Behandlung war, müssen zwischen der letzten Behandlung und der ersten Behandlung des vorliegenden Rezepts mindestens zwölf Wochen liegen.

Bei Folge-Verordnung

Für die aufgeführte Diagnose muss im HMK diese Folge-Verordnung vorgesehen sein. (Bei einigen Diagnosen ist keine Folge-Verordnung vorgesehen.)

Bei standardisierter Heilmittelkombination D1

Für die aufgeführte Diagnose muss im HMK eine standardisierte Heilmittelkombinations-Verordnung vorgesehen sein.

Die Gesamtanzahl der Behandlungen der Verordnungen darf insgesamt zehn nicht überschreiten (Erst- + Folge-Verordnung).

Bei Verordnung außerhalb des Regelfalls

Die medizinische Begründung muss eingetragen sein.

Die Krankenkasse muss diese Verordnung genehmigt haben (Rückseite der Verordnung). Bis zum Eingang der Genehmigung bzw. Ablehnung dürfen Sie den Patienten bereits behandeln. Wenn die Kasse auf die Genehmigung verzichtet, muss keine Genehmigung eingeholt werden.

Aus den meisten Rahmenverträgen geht zwar hervor, dass kassenzugelassene Therapeuten die ihnen vorgelegten Verordnungen nicht auf Kompatibilität mit dem HMK prüfen müssen. Die gesetzlichen Regelungen des SGB V jedoch schreiben seit Juli 2008 eine Prüfung vor (siehe weiter oben). Krankenkassen verweigern vermehrt die Zahlung der entsprechenden Rechnungsbeträge, wenn die Vorgaben des Kataloges nicht korrekt eingehalten wurden. In Baden-Württemberg ist ein Rechtsstreit zu dieser Problematik anhängig, der wohl bis zum Bundessozialgericht führen wird. Statt sich in eine rechtliche Auseinandersetzung mit ungewissem Ausgang zu begeben, erscheint es sinnvoller, auf die Richtigkeit der Verordnungen zu achten. Zum Einen braucht man nicht um sein Geld zu bangen, zum Anderen bieten »falsch« ausgefüllte Rezepte gute Gelegenheiten, die Kommunikation mit den Ärzten zu pflegen.

Bearbeitung des Rezeptformulars während der Behandlung

Zuzahlung

Ist der Patient nicht von der Gebühr befreit, muss die Praxis die Zuzahlung des Patienten einziehen. Diese beläuft sich auf zehn Euro zuzüglich zehn Prozent des Einzelpreises (mit Ausnahme einiger Positionen) multipliziert mit der Anzahl der Behandlungen. Es kann vorkommen, dass eine evtl. Zuahlungsbefreiung während der Behandlung eines Rezepts entfällt, z. B. weil der Patient 18 Jahre alt wird oder ein neues Jahr beginnt. Die Zuzahlung muss dann anteilig berechnet werden. Die zehn Euro werden bei der ersten Behandlung fällig, die zehn Prozent jeweils bei jeder Behandlung.

Unterschrift des Patienten

Auf der Rückseite der Verordnung muss der Patient den Empfang der Leistung je Behandlungstermin bestätigen. Das Blatt wird Bestandteil der Abrechnung des Leistungserbringers.

Fristen beachten!

Das Rezept enthält ein Ausstellungsdatum des Arztes. Außerdem ist auf der Vorderseite ein Eintrag vorgesehen: »Behandlungsbeginn spätestens am:«. Ist kein Datum für den Behandlungsbeginn fixiert, muss die erste Behandlung spätestens zehn Tage nach Ausstellungsdatum begonnen werden. Ist ein Datum eingetragen, muss dieses eingehalten werden.

Sollte es ein Problem mit der Frist zum Beginn der Therapie geben, kann der Arzt dies berücksichtigen, indem er ein Datum in das Feld »Behandlungsbeginn am« einträgt.

Ein Rezept darf nicht länger als zehn Tage unterbrochen werden. Alle Behandlungen, die danach stattfinden würden, muss die Kasse nicht vergüten. Abhängig vom Rahmenvertrag sind Ausnahmen bei Urlaub, Krankheit oder bei therapeutisch indizierter Unterbrechung möglich, die dann dokumentiert werden müssen. Der Rahmenvertrag mit den Ersatzkassen zählt alle Ausnahmefälle auf:

> *»Therapeutisch indizierte Behandlungsunterbrechung in Abstimmung mit dem verordnenden Arzt (T), Krankheit des Patienten/Therapeuten (K) und Ferien bzw. Urlaub des Patienten/Therapeuten (F). Der zugelassene Leistungserbringer begründet der Krankenkasse die Überschreitung der Zeitinter-*

valle mit den vorgenannten Buchstaben (T, F und K) unter Hinzufügung des Datums und des Handzeichens auf dem Verordnungsblatt.«

Dokumentation
Abhängig vom Rahmenvertrag muss zu jeder Behandlung eine Verlaufsdokumentation geführt werden.

Auszug aus dem vdek-Rahmenvertrag für Physiotherapeuten:

»Im Interesse einer effektiven und effizienten physiotherapeutischen Behandlung wird eine Verlaufsdokumentation geführt. Sie erfolgt je Behandlungseinheit und umfasst die im einzelnen erbrachte Leistung, die Reaktion des Patienten und ggf. Besonderheiten bei der Durchführung.«

Nach Abschluss der Behandlung

Auf der Vorderseite des Rezepts werden rechts oben die IK-Nummer der Praxis, die Zuzahlung und die Heilmittelpositionsnummer mit der jeweiligen Anzahl eingetragen. Der zugelassene Therapeut unterschreibt auf der Rückseite das Rezept.

Das Rezept wird zur Abrechnung an die Krankenkasse eingereicht.

13.5 Abrechnung der Rezepte

Die Abrechnung kann der Therapeut selbst erstellen oder diese Aufgabe einer Abrechnungsstelle übertragen. Diese nimmt alle Rezepte entgegen, rechnet sie mit den Krankenkassen ab und überweist den Rechnungsbetrag an die Praxis. Für diese Leistung behält sie einen Anteil ein, in der Regel sind das ein bis zwei Prozent der Abrechnungssumme. Je schneller Sie Ihr Geld auf dem Konto haben wollen, desto mehr müssen Sie an die Abrechnungsstelle bezahlen.

Selbst abrechnen: Maschinenlesbare Abrechnung
Wer selbst mit den Kassen abrechnet, verwendet dafür sinnvollerweise eine **Software**, die ihm dabei behilflich ist. Auf dem Markt gibt es verschiedene bewährte Anbieter. Die Rezeptdaten werden in den Computer eingegeben, wobei die Software dabei meist Hilfestellungen bietet. Die Software erstellt aus den

eingegebenen Daten alle Abrechnungsunterlagen, sowie ggf. Disketten bzw. E-Mails, die zur Abrechnung notwendig sind.

Die Software bietet meist weitere sinnvolle Funktionen zur Praxisverwaltung, wie z. B. Terminplanung, Buchhaltung, Mitarbeiterabrechnung und vieles mehr.

Die Kassen erstatten den Abrechnungsbetrag im Regelfall innerhalb von zwei Wochen. Sie sind dazu aufgrund der Rahmenverträge auch verpflichtet.

13.6 Rezepte von Unfallversicherungsträgern

Unfallversicherungsträger sind keine gesetzlichen Krankenkassen, sie verwenden eigene Rezeptformulare. Im Regelfall sind dies Berufsgenossenschaften (BG), deshalb nennen wir sie im folgenden Kapitel so. Wer Patienten mit BG-Rezepten behandeln möchte, muss eine BG-Zulassung besitzen.

siehe auch: Kapitel »Zulassung«, S. 64.

BG-Rezepte unterliegen nicht den Heilmittelrichtlinien und damit auch nicht den Bestimmungen des Heilmittelkatalogs. Deshalb ist die Bearbeitung der Rezepte weniger aufwändig als bei den gesetzlichen Krankenkassen.

Unfallarzt

BG-Rezepte werden von Ärzten für besondere Heilbehandlungen (H-Ärzten) oder Durchgangsärzten (D-Ärzten) ausgestellt. Ob der Arzt eine BG-Zulassung besitzt, geht im Zweifelsfall aus dem Stempel hervor, sonst kann eine Nachfrage beim Arzt oder dem Unfallversicherungsträger Klarheit schaffen.

Vollständig

Ein BG-Rezept ist vollständig, wenn der Wille des Arztes erkennbar ist. Dazu sollten alle dafür notwendigen Angaben zum Patienten, dem Unfall und der Therapie vorhanden sein.

Zeitintervalle

Die Systematik der BG-Behandlungen unterscheidet sich etwas von der der gesetzlichen Krankenkassen. Während bei den gesetzlichen Krankenkassen in der Leistungsbeschreibung (Anhang zum Rahmenvertrag) die Regelbehandlungszeit aufgeführt ist, gibt es bei der BG ein Zeitintervall von zehn Minuten. Für jede Position ist dann eine Regelanzahl von Intervallen vorgegeben. Beispiel: Krankengymnastik: zwei Zeitintervalle, das bedeutet also 20 Minuten Behandlungszeit.

Rezeptformular

Dies ist ein weißes DIN A 4 Formular. Nur diese Formulare sind gültig. Sind auf dem Formular keine Zeitintervalle angegeben, gelten die Intervalle wie sie in der Gebührenliste angegeben sind.

BG-Patienten entrichten keine Zuzahlung.

Abrechnung

Die Abrechnung erfolgt patientenbezogen direkt mit der jeweiligen BG. Die Abrechnung kann eine Abrechnungsstelle übernehmen oder mittels Software erstellt werden. Es gibt keine maschinenlesbare Abrechnung (MLA).

13.7 Privatpatienten

Die Behandlung eines Patienten, der bei der gesetzlichen Krankenkasse versichert ist, erfolgt aufgrund des Vertrages zwischen Praxis und Krankenkasse. Bei Privatpatienten ist dies nicht der Fall. Die Behandlung von Privatpatienten erfolgt aufgrund eines Vertrages zwischen Praxis und Patient. Je klarer dieser Punkt im Selbstverständnis aller Beteiligten ist, desto weniger Missverständnisse gibt es im späteren Verhältnis.

Ein spezielles Rezeptformular ist hier nicht vorgegeben. Heilmittelrichtlinien und -katalog gelten nicht. Das Vertragsverhältnis besteht zwischen Patient und Praxis.

Privatversicherung

Privatpatienten bezahlen ihre Behandlungen selbst. Abhängig davon, ob und wie sie versichert sind, bekommen sie dann teilweise oder vollständig diese Kosten von ihrer Versicherung erstattet. Diese Versicherung kann ganz unterschiedlich und vielfältig gestaltet sein.

Beispiele von Privatversicherungen:

- Die Versicherung erstattet 80 Prozent der Heilbehandlung.
- Die Versicherung erstattet den regional gültigen AOK-Satz.

- Der Versicherte zahlt bis zu jährlich 1000 € selber, alles darüber hinaus gehende erstattet die Versicherung.
- Die Versicherung erstattet nur den vom Bund festgelegten Beihilfesatz.
- Die Versicherung erstattet den ortsüblichen Satz.
- Eine Zusatzversicherung erstattet den 2,3-fachen vdek-Satz für aktive Behandlungen, den 1,8-fachen vdek-Satz für passive Behandlungen.
- Usw., usf.

Dies sind Beispiele, wie Privatversicherungen ganz individuell gestaltet werden können. Oft ist es so, dass der Patient bewusst einen günstigen Tarif gewählt hat, mit einer hohen Selbstbeteiligung etwa oder einen, bei dem nur der Beihilfesatz erstattet wird.

Das Problem der angemessenen Vergütung

Nun wäre es zwar möglich, mit jedem Patienten einen eigenen Preis auszuhandeln, allerdings würde dies jede Glaubwürdigkeit in die eigene Leistung untergraben. Vielmehr sollte sich jeder Praxisinhaber bewusst sein, dass seine Leistung einen Wert hat und dieser Wert angemessen entlohnt wird.

Was ist eine angemessene Höhe für private Behandlungen?

Es gibt keine Tariflisten wie bei den gesetzlichen Kassen. Deshalb ist der Praxisinhaber frei in seiner Preisgestaltung.

Die Frage der Vergütung muss geklärt sein, bevor der erste Privatpatient erscheint. Sie als Praxisinhaber müssen Ihre Preise dem Patienten gegenüber glaubwürdig vertreten, denn er (und nicht seine Versicherung!) muss Sie später bezahlen. Wenn Sie sich über das Verhältnis Ihrer Leistung zu einer angemessenen Vergütung bereits im Vorfeld klar geworden sind, wird es Ihnen sehr viel leichter fallen, mit Ihrem Patienten darüber zu sprechen und ihm dieses zu erklären.

Es gibt verschiedene **Methoden**, wie die Preise für Privatbehandlungen berechnet werden können. Zunächst sollte man sich über die Leistung, die man erbringen wird, klar sein. Die Behandlungszeit spielt dabei eine Rolle, auch die Qualifikation des Behandlers, vielleicht auch andere Leistungen, wie ein umfangreiches Angebot der Praxis, besonderes Ambiente, usw.

Sie als Praxisinhaber legen also selbst fest, welche Faktoren Sie wie honoriert bekommen möchten.

Man kann die Bandbreite der verschiedenen berechneten Tarife eingrenzen. Der Mindesttarif ist der Beihilfesatz. Dies ist der Satz, den beihilfeberechtigte Versicherte von ihrer Beihilfekasse erstattet bekommen.

Bei den Ärzten ist eine Verfahrensweise festgelegt, die auch für Heilmittelbehandlungen übernommen werden kann. Diese besagt, dass für aktive Behandlungen der 2,3-fache GOÄ-Satz (Gebührenordnung für Ärzte) berechnet werden kann und für passive Anwendungen der 1,8-fache GOÄ-Satz. Diese Tarife können als Höchstsatz angesehen werden. Therapeuten könnten analog dazu mit dem vdek-Satz multiplizieren.

Diese beiden Eckpunkte können als Richtwert angesehen werden. Jeder Praxisinhaber muss selbst entscheiden, welchen Tarif er als angemessen bezeichnen wird.

Folgende Punkte sollten dabei aber immer bedacht werden:

- Versicherte der gesetzlichen Krankenkassen müssen zehn € + zehn Prozent Zuzahlung aus dem eigenen Portemonnaie, also zusätzlich zum Versicherungsbeitrag entrichten. Dies kann man auch von anderen Versicherten erwarten.
- Manche Versicherungsverträge sehen die Erstattung des »ortsüblichen« Tarifs vor. Praxen, die ihre Preise an der unteren Grenze ansiedeln, manifestieren damit für die ganze Berufsgruppe diese niedrigen Preise.

Behandlungsvertrag

Bevor die Behandlung beginnt empfiehlt es sich, einen schriftlichen Behandlungsvertrag zwischen Privatpatient und Praxis abzuschließen. Auch wenn dies am Anfang ungewohnt sein mag, werden damit bereits zu Beginn alle Unklarheiten beseitigt. In diesem Vertrag sollte festgehalten werden, welche Behandlungen durchgeführt werden und wie diese berechnet werden. Der Vertrag kann durchaus allgemein gehalten sein und das Rezept und die Gebührenliste als Anhang angeheftet werden. Wichtig ist, dass der Patient bereits vor seiner ersten Behandlung weiß, wie hoch die Rechnung sein wird und er darauf hingewiesen wird, dass seine Versicherung unter Umständen nicht alle Kosten erstatten wird. Darauf sollte der Klarheit wegen auch mündlich hingewiesen werden.

Wichtig ist dies auch deshalb, weil manche Patienten die Rechnung erst begleichen, nachdem die Versicherung die Kosten erstattet hat.

Die Versicherung erstattet dem Patienten die Kosten nicht?

Da Sie einen Behandlungsvertrag mit dem Patienten abgeschlossen haben und ihn ausdrücklich auf diese Möglichkeit hingewiesen haben, sollte diese Ablehnung Ihr Vertrauensverhältnis zum Patienten nicht belasten.

Ablehnungen treten immer häufiger ein, da auch die Privatversicherungsgesellschaften versuchen zu sparen.

Noch einmal, die Rechtslage ist folgendermaßen: Sie als Praxis haben keinen Vertrag mit der Versicherungsgesellschaft. **Sie haben einen Vertrag mit dem Patienten**, und mit diesem haben Sie die Leistung und den Preis vereinbart (s. Behandlungsvertrag im vorigen Absatz). Der Patient hat einen eigenen Vertrag mit seiner Versicherungsgesellschaft. Wenn die Versicherung des Patienten die Kosten nicht erstattet, muss also zunächst der Patient die Vereinbarungen in seinem Vertrag nachlesen. Ist dort z. B. ein bestimmter Betrag oder Prozentsatz vereinbart worden, so gilt eben diese Vereinbarung. Im Gegenzug wird der Patient wahrscheinlich niedrigere Monatsbeiträge entrichten.

Oft ist es aber so, dass im Versicherungsvertrag nichts Spezielles vereinbart wurde oder es ist nur ein Hinweis zu lesen, dass die Kosten bis zur Höhe des »ortsüblichen Satzes« erstattet werden. Da diese Sätze aber nirgendwo festgelegt sind, interpretieren die Versicherer den Beihilfesatz gerne als ortsüblich. Verschiedene Patienten haben Versicherer daraufhin verklagt und auch Recht bekommen. Nun ist dies natürlich für Sie als Praxisinhaber eine schwierige Situation, da Sie von Ihrem Patienten nicht verlangen können, dass er seine Versicherungsgesellschaft verklagt.

Da es aber bereits etliche Urteile gegen Versicherer in diesen und ähnlichen Fällen gegeben hat, sollten Sie Ihrem Patienten vielleicht folgende Vorgehensweisen anbieten:

1. Sie schreiben dem Versicherer des Patienten einen freundlichen Brief, in dem Sie die Versicherungsgesellschaft auf die Rechtslage hinweisen.
2. Sie geben Ihrem Patienten die Urteile mit und raten ihm, dass er einen Rechtsanwalt beauftragen soll, dem Versicherer einen Brief zu schreiben.

3. Am besten ist es immer, wenn der Patient zufrieden ist, Ihre Leistung anerkennt und damit versteht, dass Ihre Tätigkeit angemessen honoriert werden muss.

13.8 Checklisten

Vollständige Verordnung (VO)

- ✓ Alle Patientenangaben vollständig
- ✓ Kreuzchen ob gebührenbefreit oder nicht
- ✓ Ausstellungsdatum (nicht älter als zehn Tage)
- ✓ Kreuzchen ob VO Regelfall (Erst- oder Folge-VO)
- ✓ oder außerhalb des Regelfalls
- ✓ Kreuzchen ob Hausbesuch oder nicht
- ✓ Anzahl der Verordnungsmenge
- ✓ Diagnose mit mindestens einer Leitsymptomatik (nach HMK) mit Frequenz
- ✓ Heilmittel oder »D1« mit Indikationsschlüssel
- ✓ Stempel und Unterschrift des Arztes

Internetcode: 272730

Rufen Sie im Internet die Seite **http://www.physio.de/internetcode/** auf und geben Sie den o.a. Internetcode ein. Sie erhalten dort weitere Informationen zu folgenden Themen:

- Die Rezeptformulare
- Die Heilmittelrichtlinien, Heilmittelkatalog
- Firmen die Abrechnungssoftware anbieten
- Firmen die Abrechnungsdienstleistungen anbieten
- Muster-Behandlungsvertrag
- Mustertexte
- Aktualisierungen
- Welche Kassen verzichten auf die Genehmigung?
- Fragen-Antworten-Katalog der Krankenkassen zu Abrechnungsfragen

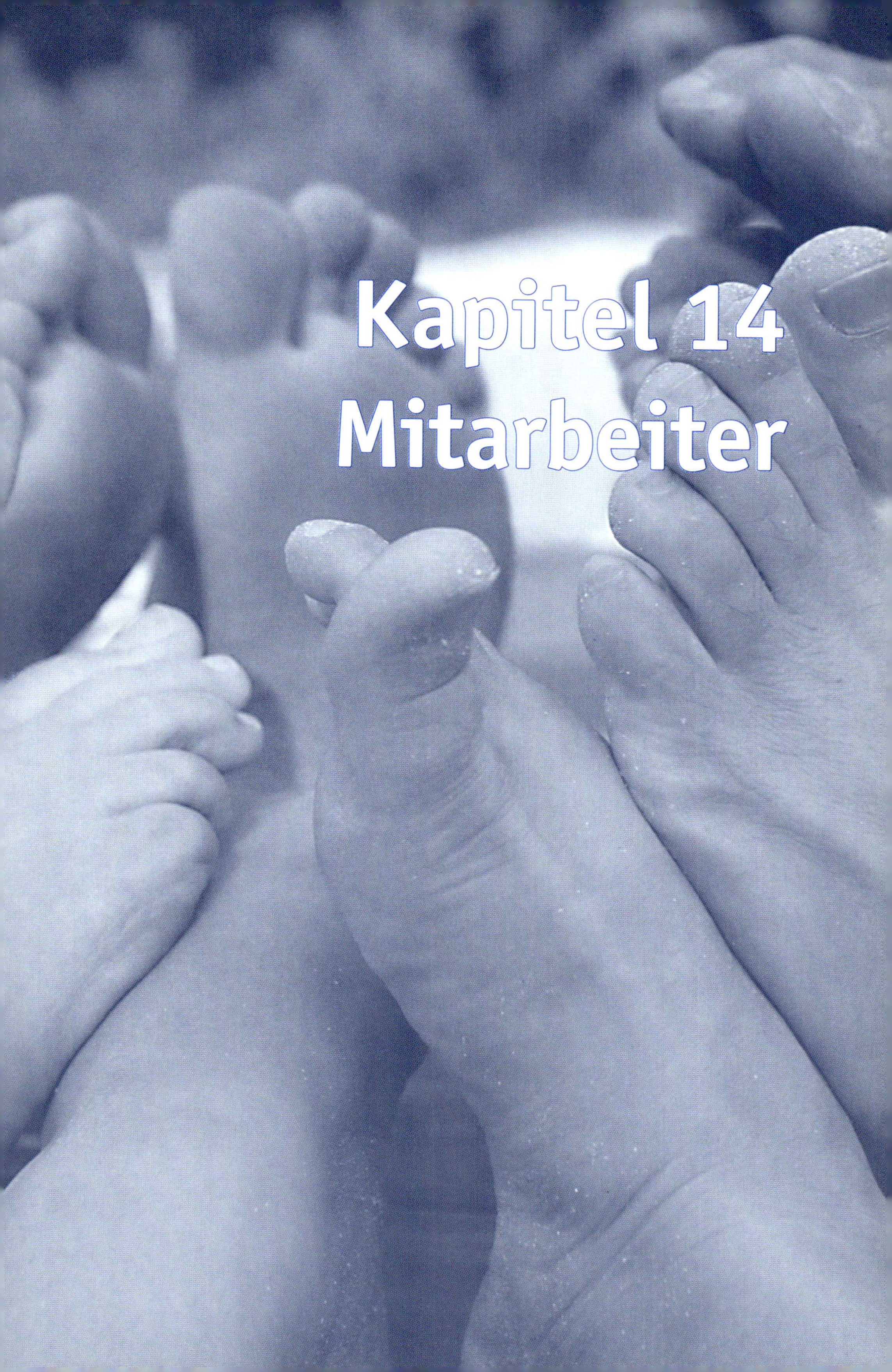

Kapitel 14
Mitarbeiter

KAPITEL 14: Mitarbeiter

Irgendwann, hoffentlich recht bald, zeigt sich der Erfolg Ihrer Praxis darin, dass Sie nicht mehr wissen, wann Sie alle Patienten behandeln sollen, die sich bei Ihnen anmelden. Sie überlegen, die erste Mitarbeiterin oder den ersten Mitarbeiter einzustellen. Warten Sie nicht solange damit, bis Sie an fünf Tagen in der Woche rund um die Uhr selbst therapeutisch tätig sind. Bedenken Sie, dass Sie als Unternehmer viele Aufgaben bewältigen müssen, die nichts mit der Behandlung von Patienten zu tun haben. Gerade in der Gründungsphase sollten Sie viel Zeit darauf verwenden, ihre Praxis bekannt zu machen. Sie besuchen Ärzte, Kliniken und andere Gesundheitseinrichtungen. Häufig werden Sie also nicht in der Praxis anwesend sein können. Ihr Unternehmen wird dann nur durch den Anrufbeantworter repräsentiert, was sich auf die Darstellung Ihrer Praxis nicht unbedingt günstig auswirkt. Sobald Sie merken, dass die Patientenzahlen kontinuierlich steigen, sollten Sie eine/n Mitarbeiter/in einstellen.

Bevor Sie das Vorhaben in die Tat umsetzen, müssen Sie sich entscheiden, für wie viele Wochenstunden Sie den ersten Beschäftigten einstellen wollen und können. Überlegen Sie also genau, welche Patienten Sie an Ihren Mitarbeiter abgeben. Planen Sie nicht zu eng, es werden weitere Patienten hinzukommen.

Unter »Mitarbeiter« versteht man im Regelfall einen abhängig beschäftigten Angestellten. Für viele Therapeuten ist es allerdings reizvoll, als freie Mitarbeiter zu arbeiten. Will man mit freien Mitarbeitern zusammenarbeiten, müssen die gesetzlichen Regelungen sehr genau beachtet werden. Die Gefahr, sich im Gestrüpp von Vorschriften zu verheddern ist groß. Wer blauäugig die Rechtslage missachtet, wird im Ernstfall nicht unerhebliche finanzielle Folgen erleiden müssen. In diesem Kapitel wollen wir uns mit der Beschäftigung von angestellten Mitarbeitern auseinandersetzen. Dem freien Mitarbeiter ist das folgende Kapitel gewidmet.

14.1 Was kostet ein Mitarbeiter?

Das tatsächliche Gehalt eines Angestellten setzt sich zusammen aus dem Bruttogehalt und dem Arbeitgeberanteil zur Sozialversicherung in Höhe von etwa 23 Prozent, einschließlich Umlagen U1 und U2 (Stand: Februar 2009):

- Krankenkasse: ca. 7,3 Prozent,
- Rentenversicherung: 9,95 Prozent,
- Arbeitslosenversicherung: 1,4 Prozent,
- Pflegeversicherung: 0,98 Prozent,
- Umlage U1: 0,9 bis 3,5 Prozent

Näheres unter: Entgeltfortzahlung bei Krankheit, S. 215

Umlage U2: 0,1 bis 0,45 Prozent

Näheres unter: Mutterschutz, S. 216

Zahlen Sie beispielsweise ein Bruttogehalt von 1.500 € müssen Sie tatsächlich 1.845 € (Bruttogehalt plus 23 Prozent) für den Mitarbeiter aufbringen.

Umsatz (so viel erwirtschaftet der Mitarbeiter)

Umsatz/Stunde: 33,00 €		
Umsatz/Tag: 198,00 €		
Umsatz/Monat		4.158,00 €
abzüglich:		
15 % patientenfreie Zeit	–	594,00 €
Krankheit (0,5 Tage/Monat)	–	99,00 €
Urlaub (2 Tage/Monat)	–	396,00 €
Fortbildung (0,5 Tage/Monat)	–	99,00 €
Summe		2.970,00 €

Kosten (so viel kostet der Mitarbeiter)

Anteilige Kosten für Praxismiete		500,00 €
Anteilige Kosten für Telefon, Versicherungen, Büromaterial, ...		150,00 €
Monatsgehalt bei einem Stundensatz von 12,– € brutto		1.440,00 €
Arbeitgeberanteil zur gesetzlichen Sozialversicherung		345,00 €
Monatliche Kosten	–	2.435,00 €
Monatliche Einnahmen		2.970,00 €
Überschuss		**535,00 €**

Um eine ungefähre Vorstellung davon zu haben, was von der ökonomischen Seite durch die Beschäftigung eines Mitarbeiters auf Sie zukommt, steht auf der vorangehenden Seite eine kleine Beispielrechnung.

Arbeitszeit des Mitarbeiters: 30 Wochenstunden, 21 Tage/ Monat, Behandlung im 20 Minutentakt, durchschnittliche Behandlung: 11,00 €
Selbstverständlich sind die angegebenen Zahlen nur Beispielwerte. Bei längeren Behandlungszeiten sieht die Rechnung anders aus.

Bedenken Sie auch, dass Ihr Mitarbeiter eventuell deutlich länger krank sein könnte oder eine Mitarbeiterin vielleicht schwanger wird.

Wenn Ihre Praxis wächst, werden Sie sicher eine Rezeptionskraft beschäftigen. Auch dies würde das Ergebnis verändern.

14.2 Mini-Jobs (Geringfügig Beschäftigte)

Eine geringfügige Beschäftigung liegt dann vor, wenn das monatliche Gehalt 400 € nicht übersteigt.

Mini-Jobber müssen immer bei der Knappschaft-Bahn-See angemeldet und bei einer eventuellen Kündigung auch dort abgemeldet werden. An diese Stelle werden auch die Abgaben geleistet. Bezahlt werden muss ein Pauschalbetrag von 30,67 Prozent. 15 Prozent davon entfallen auf die Rentenversicherung, 13 Prozent auf die Krankenversicherung und 2 Prozent gehen als Steuern an das Finanzamt. 0,6 Prozent müssen zusätzlich für die Umlage U1 abgeführt werden. Ist der Mitarbeiter krank, werden dafür die Gehaltszahlungen zu 80 Prozent übernommen (näheres unter: Entgeltfortzahlung bei Krankheit, Seite 214). Für die Umlage U2 wird ein Beitragssatz von 0,07 Prozent erhoben. Damit besteht Anspruch auf die aus diesem Topf finanzierten Mutterschaftsleistungen (siehe S. 216: Mutterschutz).

Zum 1. Januar 2009 haben die Berufsgenossenschaften (BG) das Einzugsverfahren für die Insolvenzgeldumlage auf die Sozialversicherungsträger übertragen (siehe Kapitel Versicherungen). Dies gilt auch für Mini-Jobber. Da die BG ihre Beiträge erst im Folgejahr einzieht, wird der Insolvenzbeitrag erstmals ab dem 1. Januar 2010 für das Jahr 2009 über die Knappschaft-Bahn-See erhoben. 0,1 Prozent sind dafür vorgesehen. Die Deutsche Rentenversicherung (DRV) ist künftig auch für das Prüfverfahren für die gesetzlichen Unfallversicherer zuständig. Entgeltmeldungen für die BG müssen jetzt deshalb bei geringfügig Beschäftigten an die Knappschaft-Bahn-See übermittelt werden. Die Knappschaft-Bahn-See übernimmt die Verteilung der Abgaben an die Sozialversicherungsträger und das Finanzamt. Alle Werte entsprechen dem Stand vom Februar 2009.

Mehrere Mini-Jobs eines Mitarbeiters werden zusammengerechnet. Wird dabei die Entgeltgrenze von 400 € im Monat überschritten, tritt für den Mitarbeiter die Versicherungspflicht in allen Zweigen der Sozialversicherung ein.

Gehälter über 400 € bis 800 € werden als **»Gleitzone«** betrachtet. Der Arbeitnehmeranteil zur Sozialversicherung wird in diesen Fällen nicht vom tatsächlichen Gehalt berechnet sondern nach einem komplizierten Berechnungsverfahren von einem linear abgesenkten Betrag. Der Arbeitgeberanteil muss in voller Höhe geleistet werden. Beträgt das Gehalt mehr als 400 €, ist die Lohnsteuerkarte obligatorisch.

14.3 Kurzfristig beschäftigte Aushilfen

Als Urlaubs- oder Krankheitsvertretung können Sie sozialversicherungsfrei eine Aushilfe beschäftigen. Allerdings darf dieser Mitarbeiter im Kalenderjahr nicht mehr als 50 Arbeitstage oder zwei Monate als Aushilfe arbeiten. Die Höhe des Gehalts oder die Arbeitszeit haben keine Bedeutung. Die Aushilfe kann auch eine Hauptbeschäftigung ausüben. Kurzfristige Beschäftigungen bei anderen Arbeitgebern werden allerdings angerechnet. Zusammen dürfen sie zwei Monate oder 50 Arbeitstage nicht übersteigen. Die kurzfristige Beschäftigung darf aber nicht nachträglich als solche bezeichnet, sondern muss vorher arbeitsvertraglich festgelegt werden. Abgaben können in Höhe der Mini-Job-Regelungen pauschalisiert geleistet werden, wenn die Aushilfe nicht mehr als 400 € Gehalt erhält. Liegt es darüber, erfolgt die übliche Besteuerung mit Lohnsteuerkarte. Ausnahme: Die Beschäftigung überschreitet nicht 18 Tage und das Gehalt liegt nicht über zwölf Euro in der Stunde und 62 € am Tag. In diesem Fall kann eine pauschalisierte Lohnsteuer von 25 Prozent gezahlt werden. Hat die Aushilfsbeschäftigte keine weiteren Einkünfte, ist die Lohnsteuervariante sinnvoller, denn bis zum

Grundfreibetrag von 7.664 € ist das Einkommen steuerfrei (bei Alleinveranlagung). Dauert die Aushilfstätigkeit nicht länger als vier Wochen entfällt die U1-Umlage von 0,6 Prozent (siehe unter: Entgeltfortzahlung bei Krankheit, Seite 214). Folgerichtig können Praxisbesitzer auch keine Gehaltszahlungen für einen erkrankten Mitarbeiter geltend machen.

14.4 Arbeitsverträge zwischen nahen Angehörigen

Wenn Sie Ihren Ehepartner, Ihren Sohn oder Ihre Tochter als Therapeuten, als Schreibkraft oder an der Rezeption beschäftigen, müssen Sie einige Dinge beachten:

- Schließen Sie auch mit diesem Mitarbeiter einen schriftlichen Arbeitsvertrag.
- Legen Sie im Vertrag, wie bei allen Angestellten, die übliche Probezeit fest und bezeichnen Sie die Tätigkeit, die der Verwandte ausüben wird.
- Das Gehalt darf nicht unangemessen hoch sein, sondern muss sich daran orientieren, was ein anderer Arbeitnehmer für die gleiche Tätigkeit bei derselben Arbeitszeit erhalten würde. Die monatlichen Gehaltszahlungen müssen auf ein Konto überwiesen werden, das nicht Sie als Konto-(Mit)besitzer ausweist.
- Trotz familiärer Bindungen muss auch der Angehörige weisungsgebunden sein.
- Die üblichen Sozialversicherungsbeiträge müssen bezahlt werden.

Beachten Sie die obigen Regelungen nicht, besteht die Gefahr, dass das Finanzamt die Gehaltszahlungen an Ihren Angehörigen nicht als Betriebsausgaben anerkennt.

Eine Überraschung für angestellte Familienangehörige hält die Arbeitslosenversicherung parat. Wird der Ehemann oder die Tochter arbeitslos, weil etwa die Praxis verkauft oder aufgegeben wird, hat er keinen Anspruch auf Arbeitslosengeld. Die Arbeitsagentur könnte ihm eine Mitunternehmerschaft unterstellen. Und dies sogar dann, wenn das Finanzamt das Arbeitsverhältnis abgesegnet hat und Beiträge für die Arbeitslosenversicherung bezahlt wurden. Um spätere Überraschungen zu vermeiden, sollten mitarbeitende Familienmitglieder eine Anfrage bei der Deutschen Rentenversicherung (DRV) starten, um die Sozialversicherungspflicht prüfen zu lassen. Wird die Pflicht für einen Zweig der Sozialversicherung verneint, die Arbeitslosenversicherung etwa, müssen dafür auch keine Beiträge entrichtet werden.

14.5 Mitarbeitersuche

Das Internetportal von physio.de bietet eine einfach zu handhabende und sehr wirkungsvolle Möglichkeit, schnell und unkompliziert den passenden Mitarbeiter zu suchen und zu finden. Sie können dort selbst ein Stellenangebot aufgeben, bei den Stellengesuchen recherchieren oder einen Job-Agenten für Sie arbeiten lassen. Zusätzlich haben Sie die Möglichkeit, eine Anzeige in einer Regionalzeitung zu schalten. Dies hat gegenüber dem Angebot im Internet allerdings den Nachteil, dass Sie Redaktionsfristen beachten müssen, die Anzeige nicht sofort erscheint und nur in einer Ausgabe zu sehen sein wird.

Achten Sie bei der Formulierung der Anzeige darauf, dass ersichtlich wird, welche Qualifikationen Sie erwarten. Benennen Sie die Wochenarbeitszeit und den Einstellungstermin. Kann es ein Berufsanfänger sein, erwarten Sie Erfahrungen in bestimmten Bereichen, ist ein eigener Pkw nötig? Beschreiben Sie auch möglichst genau, wo sich Ihre Praxis befindet und benutzen Sie einige positiv wertende Begriffe, z. B. »Engagiertes Praxisteam; modern ausgestattete und großzügige Praxisräume; eigener Kopf ist gefragt; breites Behandlungsspektrum; flexible Arbeitszeiten« usw. usf. oder auch: »Sie suchen: … Wir bieten: …«

Stellen Sie sich vor, Sie würden einem Freund Ihre Praxis beschreiben oder formulieren Sie Ihre Anzeige wie einen Werbetext.

Anzeigen müssen immer geschlechtsneutral formuliert sein, etwa »Physiotherapeut/in«. Nicht erlaubt ist der Ausschluss bestimmter Altersgruppen, z. B. durch diese Formulierung: »Junge/r Physiotherapeut/in gesucht«. Das im August 2006 in Kraft getretene Gleichbehandlungsgesetz verbietet »Benachteiligungen aus Gründen der Rasse oder wegen der ethnischen Herkunft, des Geschlechts, der Religion oder Weltanschauung, einer Behinderung, des Alters oder sexuellen Identität.«

14.6 Wie erkenne ich den geeigneten Kandidaten?

Nun erreichen Sie hoffentlich viele Bewerbungen per E-Mail, Brief oder Telefon.

Bei schriftlichen Bewerbungen rufen Sie den Bewerber an und beachten, wie er auf Sie wirkt. So könnte er später auch auf Ihre Patienten wirken.

Um eine Vorauswahl treffen zu können, erstellen Sie sich einen Kriterienkatalog, der ungefähr so aussehen könnte:

- Wie ist Ihr spontaner Eindruck? Haben Sie ein gutes Gefühl oder spüren Sie leise Vorbehalte?
- Ist er in der Lage, sein Anliegen in klaren Worten zu vermitteln?
- Gibt er zu verstehen, dass er wirklich an der Stelle interessiert ist und erkundigt sich nach Einzelheiten?
- Zeigt er Interesse an einem Vorstellungsgespräch und fragt nach einem Termin?
- Erfüllt er die von Ihnen in der Anzeige formulierten Anforderungen?

Wenn der positive Eindruck überwiegt, vereinbaren Sie einen Termin für ein Vorstellungsgespräch und planen mindestens 30 Minuten dafür ein.

Gerade der erste Mitarbeiter wird ein wichtiger Erfolgsfaktor für Ihre Praxis sein.

Planen Sie deshalb das Gespräch vorher genau, damit es später nicht in allgemeiner Beliebigkeit stecken bleibt und wichtige Fragen vielleicht unerörtert bleiben. Hilfreich kann es sein, wenn Sie sich Ihre Fragen schriftlich fixieren. Ihre Fragen-Liste könnte so aussehen:

1. Qualifikationen und Fortbildungen?
2. Haben Sie noch weitere Berufe? Welche anderen Tätigkeiten haben Sie schon ausgeübt?
3. Computerkenntnisse? Führerschein? Pkw? Fremdsprachen?
4. Wo arbeiten Sie jetzt und warum wollen Sie Ihre Stelle aufgeben?
5. Beschreiben Sie Ihr bisheriges Tätigkeitsgebiet. Schwerpunkt der Behandlungen? Hausbesuche?
6. Welche Behandlungen machen Sie besonders gerne?
7. Planen Sie bestimmte Fortbildungen oder haben sich bereits angemeldet?

8. Üben Sie eine Nebenbeschäftigung aus – als Therapeut oder in einem anderen Beruf?
9. Haben Sie Familie? Wie alt sind Ihre Kinder? Gehen sie in die Kita/Schule? Arbeitet Ihr Partner? (Achtung: Nach einer eventuell bestehenden Schwangerschaft dürfen Sie nicht fragen!)
10. Sind Sie zeitlich flexibel einsetzbar?
11. Wann können Sie anfangen?
12. Gehaltsvorstellungen?

Neben der Frage nach der Schwangerschaft ist auch nicht zulässig, nach einer Mitgliedschaft in politischen Parteien, Gewerkschaften oder der Religionszugehörigkeit zu fragen.

Leidet der Bewerber an einer Erkrankung, die seine Arbeitsleistung einschränken könnte, ist er verpflichtet, auch ohne Nachfrage darüber Auskunft zu geben.

Notieren Sie sich kurz die Antworten, dann haben Sie eine objektive Vergleichsgrundlage mit den anderen Bewerbern. Ergänzen Sie Ihren kleinen Bericht auch mit einer allgemeinen Einschätzung. Zum Beispiel: Ist er pünktlich zum Gespräch erschienen, wirkt er zugänglich und hat er eine sympathische Ausstrahlung, ist er ernsthaft interessiert oder spielt er nur Interesse, stellt er qualifizierte Fragen, kann er überhaupt kommunizieren, hat er Zeugnisse und Fortbildungsbescheinigungen dabei?

Versuchen Sie im Verlauf des Gesprächs, Ihren Betrieb mit seinen Eigenarten und Besonderheiten möglichst genau darzustellen. Auch der Bewerber muss sich ein Bild von Ihnen und Ihrer Praxis machen können. Wird er künftig bei Ihnen arbeiten, sollte er sich mit Ihrem Unternehmen uneingeschränkt identifizieren können. Besprechen Sie den genauen Einstellungstermin, Wochenarbeitszeit, Gehalt, Urlaubsregelung, Probezeit und Kündigungsfristen (genaue Erläuterungen dazu weiter unten unter »Arbeitsvertrag«).

Zum Schluss des Gespräches vereinbaren Sie einen konkreten Tag, wann er sich telefonisch bei Ihnen melden soll und Sie ihm Ihre Entscheidung mitteilen.

Nun haben Sie die Qual der Wahl. Warten Sie nicht bis zum vereinbarten Termin mit Ihrer Entscheidung. Es ist günstig, sich bei dem von Ihnen favorisierten Kandidaten schon einen Tag vorher selbst zu melden, denn Sie müssen damit rechnen, dass ein Bewerber sich gegen eine Anstellung bei Ihnen entscheidet. So haben Sie noch genügend Zeit, die Nummer zwei auf Ihrer Kandidatenliste anzurufen.

TIPP

Haben Sie mehrere Bewerber, die für die ausgeschriebene Stelle geeignet wären, lassen Sie Ihren Bauch sprechen. Neben aller fachlichen Qualifikation, sollte man die »Chemie« nicht unterschätzen. Mitarbeiter und Chef verbringen einen beträchtlichen Teil ihres Alltags miteinander. Ein gutes persönliches Einvernehmen kann vieles erleichtern. Auch Personalprofis in großen Betrieben betonen diesen Aspekt.

14.7 Einstellung und Arbeitsvertrag

Es ist vollbracht, Sie haben Ihren ersten Mitarbeiter.

Vereinbaren Sie möglichst kurzfristig einen Einstellungstermin und lassen sich folgende Unterlagen mitbringen:

- Lohnsteuerkarte. 2010 wird die papierne Karte wegfallen. Die Daten werden dann elektronisch verarbeitet.
- Versicherungsnummer bei der Deutschen Rentenversicherung (früher: BfA)
- Nachweis über die Krankenversicherung
- Berufsurkunde
- Zertifikatskopien über abrechnungsrelevante Therapiemethoden

Grundsätzlich gilt auch ein mündlicher Arbeitsvertrag. Sie sollten allerdings unbedingt einen schriftlichen Vertrag abschließen. Nur so vermeiden Sie spätere unnötige Auseinandersetzungen. Bei einem eventuellen Rechtsstreit vor dem Arbeitsgericht ist der Arbeitsvertrag die entscheidende Grundlage. Sie können bei der Abfassung des Vertrages nicht völlig frei schalten und walten. Die geltenden Gesetze und die gängige Rechtsprechung müssen beachtet werden. Alle wichtigen gesetzlichen Regelungen finden Sie auf den folgenden Seiten.

14.8 Inhalt des Arbeitsvertrages

Diese Angaben sollten grundsätzlich in einem Arbeitsvertrag aufgeführt sein:

1. Namen und Anschriften der Vertragspartner
2. Beginn und Dauer des Arbeitsverhältnisses
3. Berufs-/Tätigkeitsbeschreibung (»...wird als Physiotherapeut/Ergotherapeut/Logopäde beschäftigt«)

4. Arbeitszeiten
5. Probezeit
6. Kündigungsfristen
7. Gehalt
8. Sonderzahlungen wie Weihnachts- oder Urlaubsgeld
9. Urlaub
10. Krankheitsregelungen
11. Fortbildungsregelungen
12. Pkw-Nutzung, z. B. bei Hausbesuchen
13. Nebenbeschäftigung
14. Verschwiegenheitspflicht

Dauer des Arbeitsverhältnisses

In der Regel wird eine unbestimmte Dauer vereinbart. Für einen Zeitraum von bis zu zwei Jahren können befristete Arbeitsverhältnisse ohne Begründung geschlossen werden. Eine Befristung kann auch vereinbart werden, wenn der Mitarbeiter einen Kollegen vertreten soll oder der betriebliche Bedarf nur vorübergehend besteht. Seit dem 1. Januar 2004 können Existenzgründer in den ersten vier Jahren befristete Arbeitsverträge ohne Begründung für maximal vier Jahre abschließen. Eine kürzere Frist kann mehrmals verlängert werden. Insgesamt darf der Vierjahreszeitraum aber nicht überschritten werden. Wer einen Arbeitnehmer beschäftigt, der über 52 Jahre alt ist, kann ebenfalls einen befristeten Vertrag vereinbaren. Ausnahme: Es bestand mit diesem Mitarbeiter bereits ein unbefristetes Arbeitsverhältnis in einem engen sachlichen Zusammenhang. Das ist beispielsweise dann der Fall, wenn zwischen den Arbeitsverträgen ein Zeitraum von weniger als sechs Monaten liegt.

Arbeitszeiten

Da Sie bei entsprechendem Bedarf möglicherweise Ihre Praxisöffnungszeiten ausweiten werden, legen Sie sich bei diesem Punkt am geschicktesten nicht allzu sehr fest. Verweisen Sie darauf, dass auch wechselnde Arbeitszeiten und Einsätze am Abend, vielleicht auch an Samstagen möglich sind. Betonen Sie in diesem Zusammenhang, dass die Dienstplanung auf der Grundlage der Praxisanforderungen geregelt wird.

Probezeit

Ob Chef und Mitarbeiter zueinander passen kann letztlich nur die tägliche Praxis zeigen. Die Vereinbarung einer Probezeit bietet deshalb für beide Seiten die Möglichkeit einer unkomplizierten Trennung. Es gibt keine gesetzlichen Vorgaben für die Dauer der Probezeit. Allgemein üblich sind sechs Monate. Weniger sollten Sie nicht festlegen. Innerhalb der Probezeit kann das Arbeitsverhältnis von beiden Seiten ohne Angaben von Gründen mit einer Frist von mindestens zwei Wochen gekündigt werden. Eine längere Kündigungsfrist kann vereinbart werden, ist aber nicht zu empfehlen. Die Kündigungsfrist kann bis zum letzen Tag genutzt werden. Wird die Kündigung am Ende der Probezeit ausgesprochen, endet das Arbeitsverhältnis zwei Wochen später. Auch die Vereinbarung einer längeren Probezeit ist möglich, ist jedoch nicht empfehlenswert. Ab dem siebten Probemonat muss eine Kündigung begründet werden, und es gelten die gesetzlichen Kündigungsfristen.

Kündigung

Die Grundkündigungsfrist ist im § 622 Abs. 1 des Bürgerlichen Gesetzbuches (BGB) geregelt: vier Wochen zum 15. oder zum Ende eines Kalendermonats. Längere Kündigungsfristen können vereinbart werden, sind aber nicht unbedingt zu empfehlen. Kündigt ein Mitarbeiter haben Sie im Regelfall genügend Zeit, Ersatz zu finden. Sie müssen auch damit rechnen, dass der Mitarbeiter, der Ihre Praxis verlassen will, eventuell nur noch mit eingeschränkter Motivation und halber Kraft seine Arbeit erledigen wird. Wollen Sie einen Mitarbeiter kündigen (soweit das überhaupt möglich ist), müssen Sie nicht unnötig lange warten, bis der Angestellte seine Tätigkeit bei Ihnen aufgeben muss.

Die deutschen Gesetze regeln die Kündigungsrechte für Arbeitgeber und Arbeitnehmer ungleich. Arbeitnehmer können zu jeder Zeit mit der vereinbarten oder gesetzlichen Frist kündigen. Für Arbeitgeber ist dies nur mit Einschränkungen möglich. Die im BGB geregelten Kündigungsfristen erhöhen sich bei längerer Betriebszugehörigkeit, wenn der Angestellte über 25 Jahre alt ist.

Dauer des Arbeitsverhältnisses	Kündigungsfrist
2 Jahre	1 Monat
5 Jahre	2 Monate
8 Jahre	3 Monate
10 Jahre	4 Monate
12 Jahre	5 Monate
15 Jahre	6 Monate
20 Jahre	7 Monate

Bestand das Arbeitsverhältnis weniger als zwei Jahre, darf zum 15. oder zum Monatsende gekündigt werden. In allen anderen Fällen müssen Arbeitgeber immer zum Ende eines Kalendermonats kündigen.
Praxen, die **mehr als zehn Mitarbeiter** beschäftigen unterliegen den Regelungen des Kündigungsschutzgesetzes (KSchG). Arbeitgeber können dann nur kündigen, wenn sie einen Kündigungsgrund nennen, der einem dieser drei Kriterien zuzuordnen ist:

- Personenbedingt: Der Arbeitnehmer ist nicht mehr in der Lage, seine arbeitsvertraglich vereinbarte Leistung zu erbringen, z. B. bei längerer Erkrankung.
- Verhaltensbedingt: Die Behandlungen des Mitarbeiters sind regelmäßig von fragwürdiger Qualität, er hat die Schweigepflicht verletzt, er kommt unentschuldigt nicht zur Arbeit oder häufig verspätet, er nimmt Urlaub ohne Genehmigung, oder aber er geht während er eigentlich arbeitsunfähig krank ist einer Nebenbeschäftigung nach. In diesen Fällen wird die Kündigungsberechtigung durch zuvor ausgesprochene schriftliche **Abmahnungen** erhärtet. Die Kündigung muss darin bereits angedroht werden. Bei häufigem Zuspätkommen etwa wäre es vorstellbar, nach der dritten Abmahnung die Kündigung auszusprechen.
- Betriebsbedingt: Wenn weniger Patienten Ihre Praxis aufsuchen und die Umsätze so deutlich zurückgehen, dass Sie Ihren Personalbestand nicht halten können, darf gekündigt werden. In solchen Fällen müssen Sie allerdings eine »Sozialauswahl« treffen. Diese Kriterien müssen dabei beachtet werden: Die Dauer der Betriebszugehörigkeit, das Lebensalter, Unterhaltspflichten und Schwerbehinderung des Arbeitnehmers. Von der

Sozialauswahl ausgenommen werden können Mitarbeiter, deren Weiterbeschäftigung wegen ihrer Kenntnisse, Fähigkeiten und Leistungen oder zur Erhaltung einer ausgewogenen Personalstruktur im berechtigten betrieblichen Interesse liegt. Einen jungen Therapeuten, der erst ein Jahr bei Ihnen arbeitet und keine Familie hat, können Sie demnach von der Sozialauswahl ausnehmen, wenn er der einzige Mitarbeiter ist, der beispielsweise eine Zertifikatsqualifikation wie Manuelle Therapie oder Bobath besitzt.

Auch wenn die obigen Kriterien beachtet werden, kann der Arbeitnehmer innerhalb von drei Wochen nach Zugang der Kündigung eine Kündigungsschutzklage beim Arbeitsgericht einreichen. Arbeitgeber müssen nun vor Gericht ihre Entscheidung begründen. Allerdings bietet das Kündigungsschutzgesetz auch die Möglichkeit einer außergerichtlichen Einigung. Statt für die Kündigungsschutzklage kann sich der Mitarbeiter für eine Abfindung in Höhe eines halben Monatverdienstes je Beschäftigungsjahr entscheiden. In diesem Fall muss der Arbeitgeber bei einer betriebsbedingten Kündigung unter Angabe der Gründe darauf hinweisen, dass die im Gesetz vorgesehene Abfindung beansprucht werden kann, wenn der Arbeitnehmer die dreiwöchige Frist zur Erhebung einer Kündigungsschutzklage verstreichen lässt.

Für Betriebe mit bis zu zehn Mitarbeitern (Kleinbetriebe) gilt das Kündigungsschutzgesetz nicht. Allerdings muss das Arbeitsverhältnis nach dem 31.12.2003 begonnen haben. Beschäftigen Sie mehr als fünf Mitarbeiter, gelten für schon länger Beschäftigte die oben beschriebenen Kündigungsschutzregelungen. Teilzeitbeschäftigte zählen bei der Anzahl der Mitarbeiter so: bis zehn Stunden/Woche 0,25, bis 20 Stunden 0,5 und bis 30 Stunden 0,75. Auch die Putzfrau oder mitarbeitende Familienmitglieder zählen dazu, wenn sie mehr als 20 Stunden/Woche arbeiten, ebenso Mitarbeiterinnen, die sich im Mutterschutz oder in Elternzeit befinden. Mitarbeiter von Kleinbetrieben können vordergründig ohne Angabe von Gründen gekündigt werden. Ficht aber der Arbeitnehmer die Kündigung beim Arbeitsgericht an, muss der Arbeitgeber zumindest darlegen können, dass er soziale Gesichtspunkte bei der Kündigung beachtet hat. Sonst könnte das Gericht etwa entscheiden, dass doch statt einer Mutter vielleicht lieber der junge Mitarbeiter ohne Kinder den Betrieb verlassen solle. So wird man also nicht umhin können, dem Richter die Gründe für die Kündigung zu erklären. Die Arbeitsrichter sind gehalten, eine Interessenabwägung zwischen dem Anspruch unternehmerischer Freiheit des Arbeitgebers und dem Anspruch des Arbeitnehmers auf »soziale Rücksichtnahme« zu versuchen. Kann der Arbeitgeber ausreichend darlegen, dass die Kündigung in der Person des Mitarbeiters liegt, sind die Chancen gut, dass die Kündigung rechtlich akzeptiert wird. Wie auch immer, das Arbeitsgericht kann nicht unerheblich die Personalpolitik des Arbeitgebers mitbestimmen.

Kündigungen müssen grundsätzlich schriftlich erfolgen. Nicht kündigen dürfen Sie Schwangere bis vier Monate nach der Entbindung. Auch Mitarbeiter, die Elterngeld beziehen, dürfen nicht gekündigt werden. Schwerbehinderte können nur mit Zustimmung des Integrationsamtes (früher: Hauptfürsorgestelle) gekündigt werden.

Außerordentliche (fristlose) Kündigung

Bei gravierenden Pflichtverstößen kann auch außerordentlich gekündigt werden. Obwohl diese Form der Kündigung auch »fristlos« genannt wird, haben Sie die Möglichkeit, eine Frist festzulegen. Gravierende Pflichtverstöße könnten sein:

- Diebstahl und Unterschlagung zulasten des Arbeitgebers oder der Kollegen
- schwere Beleidigungen, Tätlichkeiten oder sexuelle Belästigungen während der Arbeitszeit
- geschäftsschädigende Äußerungen, Anzeige des Arbeitgebers bei Behörden
- Annahme von Schmiergeldern
- Androhung von Krankheit
- grundlose und beharrliche Arbeitsverweigerung
- Selbstbeurlaubung

Die Kündigung muss spätestens zwei Wochen nach Bekanntwerden der Verfehlung ausgesprochen werden. Führen mehrere Verstöße zu der Kündigung, beginnt diese Frist erst nach dem letzten Ereignis. Auch in solchen Fällen ist es hilfreich, das Kündigungsbegehren durch vorher ausgesprochene **Abmahnungen** zu untermauern.

Ein Grund muss im Kündigungsschreiben nicht angegeben werden. Auf Verlangen des Gekündigten müssen aber Gründe genannt werden, ebenso in einem Prozess vor dem Arbeitsgericht. Auch gegen eine außerordentliche Kündigung hat der Mitarbeiter die Möglichkeit, Klage zu erheben.

Vor dem Hintergrund der geschilderten Kündigungsproblematik empfiehlt es sich, grundsätzlich vor Ablauf der Probezeit, die Fähigkeiten und Wirkungen von neuen Mitarbeitern kritisch zu bewerten. Scheuen Sie sich nicht, wenn Sie unzufrieden sind, das Arbeitsverhältnis zu beenden. Wie Sie lesen konnten, sind später Ihre Möglichkeiten dazu erheblich eingeschränkt.

Eine Trennung kann natürlich auch einvernehmlich vollzogen werden. Man kommt vielleicht zu dem Schluss, die Chemie stimmt nicht, oder der Mitarbeiter hat völlig andere Vorstellungen über therapeutische Maßnahmen als Sie. In solchen Fällen bietet es sich an, das übliche Kündigungsprocedere auszublenden und dem Mitarbeiter eine Abfindung anzubieten, wenn er dafür freiwillig geht. Treffen Sie darüber aber klare schriftliche Vereinbarungen, sonst sehen Sie den früheren Mitarbeiter vielleicht doch noch vor dem Arbeitsgericht wieder.

14.9 Meldepflicht bei der Arbeitsagentur

Kündigt ein Arbeitgeber einen Mitarbeiter soll er ihn darauf hinweisen, dass er sich unverzüglich nach Kenntnis des Beendigungszeitpunkts persönlich bei der Arbeitsagentur melden muss. So regelt es seit Juli 2003 der § 2 des SGB III. Arbeitsrechtler hatten in der Vergangenheit diese Regelung dahingehend interpretiert, dass Arbeitgeber, die diesen Hinweis vergessen, bei einer Kürzung des Arbeitslosengeldes wegen verspäteter Meldung den Kürzungsbetrag ersetzen müssten. Inzwischen haben mehrere Landesarbeitsgerichte eine Hinweispflicht des Arbeitgebers verneint. Er soll hinweisen, aber er muss es nicht, befanden die Richter. Schon gar nicht müsse er für den Schaden einer nicht rechtzeitig erfolgten Meldung aufkommen. Wenn Sie allerdings Auseinandersetzungen zu diesem Thema vermeiden wollen, weisen Sie einfach im Kündigungsschreiben darauf hin, dass der Mitarbeiter sich umgehend bei der Arbeitsagentur melden muss. Lassen Sie sich den Hinweis am besten unterschreiben, dann brauchen Sie keinen Ärger zu befürchten.

14.10 Gehalt

Die Höhe des Gehalts können Sie von vielen Faktoren abhängig machen: Fortbildungen (besonders Zertifikatspositionen), regional übliche Sätze oder Berufserfahrung – oder, was immer Sie für richtig halten. Sie sind frei in Ihrer Entscheidung.

Tarifvertragliche Bindungen gibt es keine. Der Tarifvertrag öffentlicher Dienst – TVöD – (früher: Bundesangestelltentarifvertrag – BAT) ist nur für den öffentlichen Dienst bindend. Sie können natürlich die darin festgelegten Tarife als Anhaltspunkt für Ihre Gehaltszahlungen verwenden. Vermeiden Sie aber den Hinweis, dass Sie nach TVöD bezahlen. Sie wären damit verpflichtet, jede Tariferhöhung mitzumachen. Die TVöD-Gehälter werden zwar nicht mehr so umständlich mit Grundgehalt, Ortszuschlag und Zulagen berechnet, wie das noch beim BAT üblich war. Aber immer noch gibt es automatische Erhöhungen, die jedoch nicht wie früher nach Alter, dafür aber nach Berufserfahrungszeiten (»Entwicklungsstufen«) erfolgen. So steigen die Gehälter nach einem, drei, sechs, zehn und fünfzehn Jahren. Seit 2007 sieht der TVöD zu einem ganz geringen Teil auch variable leistungsabhängige Vergütungen im öffentlichen Dienst vor.

Sie können **Stundengehälter** vereinbaren, üblich sind z. Zt. Sätze zwischen 10 € und 13 € brutto. Oder Sie zahlen ein festes Monatsgehalt. Wenn Sie ca. 23 Prozent des Bruttogehaltes für den Arbeitgeberanteil an der gesetzlichen Sozialversicherung hinzurechnen, dann erkennen Sie die direkten tatsächlichen Kosten.

Eine Variante ist die Zahlung eines (geringeren) **Grundgehaltes und einer leistungsgerechten Vergütung**, die sich an der Zahl der behandelten Patienten oder am individuellen Umsatz orientiert.

14.11 Grundgehalt und leistungsgerechte Bezahlung

Beispiel:

Monatsgehalt: 1400,– €/Monat

Am Jahresende werden die Leistungen des Mitarbeiters leistungsbezogen (analog zur Berechnung des Honorars eines freien

Mitarbeiters) berechnet. Davon werden das schon erhaltene Gehalt und alle Kosten (Urlaub, Krankheit etc.) abgezogen. Ein kleinerer Anteil wird auf das Folgejahr als »Risikovorsorge« vorgetragen. Der Rest wird als Weihnachtsgeld oder Prämie an den Mitarbeiter ausbezahlt.

Dies ist natürlich nur eine Variante, ob und wie sie im Einzelnen angewendet wird, muss individuell entschieden werden.

Sonderzahlungen – Weihnachts- und Urlaubsgeld

Legen Sie fest, dass evtl. Zahlungen keinen Anspruch auf eine wiederholte Zahlung begründen.

Vorsicht: Der Anspruch kann auch dadurch entstehen, dass Sie mehrere Jahre hintereinander den gleichen Betrag bezahlen. Sollten Sie z. B. regelmäßig Weihnachtsgeld bezahlen, empfiehlt es sich daher, Zahlungen jeweils in unterschiedlicher Höhe vorzunehmen.

Sie können auch in einer Rückzahlungsklausel vereinbaren, dass das Weihnachtsgeld zurückzuzahlen ist, wenn der Arbeitnehmer den Arbeitsvertrag im Folgejahr bis zum 31. März kündigt.

Steuerfreie Zahlungen

Bestimmte Bestandteile des Gehalts können Sie steuerfrei auszahlen. Dies hat sowohl für den Arbeitgeber, als auch für den Arbeitnehmer Vorteile. Sie sparen sich die anteiligen Sozialversicherungsbeiträge und Ihr Mitarbeiter muss auf die Beträge keine Lohnsteuer entrichten. Der Arbeitgeber kann die gezahlten Beträge natürlich voll absetzen.

Mit steuerfreien Zulagen können Sie motivierend wirken oder entsprechende Leistungen würdigen. Mit diesem Instrument haben Sie auch die Möglichkeit, eine sowieso geplante Gehaltserhöhung für alle Beteiligten gewinnbringend umzusetzen.

Steuerfreie Zahlungen können geleistet werden für:

- Fortbildungen. Egal ob Kursgebühren, Reise- oder Hotelkosten, der Arbeitgeber kann sie steuerfrei übernehmen. Bei Hotelübernachtungen müssen 4,80 € für das Frühstück abgezogen werden. Statt Aufwendungen für ein Hotel können auch 20 € pro Nacht pauschal angesetzt werden.
- Berufskleidung. Aufwendungen für typische Arbeitskleidung dürfen ersetzt werden.

- Telefonkosten, z. B. für Terminvereinbarungen mit Hausbesuchspatienten oder Telefonaten mit Ärzten. Ohne besonderen Nachweis dürfen maximal 20 € monatlich oder 20 Prozent der tatsächlichen Telefonkosten vergütet werden.
- Computer und Internetgebühren. Benutzt ein Angestellter seinen häuslichen Rechner für Arbeitsbelange, weil er z. B. regelmäßig dort Befunde schreiben muss, können Sie sich an den Anschaffungskosten beteiligen. Recherchen zu Therapiemethoden, Studienergebnissen usw. geben die Rechtfertigung, Kosten für den Internetanschluss anteilig zu bezahlen. Sie dürfen Ihren Mitarbeitern auch einen Betriebscomputer oder –mobiltelefon leihweise steuerfrei zur Verfügung stellen, die auch privat genutzt werden dürfen. Sie können die Anschaffungs- und laufenden Kosten steuerlich geltend machen, wenn die Geräte im Praxisbesitz bleiben. Schenken Sie einem Mitarbeiter einen Computer, müssen 25 Prozent des Wertes – auch bei einem gebrauchten Gerät – Pauschalsteuer abgeführt werden.
- »Besondere Anlässe«. Zu Geburtstagen, Namenstagen, Hochzeitstagen, Einschulungen, Konfirmation oder Kommunion kann ein steuerfreies Sachgeschenk bis zu einem Wert von 40 € übergeben werden. Steuerfreie Zuwendungen bei Heirat oder Geburt eines Kindes sind seit dem 1. Januar 2006 nicht mehr möglich. Jedoch in Not- oder Katastrophenfällen, etwa Krankheit oder Todesfall, dürfen bis zu 600 € jährlich für alle Mitarbeiter steuerfrei geschenkt werden.
- Sachzuwendungen. Das könnte etwa ein regelmäßiger Besuch im Fitnessstudio sein. Bis maximal 44 € im Monat dürfen es sein. Der Gutschein darf aber nur die Sache bezeichnen, einen Geldwert darauf zu vermerken ist nicht erlaubt.
- Fahrten zur Arbeit. Nutzen Mitarbeiter ihr eigenes Auto, um zur Arbeit zu fahren, dürfen Arbeitgeber je Entfernungskilometer und Arbeitstag 0,30 € bezahlen. Dieser Zuschuss muss jedoch pauschal mit 15 Prozent versteuert werden. Zum Januar 2007 hatte der Gesetzgeber verfügt, dass nur noch Fahrten zur Arbeit ab dem 21. Entfernungskilometer steuervergünstigt bezahlt werden dürfen. Das Bundesverfassungsgericht hat diese Einschränkung im Jahr 2008 für verfassungswidrig erklärt. Alles oder nichts, so der Tenor der obersten Verfassungshüter. Die Bundesregierung musste daraufhin zur alten Regelung zurückkehren. Jetzt darf wieder ab dem ersten Kilometer gerechnet werden. Dies ist inzwischen vom Bundestag bestätigt worden: im März 2009

hat das Parlament die Wiedereinführung der sogenannten Pendlerpauschale beschlossen. Alternativ können Sie Ihren Angestellten auch eine Fahrkarte (Jobticket) für den öffentlichen Nahverkehr bezahlen. Die Kosten dafür bleiben lohnsteuer- und sozialabgabenfrei (Sachbezug). Der Wert des Jobticket darf aber 44 € im Monat nicht übersteigen. Auch ein Tankgutschein im Wert von maximal 44 € ist möglich. Achten Sie darauf, dass der Gutschein nur auf eine bestimmte Menge Benzin (Liter) ausgestellt ist, ein Eurowert darf nicht angegeben sein. Mit Jobtickets oder Tankgutschein wäre aber das Sachzuwendungspotential ausgeschöpft (siehe oben). Ein Fitness-Gutschein z. B. ist dann nicht mehr möglich.

- Behandlungskosten, die nicht von der Krankenkasse bezahlt werden. Ob die privat verordnete Massage, die Brille oder Zahnarztkosten, bis zu 600 € im Jahr dürfen Sie solche Kosten übernehmen. Voraussetzung ist aber eine ärztliche Verordnung.
- Betriebliche Gesundheitsförderung. Zum 1. Januar 2009 ist eine Gesetzesregelung in Kraft getreten, die für selbstständige Therapeuten in doppelter Hinsicht Bedeutung hat. Gesundheitsfördernde Maßnahmen dürfen für jeden Mitarbeiter bis zu einem Höchstbetrag von 500 € im Jahr steuer- und sozialversicherungsfrei bezahlt werden. Dies darf sogar noch rückwirkend für 2008 geschehen. Die Aktivitäten können im Betrieb stattfinden oder aber die Beschäftigten besuchen individuelle Kurse. Richtschnur dabei sind die Festlegungen des GKV-Spitzenverbandes zur Primärprävention. Demnach müssen sich die Maßnahmen mit Bewegung, gesunder Ernährung oder Entspannung beschäftigen. Nicht angerechnet werden Mitgliedsbeiträge in Vereinen oder Fitnessstudios. Es dürfen auch dort nur die Kosten für Kurse nach den GKV-Richtlinien bezahlt werden. Der zweite Aspekt dieser segensreichen Regelung betrifft das Leistungsangebot Ihrer Praxis. Die Förderung erleichtert es, Ihr Angebot Betrieben schmackhaft zu machen (siehe dazu auch das Kapitel »Kassenunabhängige Leistungen«).
- Kinderbetreuungskosten. Einen Kindergartenplatz in einer staatlichen Einrichtung für Kinder unter sechs Jahren dürfen Sie finanzieren. Eine häusliche Betreuung darf allerdings nicht unterstützt werden.
- Betriebsveranstaltungen. Weihnachtsfeiern, Ausflüge und andere das Betriebsklima fördernde Unternehmungen sind bis

zu 110 € für jeden Mitarbeiter im Jahr steuerfrei. Es dürfen aber nicht mehr als zwei Veranstaltungen sein.
- Sollen die Wohltaten die oben aufgeführten Grenzen übersteigen, können Sie dem Geschenkdrang dennoch frönen. Seit dem 1. Januar 2007 sind Sachzuwendungen möglich, wenn sie mit 30 Prozent pauschal versteuert werden. Der Beschenkte muss über die Steuerzahlung informiert werden. »Luxusgeschenke« über 10.000 € pro Jahr und Mitarbeiter sind nach diesem Modell aber nicht möglich.
- Eine besondere Wirkung entfalten die steuerfreien Zahlungen bei geringfügig Beschäftigten. Da die Zahlungen nicht auf das Höchstgehalt von 400 € monatlich hinzu gerechnet werden, ergeben sich Gestaltungsmöglichkeiten.

Entgeltumwandlung für die Altersvorsorge

Alle in der gesetzlichen Rentenversicherung pflichtversicherten Arbeitnehmer haben seit dem 1. Januar 2002 einen Rechtsanspruch auf die Entgeltumwandlung von Teilen ihres Gehalts, um damit einen Beitrag zu ihrer Altersvorsorge zu leisten und die geringer werdenden Rentenzahlungen der Deutschen Rentenversicherung (früher: BfA) ausgleichen zu können (Altersvermögensgesetz). Umgewandelt werden können normale Gehaltszahlungen, Überstundenvergütungen aber auch Sonderzahlungen, wie das Weihnachtsgeld. Die Höhe des umzuwandelnden Betrages bestimmt der Mitarbeiter. Steuerfrei sind allerdings nur Zahlungen, die vier Prozent der jeweiligen Beitragsbemessungsgrenze der gesetzlichen Rentenversicherung nicht übersteigen. 2009 sind das im Westen 2.592 € im Jahr, im Osten 2.184 €. Für Altersvorsorgeverträge, die nach dem 1. Januar 2005 abgeschlossen wurden, erhöht sich der steuerfreie Beitrag um 1.800 €. Somit können Angestellte jetzt insgesamt 4.392 € jährlich (Osten: 3.984 €) ohne Steuerzahlung für die betriebliche Altersversorgung einsetzen. Beiträge bis 2.496 € sind zudem sozialabgabenfrei. Die Versicherung schließt der Arbeitgeber für den Mitarbeiter ab. Bei mehreren Mitarbeitern ist es sinnvoll, eine Gruppenversicherung abzuschließen. Die betrieblichen Altersvorsorgeversicherungen sind portabel, sie können bei einem Arbeitsplatzwechsel beim neuen Arbeitgeber weitergeführt werden.

Geringfügig Beschäftigte können außer einer minimalen Rente nichts von der gesetzlichen Rentenversicherung erwarten. Dies können sie aber mit einem kleinen Beitragszuschlag verbessern. Da der Arbeitgeber 15 Prozent pauschal als Rentenbeitrag abführt, müssen Minijobber lediglich 4,9 Prozent drauflegen (Differenz zum Pflichtbeitrag von 19,9 Prozent), um mehr Leistungen zu erhalten. Neben einer Rentensteigerung von immerhin 33 Prozent hat der Mitarbeiter so auch Anspruch auf Rehabilitationsleistungen und die volle staatliche Förderung beim Abschluss einer Zusatzversicherung nach dem Riester-Modell.

14.12 Urlaub

Der Mindesturlaub beträgt laut Bundesurlaubsgesetz 20 Werktage bei einer Fünf-Tage-Woche, 24 Werktage bei einer Sechs-Tage-Woche und 16 Werktage bei einer Vier-Tage-Woche. Der Mindesturlaub laut TVöD beträgt 26 Tage für unter 30-jährige. Bei der Urlaubsberechnung nach TVöD wird grundsätzlich von einer Fünf-Tage-Woche ausgegangen, unabhängig davon an wie vielen Tagen der Mitarbeiter tatsächlich arbeitet.

Sinnvoll ist es sicher, irgendetwas dazwischen zu vereinbaren. Sie können auch festlegen, dass für besondere Leistungen, z. B. häufige kurzfristige Vertretungen usw. ein zusätzlicher Urlaubstag gewährt wird.

Der volle Urlaubsanspruch entsteht erst nach sechs Monaten Betriebszugehörigkeit.

Der Urlaub muss grundsätzlich im laufenden Kalenderjahr genommen werden, es sei denn Sie stimmen einer Übertragung in das Folgejahr zu. Das Bundesarbeitsgericht hat entschieden, dass Arbeitnehmer keinen Anspruch darauf haben, es sei denn, es liegen betriebliche oder persönliche Gründe – z. B. längere Krankheit – vor.

Bedenken Sie bei der Berechnung der Urlaubstage, dass der 24. und der 31. Dezember keine Feiertage sind. Sie werden als normale Arbeitstage gewertet.

Beendet ein Mitarbeiter seine Betriebszugehörigkeit im laufenden Jahr, wird der Urlaubsanspruch so berechnet:

- Bei Beendigung bis zum 30. Juni hat er für jeden vollen Monat Anspruch auf ein Zwölftel des Jahresurlaubs.
- Bei Beendigung nach dem 30. Juni muss der volle gesetzliche Jahresurlaub von 20 Tagen gewährt werden.
- Sieht der Arbeitsvertrag mehr Urlaubstage als die gesetzlich vorgeschriebenen 20 Tage vor, gelten die gleichen Regeln,

wenn nicht im Arbeitsvertrag eine »pro rata temporis«-Regelung vereinbart wurde. Dies bedeutet, der Urlaub soll nur anteilig gewährt werden. Es gilt dann die Zwölftel-Regelung unabhängig vom Datum des Ausscheidens. Der Mindesturlaub muss aber bei Ausscheiden nach dem 30. Juni immer erreicht werden.

Die Zwölftel-Regelung sollte demnach immer im Arbeitsvertrag aufgeführt werden.

14.13 Krankheit

Legen Sie fest, dass Sie im Falle einer Erkrankung oder einer anderweitigen Arbeitsverhinderung sofort informiert werden müssen. Spätestens am dritten Werktag muss eine ärztliche Arbeitsunfähigkeitsbescheinigung vorliegen.

14.14 Fortbildungsregelungen

Es gibt keine gesetzliche Verpflichtung für Arbeitgeber, Fortbildungsmaßnahmen der Mitarbeiter zu finanzieren. Bildungsurlaub, der in manchen Bundesländern gesetzlich geregelt ist, kann dafür im Regelfall nicht eingesetzt werden. Bildungsurlaub kann nur von staatlich anerkannten Bildungsträgern angeboten werden. Dies sind die meisten Veranstalter für therapeutische Fortbildungen nicht (lesen Sie dazu auch weiter unten).

Sie könnten z. B. vereinbaren, wenn die wirtschaftliche Situation der Praxis es zulässt, werden Fortbildungsmaßnahmen durch eine bezahlte Freistellung vom Dienst oder eine anteilige Übernahme der Kurskosten unterstützt.

Finanzieren Sie Fortbildungen, die einen Nutzen für die Praxis bedeuten, sollten Sie festlegen, dass der Mitarbeiter bei einer Kündigung die erstatteten Kosten entweder vollständig oder anteilig zurückzahlt. Allerdings können Sie die Bedingungen nicht willkürlich festlegen, Sie müssen gewisse Regeln beachten.

Die Rechtsprechung der Arbeitsgerichte lässt solche Vereinbarungen grundsätzlich zu, verlangt aber strenge Kriterien. Einerseits soll dem Arbeitgeber die Möglichkeit gegeben werden, die neu erworbenen Kenntnisse des Mitarbeiters möglichst lange dem Betrieb nutzbar zu machen. Auf der anderen Seite darf so eine Vereinbarung aber nicht das Grundrecht des Arbeitnehmers auf die freie Wahl des Arbeitsplatzes einschränken.

Eine Rückzahlungsvereinbarung ist nur zulässig, wenn das erworbene Wissen:

- dem Mitarbeiter auf dem Arbeitsmarkt die Chance auf ein höheres Gehalt geben würde.
- dem Betrieb einen erkennbaren Vorteil verschafft, beispielsweise die Abrechnungsmöglichkeit von Zertifikatspositionen wie Bobath, PNF usw.; Refresher-Kurse fallen nicht darunter.

Die Höhe der erstatteten Kosten ist für die Gültigkeit einer Vereinbarung unerheblich. Entscheidend ist im Wesentlichen die Dauer der Fortbildung. Das Bundesarbeitsgericht hat dafür eindeutige Kriterien aufgestellt:
Dauert eine Fortbildung weniger als zwei Wochen, kann keine Rückzahlungsklausel vereinbart werden.

Bei einer Fortbildungsdauer von bis zu:

- einem Monat darf die Bindung an den Betrieb höchstens sechs Monate betragen.
- zwei Monaten darf die Bindung höchstens ein Jahr betragen.
- vier Monaten, darf sie zwei Jahre betragen.

Kündigen Sie das Beschäftigungsverhältnis, dürfen Sie grundsätzlich keine Rückzahlung von Fortbildungsaufwendungen verlangen.

14.15 Pkw-Nutzung, z. B. bei Hausbesuchen

Hier können Sie einen Betrag festlegen, den Sie dem Mitarbeiter bei Nutzung seines eigenen Pkw ersetzen (Kilometergeld). Der übliche Satz beträgt 0,30 € pro Kilometer. Sie können allerdings den Mitarbeiter auch darauf hinweisen, dass er die Dienstfahrten in seiner persönlichen Steuererklärung angeben kann. Dies geht aber nur, wenn Sie nicht die Kosten übernehmen.

siehe auch im Kapitel »Auto«, S. 238

14.16 Nebenbeschäftigung

Verweisen Sie darauf, dass Nebenbeschäftigungen, unabhängig davon, ob als Therapeut oder in einem anderen Beruf ausgeübt, Ihrer Zustimmung bedürfen. Damit vermeiden Sie, dass Ihr

Mitarbeiter wegen Überlastung nur mit gebremster Kraft bei Ihnen arbeitet.

14.17 Verschwiegenheitspflicht

Der Mitarbeiter sollte über betriebliche Dinge und Informationen über Patienten (Schweigepflicht) nach außen Stillschweigen bewahren. Dies gilt auch nach seinem Ausscheiden.

Es empfiehlt sich, den Vertrag mit dem Hinweis zu schließen, dass Änderungen und Ergänzungen der Schriftform bedürfen. Der Arbeitsvertrag muss dann von Ihnen und dem Mitarbeiter mit Datum versehen unterschrieben werden.

14.18 Anmeldung von Mitarbeitern

Zunächst müssen Sie bei der für Zentralen Betriebsnummernstelle der Bundesagentur für Arbeit eine Betriebsnummer beantragen. Diese brauchen Sie für den gesamten Verkehr mit den Sozialversicherungsträgern, besonders für die Anmeldung der Krankenversicherung des Mitarbeiters.

Der Mitarbeiter muss Ihnen folgende Unterlagen übergeben:

1. Lohnsteuerkarte
2. Versicherungsnachweisheft Deutsche Rentenversicherung
3. Nachweis der Krankenversicherung
4. Kontonummer für Gehaltszahlungen

Innerhalb von 14 Tagen – ab Einstellungstag gerechnet – müssen Sie der Krankenkasse des Angestellten unter Angabe der Betriebsnummer und der Rentenversicherungsnummer mitteilen, wann die Beschäftigung startete. Die Krankenversicherung übernimmt die Meldung an die anderen Sozialversicherungsträger (Renten- und Arbeitslosenversicherung).

Auch die für Sie zuständige Berufsgenossenschaft für Gesundheitsdienst und Wohlfahrtspflege informieren Sie über die Einstellung (siehe S. 111).

Da sich die zugelassene Therapiefläche an der Zahl der Therapeuten orientiert, müssen zusätzliche Mitarbeiter auch den zuständigen Krankenkassen gemeldet werden. Dies gilt auch, wenn der neue Beschäftigte ein abrechnungsfähiges Zertifikat besitzt.

14.19 Alltag mit Mitarbeitern

Gehalts- und Sozialversicherungszahlungen

Neben einer regelmäßigen und pünktlichen Gehaltszahlung müssen Sie auf eine fristgerechte Begleichung der Sozialversicherungsbeiträge und der Lohnsteuer achten. Die Beiträge zur Sozialversicherung müssen spätestens am drittletzten Bankarbeitstag des laufenden Monats bei den Empfängern vorliegen. Bei ungünstiger Konstellation kann dies bereits der 24. eines Monats sein! Lohnsteuerzahlungen müssen spätestens am 10. des Folgemonats auf dem Konto des Finanzamts eingegangen sein.
Auch die Daten zur gesetzlichen Unfallversicherung (Berufsgenossenschaft) müssen ab Januar 2009 für jeden einzelnen Mitarbeiter an die Krankenkassen der Beschäftigten gemeldet werden, bei 400-Euro-Kräften an die Knappschaft-Bahn-See (Minijob-Zentrale). Bislang genügte eine einmal jährliche Meldung an die BG für den ganzen Betrieb. Das sogenannte Insolvenzgeld wird ab 2009 an die Krankenkasse bzw. Knappschaft-Bahn-See gezahlt (näheres dazu im Kapitel »Versicherungen«).

Die Berechnung der Steuer- und Versicherungsbeträge können Sie entweder Ihrem Steuerberater überlassen oder Sie setzen eine entsprechende Software ein, auch ein Ausdruck der Daten auf den amtlichen Formularen ist damit möglich.

Papier gehört allerdings im Verkehr mit den Finanzämtern und Sozialversicherungsträgern weitgehend der Vergangenheit an. Schon jetzt müssen Lohnsteuerdaten, die bisher auf der Lohnsteuerkarte eingetragen wurden, elektronisch an das Finanzamt übermittelt werden. Seit dem 1. Januar 2006 gilt dies auch für Kleinbetriebe. Auch die Übermittlung der Sozialversicherungsmeldungen darf nur noch auf diesem Wege erfolgen.

Berufshaftpflichtversicherung

Arbeitgeber haften für die Fehler ihrer Mitarbeiter. Deshalb sollten Sie jeden neuen Beschäftigten bei Ihrer Berufshaftpflichtversicherung melden. Die Mitversicherung von Angestellten wird in der Regel nur mit einem geringen Zusatzbeitrag belegt.

Entgeltfortzahlung bei Krankheit

Arbeitgeber müssen bei Krankheit eines Mitarbeiters sechs Wochen lang das Gehalt bezahlen und die vollen Sozialversicherungsbeiträge abführen. Auch für Feiertage hat der Angestellte Anspruch auf Gehaltszahlung. Jedoch muss nur für die arbeitsvertraglich vereinbarte Arbeitszeit gezahlt werden. Bei mehrmaliger Arbeitsunfähigkeit wegen der gleichen Erkrankung werden die Krankheitstage zusammengezählt. Nach sechs Wochen übernimmt die Krankenkasse die weitere Zahlung.

Haben Sie Zweifel an einer Erkrankung Ihres Mitarbeiters können Sie den Medizinischen Dienst der Krankenkasse beauftragen, die Krankschreibung des Mitarbeiters zu überprüfen. Mit Inkrafttreten des Aufwendungsausgleichsgesetzes am 1. Januar 2006 müssen sich alle Betriebe mit weniger als 30 Mitarbeitern am Umlageverfahren U1 beteiligen. Aus dem Umlagetopf erstatten die Krankenkassen einen vereinbarten Anteil an den Bruttogehaltskosten, wenn Angestellte krankheitsbedingt der Arbeit fern bleiben. Dafür müssen je nach Erstattungssatz und Krankenkasse des Mitarbeiters zwischen 0,9 und 3,5 Prozent zusätzlich zum Arbeitgeberbeitrag monatlich bezahlt werden.

Der Erstattungssatz kann zwischen 50 und 80 Prozent des Bruttogehalts betragen. Die Barmer Ersatzkasse (BEK) z. B. erhebt einen Umlagebeitragssatz von 1,1 Prozent bei einer Erstattung von 50 Prozent, 1,4 Prozent Umlage bei Rückerstattung von 65 Prozent. Bei Erstattung von 80 Prozent des Gehalts müssen 3,4 Prozent Beitrag an die BEK überwiesen werden. Die 65-Prozent-Variante ist angemessen, wenn man von einer durchschnittlichen Arbeitsunfähigkeit von zwei bis drei Wochen im Jahr ausgeht.

Die Rückerstattung von Gehaltszahlungen an erkrankte Mitarbeiter wird grundsätzlich vom ersten Krankheitstag an gewährt, auch wenn keine Arbeitsunfähigkeitsbescheinigung vorliegt. Erstattet wird nur das vereinbarte Gehalt, nicht aber regelmäßige Überstundenanteile. Die Krankenkassen rechnen grundsätzlich mit allen Kalendertagen. Deshalb sollten Krankschreibungen auch Samstage und Sonntage mit einbeziehen.

Für geringfügig Beschäftigte (näheres unter: Mini-Jobs) werden 0,6 Prozent bei 80-prozentiger Erstattung berechnet. Der U1-Beitrag wird zusammen mit den anderen Pauschalleistungen an die Knappschaft-Bahn-See (Minijob-Zentrale) gezahlt.

Alle Zahlen gelten für 2009.

Mutterschutz

Die schwangere Mitarbeiterin soll den Arbeitgeber unverzüglich unter Angabe des errechneten voraussichtlichen Geburtstermins informieren. Eine bestimmte Frist zur Bekanntgabe des »Zustandes« schreibt der Gesetzgeber allerdings nicht vor.

Der Arbeitgeber muss dann in einem kurzen, formlosen Schreiben das Amt für Arbeitsschutz über die Schwangerschaft seiner Mitarbeiterin informieren. Folgende Angaben müssen enthalten sein: Name, Geburtsdatum und Adresse der Schwangeren, Tätigkeit und die Arbeits- und Pausenzeiten.

Während der Schwangerschaft müssen Sie die werdende Mutter zur Wahrnehmung von Untersuchungsterminen von der Arbeit freistellen.

Die Arbeitszeit darf nicht mehr als 8,5 Stunden täglich betragen. Das Mutterschutzgesetz bestimmt zudem, dass keine schweren körperlichen Arbeiten ausgeübt werden, keine regelmäßigen Lasten von mehr als 5 kg oder gelegentlich von mehr als 10 kg gehoben, bewegt oder befördert werden. Einige Therapien, besonders bei Hausbesuchen fallen damit weg. Nach Ablauf des 5. Schwangerschaftsmonats dürfen keine Arbeiten mehr ausgeführt werden, bei denen mehr als vier Stunden täglich gestanden wird. Sinnvoll ist es, während dieser Zeit die Mitarbeiterin auch an der Anmeldung oder für Büroarbeiten einzusetzen.

Mutterschutzfrist: sechs Wochen vor dem errechneten Geburtstermin und acht Wochen nach der Geburt darf die Schwangerere nicht beschäftigt werden. Ist die Entbindung vor dem errechneten Termin, verlängert sich die Schutzfrist um die Zeit bis zum regulären Datum. Die Frist dauert also immer mindestens 14 Wochen.

Bei der Berechnung des Jahresurlaubs zählt die Zeit der Mutterschutzfrist als Arbeitszeit mit.

Kündigungsverbot: Innerhalb der Schwangerschaft und auch noch vier Monate danach kann die Mitarbeiterin nicht gekündigt werden. Sie selbst darf aber jederzeit fristgerecht kündigen. Das Verbot der Kündigung gilt auch für die Zeit bevor der Arbeitgeber Kenntnis von der Schwangerschaft hatte, wenn die Angestellte spätestens zwei Wochen nach Erhalt der Kündigung Bescheid gibt.

Gehalt: Während der Mutterschutzfrist erhält die schwangere Kollegin von ihrer Krankenkasse Mutterschaftsgeld in Höhe von 13 € täglich. Die Differenz zum Nettogehalt muss zunächst der Arbeitgeber leisten, später ersetzt ihm aber die Krankenkasse der Mitarbeiterin die verauslagten Kosten. Dafür müssen jeden Monat 0,1 bis 0,5 Prozent des Bruttogehalts (je nach Kasse) an die entsprechende Krankenkasse gezahlt werden. Für Minijobber musste bislang nichts bezahlt werden. Ab 1. Januar 2009 jedoch werden 0,07 Prozent fällig. Diese Versicherung heißt Umlage 2 (U2). Bezahlt werden muss die Umlage für alle Arbeitnehmer, gleichgültig ob männlich oder weiblich. Aus dem Umlagen-Topf werden die Mutterschaftsaufwendungen dann zu 100 Prozent bezahlt.

Sozialversicherungsbeiträge müssen während der Schutzfrist nicht bezahlt werden.

Elternzeit (Erziehungsurlaub)

Zwischen dem letzten Tag der Schutzfrist und dem vollendeten dritten Lebensjahr des Kindes steht Müttern und Vätern die unbezahlte Freistellung von der Arbeit zu. Bis zu zwölf Monate kann ein Anteil der Elternzeit auch aufgespart und bis zur Vollendung des achten Lebensjahres des Kindes genommen werden. Diese Möglichkeit setzt aber die Zustimmung des Arbeitgebers voraus. Die Gesamtdauer von drei Jahren darf dabei nicht überschritten werden.

Acht Wochen vor Beginn muss der Antrag auf Elternzeit bei Ihnen vorliegen; sechs Wochen vorher, wenn der Erziehungsurlaub direkt an die Mutterschutzfrist anschließt. Die Mutterschutzfrist wird grundsätzlich auf die mögliche dreijährige Gesamtdauer angerechnet. Mütter und Väter haben ein Recht auf Elternzeit. Sie darf nicht abgelehnt werden. Möchte ein männlicher Mitarbeiter Elternzeit in Anspruch nehmen, kann er dieses schon nach der Geburt des Kindes während der Mutterschutzfrist tun. Beide Elternteile können entweder gemeinsam oder auch abwechselnd Erziehungsurlaub nehmen. Um eine sinnvolle Vertretungsplanung zu gewährleisten, ist die Mitarbeiterin oder der Mitarbeiter verpflichtet, zumindest für die ersten zwei Jahre die genaue Aufteilung des Erziehungsurlaubs dem Arbeitgeber bei Antragsstellung verbindlich mitzuteilen. Das dritte Jahr kann sich direkt anschließen oder auch aufgehoben werden. Auch das letzte Jahr muss mindestens acht Wochen vorher beantragt werden.

Seit dem 1. Januar 2007 gibt es ein steuerfinanziertes Elterngeld, das zwölf Monate lang gezahlt wird. Anspruch auf die staatliche Unterstützung haben alle Arbeitnehmer, aber auch

Selbstständige, Studenten und Auszubildende. Es soll 67 Prozent des bisherigen Nettogehalts bis zu einem Höchstsatz von 1.800 € monatlich ersetzen. Maßgebend ist die Höhe des Nettoeinkommens der letzten zwölf Kalendermonate vor Geburt des Kindes. Die Bezugszeit kann zwischen Vater und Mutter aufgeteilt werden. Die Eltern sind völlig frei in der Gestaltung, so kann man sich beispielsweise nur das halbe Elterngeld auszahlen lassen, es dafür aber den doppelten Zeitraum, also 24 Monate in Anspruch nehmen. Zusätzlich soll es zwei Partnermonate geben, wenn der arbeitende Elternteil seine Berufstätigkeit in dieser Zeit einschränkt. Auch Alleinerziehende haben Anspruch auf die Partnermonate. Ihnen stehen demnach Zahlungen für 14 Monate zu. Die Unterstützung löst das bis Ende 2006 gezahlte Erziehungsgeld von 450 € monatlich ab.

Bildungsurlaub

Arbeitnehmer in den Bundesländern Berlin, Brandenburg, Bremen, Hamburg, Hessen, Niedersachsen, Nordrhein-Westfalen, Rheinland-Pfalz, Saarland, Sachsen-Anhalt, Schleswig-Holstein können zwischen fünf bis zehn Tagen pro Jahr Bildungsurlaub beantragen. Die Bildungsveranstaltung muss staatlich anerkannt sein. Der Mitarbeiter muss Ihnen darüber eine vom Veranstalter ausgestellte Bescheinigung vorlegen. Für physiotherapeutische Fortbildungen kann der Bildungsurlaub im Regelfall nicht eingesetzt werden, da die Veranstalter keine anerkannten Bildungseinrichtungen sind.

Die Ablehnung eines Antrages auf Bildungsurlaub ist nur möglich, wenn betriebliche Gründe entgegenstehen.

In einigen Ländern gibt es Schutzbestimmungen für Kleinbetriebe, dort können Arbeitgeber den Bildungsurlaub ablehnen. Dies gilt nicht für Bremen, Hamburg, Nordrhein-Westfalen und Schleswig-Holstein. In Berlin und Niedersachsen können Betriebe mit weniger als 20 Mitarbeitern ablehnen, wenn die Gesamtzahl der im laufenden Kalenderjahr für Bildungsurlaub genommenen Tage das 2,5-fache der Zahl der Arbeitnehmer des Betriebs entspricht, in Brandenburg gilt das 1,5-fache.

Da es kein einheitliches Bundes-Bildungsurlaubsgesetz gibt, sind die Einzelheiten in Ländergesetzen geregelt.

Beantragt der Arbeitnehmer keinen Bildungsurlaub, erlischt der Anspruch, er kann nicht in das nächste Jahr transferiert werden. In einem vorigen Arbeitsverhältnis bereits genommener Bildungsurlaub wird angerechnet.

14.20 Motivierte Mitarbeiter – Basis eines erfolgreichen Betriebes

Neben allen Gesetzen und Vorschriften bestimmen zum Glück nicht nur vertragliche Beziehungen den Alltag mit Mitarbeitern.

Motivierte Mitarbeiter sind ein wichtiger Schlüssel für Ihren Erfolg. Sie wirken täglich zigfach auf Ihre Patienten und über diese auf die verordnenden Ärzte, Ihre »Lieferanten«. Mitarbeiter entscheiden wesentlich über das Ansehen Ihres Unternehmens.

Pflegen Sie Ihre Mitarbeiter, machen Sie ihnen ihre Wichtigkeit deutlich. Motivieren Sie sie, nehmen Sie ihre Gedanken und Ideen Ernst. Fördern Sie ihre Leistungen. Loben Sie, wenn Sie mit Leistungen zufrieden sind. Lob ist auch eine Aufforderung, es weiterhin gut zu machen.

Wenn Sie Kritik üben, machen Sie diese immer an der Sache fest, nicht an der Person. Kritisieren Sie nicht vor »versammelter Mannschaft«, sondern nur im Vier-Augen-Gespräch. Vermitteln Sie Ihren Mitarbeitern, dass Fehlermachen etwas Normales ist und auch Sie von Fehlern nicht frei sind. Betonen Sie, dass Kritik keine Einbahnstraße ist, sondern ein konstruktives Element zur Weiterentwicklung eines effizienten Betriebes und eines angenehmen Betriebsklimas.

Schaffen Sie ein Wir-Gefühl. Mitarbeiter, die sich mit ihrem Arbeitsplatz identifizieren, sind seltener krank und gerne auch bereit, Vertretungen zu übernehmen und Überstunden zu machen.

Legen Sie Ziele fest, die für alle verbindlich sind. Machen Sie deutlich, dass der Patient ohne Ausnahme im Mittelpunkt steht. Verdeutlichen Sie dies an Beispielen, etwa so:

Ein Patient betritt die Praxis, die Kollegin an der Anmeldung telefoniert. Mit Blickkontakt gibt sie dem Ankommenden zu verstehen, dass sie ihn gesehen hat. Wenn sie den Hörer aufgelegt hat, begrüßt sie den Patienten und fragt, was sie für ihn tun kann.

Wenn die Schilderung von Beispielen folgenlos bleibt, kann es auch nützlich sein, typische Alltagssituationen in kleinen Rollenspielen umzusetzen. Die sinnliche Erfahrung der Rolle »Patient« mag manchem Mitarbeiter zur Erkenntnisgewinnung verhelfen.

Halten Sie regelmäßige Mitarbeiterbesprechungen ab und besprechen Sie für alle verbindliche Verhaltensweisen. Fordern Sie auch die Mitarbeiter auf, Vorschläge einzubringen. Diskutieren Sie, wie der Betrieb der Praxis angenehmer und effizienter gestaltet werden könnte. Setzen Sie gute Vorschläge auch um. Die Resultate von Besprechungen sollten schriftlich festgehalten werden. So können Sie verhindern, dass gute Ergebnisse in Vergessenheit geraten oder gar nicht verwirklicht werden. Für neue Mitarbeiter können die Protokolle einen Praxisleitfaden bieten.

Zeichnen Sie besonders aktive Mitarbeiter aus: Urlaubstage, Fortbildungsvergünstigungen, Gehaltserhöhungen, besondere Berücksichtigung bei der Planung der Arbeitszeiten. Manchmal reicht aber auch ein Blumenstrauß, um einen guten Vorschlag zu würdigen.

Da Mitarbeiter sich häufig nicht trauen, in einer größeren Runde ihre Gedanken zu äußern, kann es auch hilfreich sein, Einzelgespräche zu führen.

Geben Sie Verantwortung an Mitarbeiter durch Übertragung von Zuständigkeiten, wie die Organisation von betriebsinternen Fortbildungen, Hausbesuchsplanung oder ähnliches. So werden Sie entlastet und das Verantwortungsgefühl der Mitarbeiter steigt.

Veranstalten Sie regelmäßig gemeinsame Aktionen, wie Betriebsausflüge, Essengehen zu bestimmten Anlässen.

Beachten Sie die Geburtstage Ihrer Mitarbeiter mit einem individuellen Geschenk.

Und wenn alles nichts hilft …

14.21 … So trennen Sie sich von Mitarbeitern

Auch in einem noch so perfekt geführten Betrieb kann es leider vorkommen, dass Sie einen Mitarbeiter erwischt haben, der trotz intensiver Bemühungen nur Schaden anrichtet. Kurz, Sie wollen ihn lieber heute als morgen loswerden.

Neben der fristgerechten (ordentlichen) Kündigung, die allerdings immer problematisch ist, da sich für die verbleibenden Wochen die Situation eher verschärfen kann, bleiben Ihnen zwei Möglichkeiten:

Die einvernehmliche Trennung, evtl. mit einer Abfindung

Die fristlose (außerordentliche) Kündigung nach Abmahnung

Bei der zweiten Variante müssen Sie eine konkrete Verletzung des Arbeitsvertrages benennen können. Diese Arbeitsvertragsverletzung müssen Sie als Abmahnung deklarieren und dem

Mitarbeiter schriftlich – möglichst per Einschreiben – zukommen lassen.

Wichtig: Sie müssen darauf hinweisen, dass bei wiederholter Verletzung die fristlose Kündigung ausgesprochen wird. Bei der zweiten Abmahnung sollten Sie formulieren, dass dies die letzte Abmahnung ist und bei weiterem Fehlverhalten die fristlose Kündigung ohne weitere Ankündigung ansteht.

Die nicht ganz einfache Problematik der Kündigung wird auf den Seiten 188 ff. ausführlich dargestellt.

Grundsätzlich empfiehlt es sich, besonders in Zweifelsfällen, einen Fachanwalt für Arbeitsrecht um Rat zu fragen.

Zeugnis

Jeder Mitarbeiter hat bei Beendigung eines Arbeitsverhältnisses ein gesetzlich verbrieftes Recht auf Ausstellung eines Zeugnisses.

Der Mitarbeiter kann sich entscheiden, ob er ein einfaches oder ein qualifiziertes Zeugnis bekommen möchte. Auch ein Mitarbeiter, den sie wegen eines Fehlverhaltens vor die Tür gesetzt haben, hat Anspruch auf ein qualifiziertes Zeugnis.

- Einfaches Zeugnis: Dies beschreibt lediglich die Art und Dauer des Arbeitsverhältnisses ohne irgendeine Wertung.
- Qualifiziertes Zeugnis: Hier müssen Sie die Leistungen und das betriebliche Verhalten des Mitarbeiters bewerten.

Dabei muss beachtet werden, dass Sie den Mitarbeiter nicht überbewerten (Wahrheitsgrundsatz) und auf der anderen Seite keine Negativbeschreibung vornehmen (Wohlwollensgrundsatz).

Um diesen beiden Grundsätzen gerecht zu werden hat sich eine Zeugnissprache entwickelt, die in verschlüsselter Form klare Aussagen trifft.

Beispiele:

»Sie hat die ihr übertragenen Aufgaben zu meiner vollsten Zufriedenheit erledigt«.
– Note: 1 –

»....stets zu meiner vollen Zufriedenheit«
– Note: 2 –

»....zu meiner Zufriedenheit«
– Note: 3 –

»....im Großen und Ganzen zu meiner..«
– Note: 4 –

»....hat sich bemüht, die Arbeiten zu meiner ...«
– Note: 5 –

Auch auffallende Persönlichkeitsmerkmale lassen sich verschlüsselt beschreiben, etwa so: »Frau B. war als umgängliche Mitarbeiterin bekannt«. Im Klartext bedeutet diese Einschätzung: Sie ging mit ihrer Art den Kollegen auf den Wecker. Oder auch mit dieser Variante: »Herr M. widmete sich, mit Fleiß und Ehrlichkeit seiner Arbeit.« Fachlich hatte er nichts drauf, heißt dieser freundliche Satz in harter Prosa. Sie war geschwätzig und führte ausgiebige Privatgespräche lässt sich so freundlich umschreiben: »Ihre umfangreiche Bildung machten sie zu einer gesuchten Gesprächspartnerin.«

Kritik können Sie auch durch Weglassen bestimmter Merkmale ausdrücken.

Im positiven Falle können Sie z. B. Ihr Bedauern darüber ausdrücken, dass der Mitarbeiter Sie verlässt. Sie danken ihm für die geleistete Arbeit und wünschen viel Erfolg für den weiteren Lebens- und Berufsweg. Im negativen Fall wünschen Sie nur viel Erfolg für den weiteren Berufsweg. Alles andere lassen Sie weg. Für den eingeweihten Leser bedeutet dies: endlich bin ich die Null los.

Beschreiben sollten Sie auf jeden Fall, für welche Therapiebereiche ein Mitarbeiter eingesetzt war, ob er neben der Praxis auch für Hausbesuche zuständig war, usw.

14.22 Checklisten

Bewerbungsgespräch

- ✓ Qualifikationen und Fortbildungen?
- ✓ Haben Sie noch andere Berufe, oder welche anderen Tätigkeiten haben Sie schon ausgeübt?
- ✓ Computerkenntnisse? Führerschein? Pkw? Fremdsprachen?
- ✓ Wo arbeiten Sie jetzt und warum wollen Sie Ihre Stelle aufgeben?
- ✓ Beschreiben Sie Ihr bisheriges Tätigkeitsgebiet. Schwerpunkt der Behandlungen? Hausbesuche?
- ✓ Welche Behandlungen machen Sie besonders gerne?
- ✓ Planen Sie bestimmte Fortbildungen oder haben sich bereits angemeldet?
- ✓ Haben Sie eine Nebenbeschäftigung, als Physiotherapeut oder in einem anderen Beruf?
- ✓ Haben Sie Familie? Wie alt sind Ihre Kinder? Gehen sie in Kita/Schule? Arbeitet Ihr Partner? Achtung: Nach einer evtl. bestehenden Schwangerschaft dürfen Sie nicht fragen!
- ✓ Sind Sie zeitlich flexibel einsetzbar?
- ✓ Wann können Sie anfangen?
- ✓ Gehaltsvorstellungen?

Internetcode: 585058

Rufen Sie im Internet die Seite **http://www.physio.de/internetcode/** auf und geben Sie den o. a. Internetcode ein. Sie erhalten dort weitere Informationen zu folgenden Themen:

- Informationen zu geringfügig Beschäftigten (Mini-Jobs)
- Riesiger Stellenmarkt für Physiotherapeuten, Logopäden, Ergotherapeuten
- Das Kündigungsschutzgesetz
- Allgemeines Gleichbehandlungsgesetz
- Individuelle Lohnsteuerberechnung
- Software für die Lohn- und Gehaltsberechnung
- sv.net zur Übermittlung von Sozialversicherungsdaten
- Informationen zur Rentenversicherung
- Individuelle Gehaltsberechnung für Physiotherapeuten nach TVöD
- Das Bundesurlaubsgesetz
- Das Entgeltfortzahlungsgesetz
- Das Mutterschutzgesetz
- BG-Formulare für Arbeits- und Wegeunfälle
- Elterngeldgesetz
- Arbeitvertrag befristet
- Die gesetzlichen Bedingungen zum Bildungsurlaub
- Hilfestellung bei der Erstellung und Analyse von Arbeitszeugnissen
- Gleitzonenrechner
- Abmahnung an Mitarbeiter
- Musterkündigung
- Zeugnisse
- BAG-Urteil zur Bindungspflicht nach Fortbildungen
- BAG-Urteil zur Übertragung von Urlaub auf das Folgejahr
- Finanztest Altersvorsorge
- Aktualisierungen

Kapitel 15
Freie Mitarbeiter

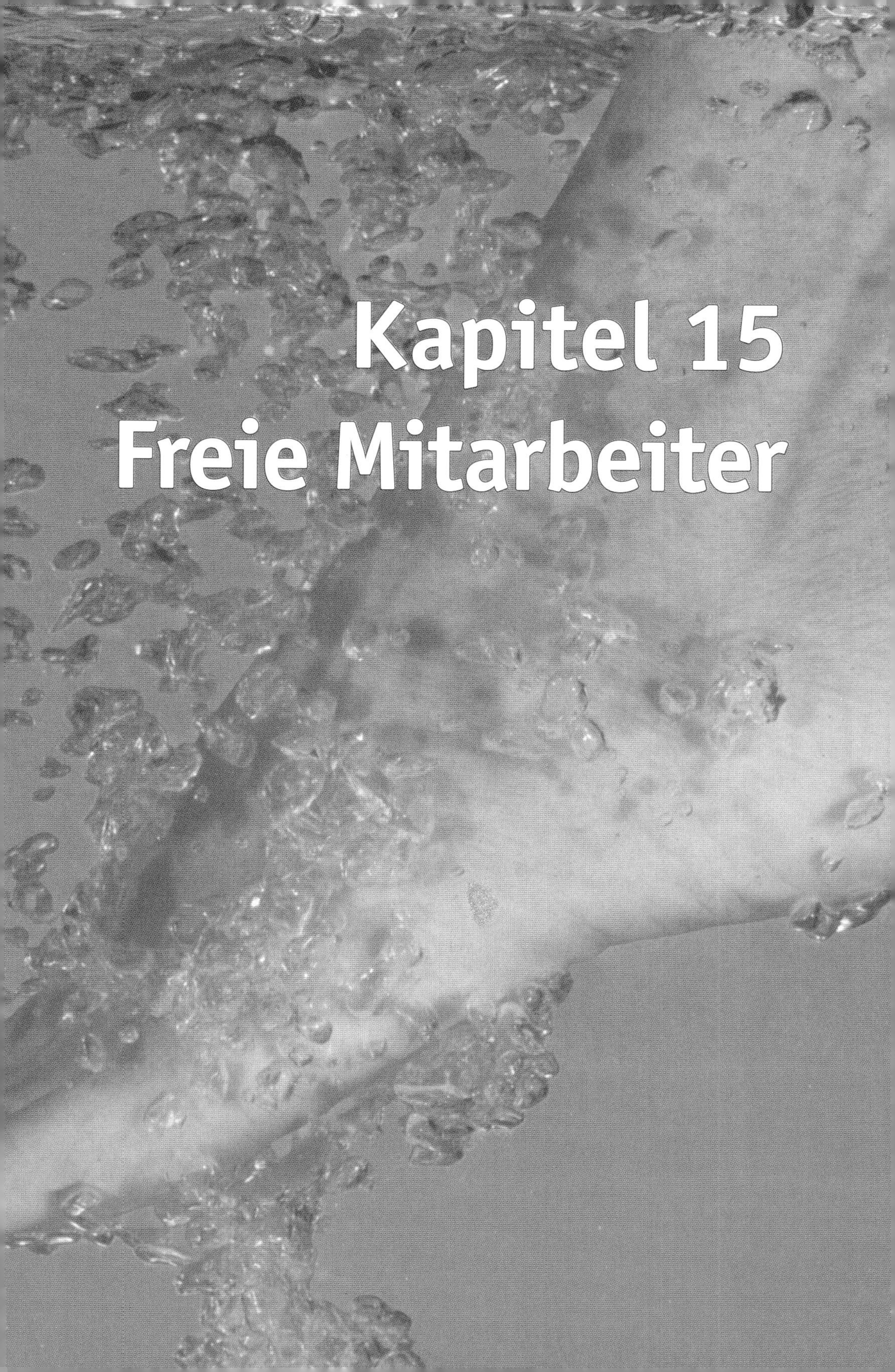

KAPITEL 15: Freie Mitarbeiter

Krankheit, Urlaub, Sozialversicherung, Kündigung..... – wenn Ihnen die Formalia und Widrigkeiten bei der Beschäftigung von Angestellten zu umständlich und lästig sind, bietet sich eine Alternative: Der freie Mitarbeiter. Eigentlich ist er gar kein Mitarbeiter, denn er übt eine selbstständige Tätigkeit aus. Doch problemlos ist die Zusammenarbeit mit einem freien Mitarbeiter nur, wenn man geschickt die Klippen des Sozialversicherungs- und Steuerrechts umschifft.

15.1 Selbstständig

Freie Mitarbeiter sind selbstständig mit allen Rechten und Pflichten. Sie entscheiden selbst, wann und wie viel sie arbeiten und auch darüber, wen sie behandeln. Sie planen unabhängig von den Interessen der Praxis ihren Urlaub und unterliegen keinen Praxisregeln oder Weisungen und Anordnungen des Praxischefs. In einem eigenen Terminbuch legen sie ihren Behandlungseinsatz fest. In den Praxisplanungen tauchen sie nicht auf. Sie können (und sollten!) für sich werben, einen eigenen Stempel und eigenes Briefpapier nutzen. Auch die Verwendung eigener Geräte ist von Vorteil. Günstig wäre auch die Zuständigkeit für ein bestimmtes Tätigkeitsfeld, das von den angestellten Mitarbeitern nicht besetzt ist. Das könnte ein Therapiekonzept sein oder die selbstständige Betreuung eines Altenheims. So sind die freien Mitarbeiter Auftragnehmer oder Subunternehmer, der Praxisbesitzer ist der Auftraggeber. Der freie Mitarbeiter kann (und sollte!) für mehrere Praxen tätig sein und vielleicht sogar stundenweise einen eigenen Mitarbeiter für seine Verwaltungstätigkeiten beschäftigen. Dies kann durchaus ein Partner oder Familienmitglied sein. Auch die

Behandlung und Abrechnung von »eigenen« Privatpatienten kann seinen Selbstständigenstatus unterstreichen. Wer diese Regeln nicht peinlich genau beachtet, könnte als scheinselbstständig gewertet werden.

15.2 Scheinselbstständig

Nach einigen missglückten Vorläufen hat der Bundestag mit Wirkung zum 1. Januar 1999 das Gesetz »zur Förderung der Selbstständigkeit« verabschiedet. Ziel der Gesetzesregelung war es, festzustellen, wer die Bedingungen einer selbstständigen Tätigkeit im Sinne des Gesetzes erfüllt. Wer von fünf Merkmalen für eine abhängige Beschäftigung nicht mindestens drei widerlegen konnte, galt als scheinselbstständig mit voller Sozialversicherungspflicht: Keine regelmäßige Beschäftigung von Mitarbeitern, nur ein Auftraggeber, Tätigkeit wird auch von Arbeitnehmern des Auftraggebers verrichtet, der freie Mitarbeiter war vorher beim Auftraggeber angestellt beschäftigt.

Mit Einführung der Ich-AG wurde zum 1. Januar 2003 diese »Vermutungsregelung« aufgehoben. Wer eine von der Arbeitsagentur geförderte Ich-AG gründete, war für die Zeit der Förderung nachgewiesenermaßen selbstständig, gleichzeitig aber rentenversicherungspflichtig. Die Ich-AG gibt es seit dem 1. Juli 2006 nicht mehr. Die sichere Selbstständigkeit gilt aber auch bei Inanspruchnahme des neuen Gründungszuschusses (siehe Kapitel Finanzierung).

Die Aufhebung der Vermutungstatbestände gilt grundsätzlich auch für jeden anderen, der davon ausgeht, selbstständig tätig zu sein. Obwohl die alten Kriterien nicht mehr gelten, spielen sie bei der individuellen Bewertung einer Tätigkeit noch immer eine Rolle, wenn auch nicht mehr im ganz strengen Sinne. Keine Weisungsgebundenheit, nicht in die Arbeitsorganisation eingegliedert, eigener Auftritt am Markt und eigene Mitarbeiter helfen demnach immer, das Dasein eines Selbstständigen zu untermauern. Die Crux bei der Geschichte: man kann sich nie hundertprozentig sicher sein, ob eine vermeintlich selbstständige Tätigkeit auch tatsächlich eine ist. Wie man es auch dreht und wendet, letzte Sicherheit, ob nun ein freier Mitarbeiter selbstständig ist oder nicht bringt nur eine Statusfeststellung.

15.3 Statusfeststellung

Mit dem Ausfüllen eines Formulars kann der freie Mitarbeiter bei der Deutschen Rentenversicherung (DRV) prüfen lassen, ob er tatsächlich als selbstständig eingestuft wird. Dieses Procedere liegt hauptsächlich im Interesse des Praxisinhabers. Auch wenn für ihn keine Verpflichtung besteht, den Status seines auftragnehmenden Subunternehmers überprüfen zu lassen, wird fatalerweise er die Folgen zu tragen haben, wenn irgendwann einmal, zum Beispiel anlässlich einer Prüfung durch die DRV, festgestellt wird, dass der vermeintlich selbstständige freie Mitarbeiter im sozialversicherungsrechtlichen Sinne ein abhängig Beschäftigter ist. Der Praxischef wird dann rückwirkend bis zum Zeitpunkt des Beschäftigungsbeginns des Mitarbeiters den vollen Rentenversicherungsbeitrag, Arbeitnehmer- und Arbeitgeberanteil, an die DRV bezahlen müssen. Zur Vermeidung von unliebsamen Überraschungen empfiehlt es sich, auch von einem DRV-amtlich deklarierten selbstständigen Mitarbeiter einen jährlichen Nachweis über die bezahlten Versicherungsbeiträge zu fordern. Die rückwirkende Zahlung von Beiträgen kann im Einzelfall für eine Praxis existenzbedrohend sein. Sie könnte versuchen, sich die Arbeitnehmeranteile von ihrem freien Mitarbeiter wiederzuholen. Wenn der sich allerdings weigert, müsste der Praxisbesitzer seinen Anspruch gerichtlich geltend machen. Der Ausgang eines solchen Verfahrens ist ungewiss.

Bestehen Sie deshalb grundsätzlich auf einer **Statusfeststellung** und lassen Sie sich unbedingt eine Kopie des Antrags und des Bescheides der DRV geben. Wird der freie Mitarbeiter als Selbstständiger eingestuft, haben Sie keine Beitragsnachzahlungen zu befürchten. Der freie Mitarbeiter allein haftet dann für die pünktliche Zahlung seiner Beiträge. Ist er aber als abhängig tätig bewertet worden, sollten Sie ihn keinen Tag länger als freien Mitarbeiter beschäftigen. Die Beitragspflicht tritt mit Datum des Bescheides ein.

Mit diesem Verfahren haben Sie die erste entscheidende Hürde zu einem störungsfreien, entspannten Zusammenarbeiten genommen. Im Falle eines positiven Bescheides liegt die Verantwortung für alle Sozialversicherungspflichten von nun an uneingeschränkt bei Ihrem auftragnehmenden selbstständigen Kollegen.

Auch wenn die **Statusfeststellung** positiv ausfällt und der freie Mitarbeiter ein amtlich untermauerter Selbstständiger ist, befreit es ihn nicht von der Rentenversicherungspflicht. Wie schon im Kapitel »Anmeldungen« (S. 142) beschrieben, sind auch selbstständige Physiotherapeuten und Ergotherapeuten, solange sie keine versicherungspflichtigen Mitarbeiter beschäftigen, grundsätzlich rentenversicherungspflichtig. Dies gilt selbstverständlich gleichermaßen für den freien Mitarbeiter. Will er sich von der Versicherungspflicht befreien lassen, muss auch er mindestens einen Mitarbeiter beschäftigen, der mehr als 400 € verdient, oder aber zwei geringfügig Beschäftigte, die zusammen mehr als 400 € Gehalt bekommen.

Einen Bonbon jedoch bietet die DRV allen noch nicht lange tätigen freien Mitarbeitern. Wer auf Dauer und im Wesentlichen nur für einen Auftraggeber tätig ist und keinen Mitarbeiter beschäftigt, kann sich für die ersten drei Jahre seiner Selbstständigkeit von der Rentenversicherungspflicht befreien lassen.

15.4 Steuer

Die Sozialversicherungshürde lässt sich, wie wir gesehen haben, recht unkompliziert nehmen. Ungleich schwieriger aber gestaltet sich die Steuerproblematik. Für den freien Mitarbeiter zeigt sich die Situation noch einigermaßen einfach. Er erwirtschaftet Umsätze aus einer heilberuflichen Tätigkeit. Demnach ist er von der Umsatzsteuer befreit. Außerdem gehört er als selbstständiger Therapeut zur Gruppe der freien Berufe, also sind seine Gewinne gewerbesteuerfrei. Für den Praxisinhaber dagegen sieht die steuerliche Lage verzwickt aus.

Umsatzsteuer

Ein zuvor vereinbarter Anteil des Umsatzes, den der freie Mitarbeiter generiert hat, fließt an die Praxis. Der den Betrag »vereinnahmende« Praxisbesitzer hat die Leistungen aber nicht selbst erbracht. Er erhält einen Obolus, weil er seinem Subunternehmer die Infrastruktur und Administration seines Betriebes zur Verfügung stellt. So kann der freie Mitarbeiter Räume, Geräte und Telefon nutzen und die Dienste der Rezeptionskraft in Anspruch nehmen. Zudem erledigt der Praxischef für ihn die Abrechnung mit den gesetzlichen Krankenkassen. Doch alle diese Leistungen, die der Inhaber der Praxis für seinen selbstständig arbeitenden Mitarbeiter erbringt, haben nichts mit seinem originären Therapeutenberuf zu tun. Vermietungs- oder Verwaltungsgeschäfte sind weit davon entfernt heilberufliche Tätigkeiten zu sein zu sein. Die Konsequenz daraus: Die beim Praxisinhaber verbleibenden Umsätze sind umsatzsteuerpflichtig.

In der Vergangenheit haben die Formulierungen in vielen Verträgen zwischen Praxen und freien Mitarbeitern, oftmals von Berufsverbänden empfohlen, die Umsatzsteuerpflicht geradezu heraufbeschworen. So hieß es darin, dass der Praxisbesitzer für seine Tätigkeiten (Raumüberlassung, Abrechnung usw.) einen bestimmten Anteil vom Honorar des freien Mitarbeiters einbehält. Will man versuchen, der Umsatzsteuerzahlung zu entkommen, müsste die vertragliche Vereinbarung genau anders herum lauten: Der freie Mitarbeiter erhält für seine Leistungen einen prozentualen Anteil an den von den Krankenkassen bezahlten Vergütungen. Doch wasserdicht ist auch dieses Verfahren nicht, zeigt es doch nach wie vor, wenn auch nicht auf den flüchtigen Blick erkennbar, dass der Chef der Praxis an den Umsätzen beteiligt ist und dafür vermutlich keinen therapeutischen Handschlag getan hat. Besser wäre es, den Praxisanteil zu »verstecken«. Dazu muss jeder Hinweis auf eine prozentuale Beteiligung vermieden werden. Stattdessen erhält der freie Mitarbeiter ein festes Honorar, das sich aus der Anzahl der geleisteten Stunden ergibt. Sinnvollerweise orientiert sich die Höhe des Stundensatzes am Durchschnitt der üblichen Kassenpositionen. Berechnet man gleichzeitig intern den Prozentanteil, kann einmal oder auch mehrmals im Jahr ein Zuschlag oder Abzug vorgenommen werden. Dieses Verfahren könnte einer Überprüfung standhalten, doch eine Garantie der Umsatzsteuer zu entschlüpfen ist es auch nicht. Wer weiß, ob nicht ein akribischer Finanzbeamter penibel nachrechnet und zu dem Ergebnis kommt, dass die realen Kassenvergütungen höher liegen als das dem freien Mitarbeiter ausbezahlte Honorar. Wem das alles zu umständlich und unsicher ist, hat eine ganz einfache und risikofreie Möglichkeit: Er bezahlt die Umsatzsteuer. Bei genauem Hinsehen ist diese Variante so schlimm nicht. Blieben die Umsätze des Praxisinhabers aus der Auftragsvergabe an freie Mitarbeiter im Vorjahr unter 17.500 € und steigen sie im laufenden Jahr nicht über 50.000 €, muss er keine Umsatzsteuer abführen, er fällt unter die Kleinbetriebsregelung (siehe Kapitel Buchhaltung und Steuern). Liegt er über der Freigrenze muss er zwar 19 Prozent seiner Umsätze an das Finanzamt überweisen, dafür kann er aber seine Ausgaben abziehen, die ihm durch den Subunternehmer entstanden sind, z. B. anteilige Kosten für Raummiete, Geräte, Büromaterial, EDV, Gehalt der Putz- und Rezeptionskraft.

So könnte das praktische Vorgehen aussehen: Der freie Mitarbeiter stellt der auftraggebenden Praxis eine Rechnung über 100 Prozent seiner geleisteten Therapien. Im Gegenzug erhält er vom Praxischef eine Rechnung für seine administrativen Leistungen über 30 Prozent (bei einer 70/30-Vereinbarung) plus 19 Prozent Umsatzsteuer. Der Freie zahlt also 34,8 Prozent an die Praxis und behält demnach statt 70 nur noch 65,2 Prozent. Da die Praxis aber Vorteile durch dieses Verfahren hat, sie kann ja ihre anteiligen Kosten geltend machen, empfiehlt es sich, die prozentuale Verteilung zu verändern. Z. B. so: Der Auftragnehmer erhält 72 Prozent und der Auftraggeber 28 Prozent. So sind die Belastungen durch die Umsatzsteuer gerecht auf beide Partner verteilt und unter dem Strich für beide gering. Vergessen Sie dabei nicht die oben beschriebene 17.500-Euro-Kleinunternehmerregelung. Bleiben die Umsätze darunter, muss dieses Modell so nicht zum Einsatz kommen. Die Rechnung des Praxisbesitzers wird dann umsatzsteuerfrei erstellt.

Gewerbesteuer

Doch damit nicht genug. Mit der Gewerbesteuer lauert ein zweites Steuerbegehren auf den mit freien Mitarbeitern operierenden therapeutischen Unternehmer. Zwar ist er Physiotherapeut und als solcher Freiberufler und damit von den Lasten der kommunalen Steuer befreit, aber nur dann, wenn er auch tatsächlich als Therapeut arbeitet. Wir wissen aber jetzt, im Verhältnis zu seinen freien Mitarbeitern ist er alles andere als therapeutisch tätig. Denn nichts weiter tut er, als den Computer zur Verwaltung und Abrechnung zu bedienen und Räume und Material zur Verfügung zu stellen. Für keine dieser Tätigkeiten ist die Qualifikation eines Therapeuten vonnöten. Lässt man diese Tatsache so stehen, führt kein Weg daran vorbei, seine Arbeit ist keine freiberufliche sondern eine gewerbliche. Der Gewinn aus seinen Bemühungen unterliegt demnach folgerichtig der Gewerbesteuerpflicht. Die Alltagspraxis könnte ganz anders aussehen. Neben der Verwaltungstätigkeit ist sehr wohl die Kompetenz eines Therapeuten gefragt. Denn für die Patienten, die in der Praxis behandelt werden, ist der Inhaber mitverantwortlich, kommen sie doch in seinen Betrieb. Er möchte zumindest wissen, welche therapeutischen Maßnahmen mit welchem Ergebnis unter seiner »Oberaufsicht« getätigt werden. Um dies herauszufinden, wäre es beispielsweise vorstellbar, dass mit den freien Mitarbeitern regelmäßige Besprechungen stattfinden, um sich ein Bild über die Behandlungsfortschritte zu machen oder um gemeinsam zu überlegen, ob Therapien fortgesetzt oder beendet werden sollten. Nur so ist der Praxischef etwa in der Lage, qualifiziert mit den zuweisenden Ärzten zu kommunizieren. Diese Tätigkeit verlangt sehr wohl die Berufsqualifikation eines Therapeuten. Damit manifestiert er seinen Status als Freiberufler und von einer Gewerbesteuerpflicht kann keine Rede mehr sein. Die Lösung erscheint zwar plausibel, doch sie bietet auch Fallstricke. Der freie Mitarbeiter muss völlig frei und weisungsungebunden handeln können, sonst setzt er seine Selbstständigkeit aufs Spiel, wie wir weiter oben gesehen haben. Deshalb sollte festgehalten werden, dass der Austausch mit seinem Auftraggeber nur auf der fachlichen Ebene stattfindet. Für seine persönliche Organisation schaltet und waltet er ohne Regeln unabhängig.

Problematisch kann der kollegiale Austausch werden, wenn der Praxisinhaber eine große Zahl von Mitarbeitern (auch Angestellte) beschäftigt. Das Finanzamt könnte zu der Feststellung gelangen, dem Unternehmer bleibe gar keine Zeit für eine fachliche Einflussnahme.

Auch bei der Gewerbesteuer ist die unkomplizierteste Lösung, die Steuer einfach zu bezahlen. Faktisch ist dies eine recht harmlose Variante. Die Gewinne aus der Beschäftigung von freien Mitarbeitern müssen nur versteuert werden, wenn sie mehr als 24.500 € im Jahr betragen. Und auch wer darüber liegt, braucht nicht unter finanziellen Lasten zu leiden. Die Gewerbesteuer wird mit den Zahlungen zur Einkommensteuer verrechnet. Nur in seltenen Fällen kommt es tatsächlich zu einer Steuerzahlung.

Auf eine Besonderheit sollten Gewerbesteuerpflichtige unbedingt achten. Sie müssen eine zweite Buchhaltung führen, was aber mit der entsprechenden Software ohne viel Aufwand zu bewerkstelligen ist.

Um festzustellen, ob man mit seiner individuellen betrieblichen Konstruktion der Umsatz- oder Gewerbsteuerpflicht unterliegt, empfiehlt sich eine verbindliche Anfrage beim Finanzamt. Die Auskunft des Amts ist rechtlich verbindlich und man weiß im Vorhinein woran man in steuerlicher Hinsicht ist und braucht nicht bei jeder Steuerprüfung zu zittern. Allerdings lässt sich das Finanzamt seine Auskunftsfreude seit dem 1. Januar 2007 bezahlen. Mindestens 121 € wollen die Beamten haben. Dieser

Betrag konnte bis zum 31. Dezember 2007 in der Steuererklärung als Betriebsausgabe geltend gemacht werden. Seit 2008 gibt es diese Möglichkeit nicht mehr.

Zurzeit (Stand Februar 2009) ist ein Verfahren gegen die Gebührenpflicht für verbindliche Auskünfte beim Finanzgericht Münster anhängig. Mit dem Hinweis auf diesen Prozess kann gegen einen Gebührenbescheid Einspruch eingelegt und das Ruhen des Verfahrens beantragt werden.

15.5 Vertrag

Vereinbaren, regeln, bestimmen und festlegen kann man viel, letztlich beweisbar ist nur, was auch schriftlich fixiert ist. Deshalb ist es unbedingt erforderlich, mit einem freien Mitarbeiter einen Werk-, Dienst- oder Honorarvertrag zu schließen. Zur Feststellung des Status kann so gegenüber der Deutschen Rentenversicherung die Selbstständigkeit untermauert und gegenüber dem Finanzamt die tatsächliche Beziehung zwischen Praxisinhaber und Subunternehmer belegt werden.

Festgehalten werden müssen die Honorarregelungen, die Weisungsungebundenheit, die unbeeinflusste Arbeitsorganisation und die Zuständigkeit für besondere Aufgabengebiete des Auftragnehmers. Auch die gemeinsamen Patientenbesprechungen sollten vertraglich vereinbart werden.

Doch das Verhältnis der beiden Vertragspartner darf nicht nur auf dem Papier stehen. Es muss auch tatsächlich gelebt werden. Ein virtuelles Konstrukt taugt nur für den Papierkorb, wenn sich bei einer Überprüfung durch Mitarbeiter der Rentenversicherung oder des Finanzamts die reale Situation genau entgegengesetzt darstellt.

Wegen der nicht unbedingt einfachen Steuerproblematik ist es empfehlenswert, die Dienste seines Steuerberaters in Anspruch zu nehmen, besonders dann, wenn man zur Vermeidung der Umsatz- und Gewerbesteuerpflicht gestalterisch tätig werden möchte.

15.6 Versicherungen

Freie Mitarbeiter sind selbstständig, ohne Wenn und Aber. Das bedeutet auch, dass sie sich um ihre soziale Absicherung selbst kümmern müssen. Wie Praxisgründer sollten sie sich zudem über Versicherungsmöglichkeiten gegen alle denkbaren Lebenswidrigkeiten Gedanken machen.

Pflichtversicherungen

- Krankenversicherung (gesetzlich oder privat)
- Rentenversicherung bei der Deutschen Rentenversicherung
- Unfallversicherung bei der Berufsgenossenschaft für Gesundheitsdienst und Wohlfahrtspflege (BGW)

Empfehlenswerte Versicherungen

Einzelheiten zu den verschiedenen Versicherungen sind im Kapitel »Versicherungen« (S. 107) zu finden.

- Berufshaftpflichtversicherung
- Freiwillige Arbeitslosenversicherung
- Berufsunfähigkeitsversicherung
- Altersvorsorge – z. B. Lebensversicherung, private Rentenversicherung, Fondssparpläne o.ä.

15.7 Einkommensteuer

Wo Geld fließt, ist das Finanzamt nicht weit. Wie jeder andere Selbstständige auch muss ein **freier Mitarbeiter** einen Teil seiner Einnahmen als Einkommensteuer abführen. Zum Beginn der Tätigkeit sollte das Wohnsitzfinanzamt informiert werden. Einmal jährlich, spätestens bis zum 31. Mai des Folgejahres, muss die Einkommensteuererklärung beim Finanzamt vorliegen. Auf Antrag kann die Abgabefrist bis zum 30. September verlängert werden. Für das Ausfüllen der ersten Steuererklärung empfiehlt sich die Hilfe eines Steuerberaters. Dann kann man sich mit der lästigen Erklärungspflicht auch länger Zeit lassen. Erst am 31. Dezember, in Ausnahmefällen sogar noch später müssen alle Unterlagen auf dem Schreibtisch des Finanzbeamten liegen. Solange keine eigenen Mitarbeiter beschäftigt werden, unterliegen freie Mitarbeiter keinen besonderen Buchhaltungspflichten. Dennoch müssen sie ihre Einnahmen und Ausgaben anhand von Kontoauszügen und Belegen nachweisen können.

15.8 Freier Mitarbeiter oder Angestellter?

Freier Mitarbeiter

Für den Praxisinhaber bieten freie Mitarbeiter vordergründig nicht zu unterschätzende Vorteile. Er kann das Honorar exakt kalkulieren, der Mitarbeiter wird nur für die Behandlungen bezahlt, die er erbracht hat, die Praxis muss weder für Krankheiten, Urlaub oder Schwangerschaft gerade stehen. Es fallen keine Sozialversicherungsbeiträge an, und der Mitarbeiter genießt keinen Kündigungsschutz.

Ist die sozialversicherungsrechtliche Situation des Mitarbeiters aber nicht eindeutig geklärt kann die Zusammenarbeit schnell zum finanziellen Abenteuer werden. Auf der Statusfeststellung der Deutschen Rentenversicherung sollte man deshalb unbedingt bestehen. Außerdem muss die steuerliche Situation lückenlos und wasserdicht geklärt sein.

Wenn Sie selbst nicht mehr rentenversicherungspflichtig sein wollen, sollte der erste Mitarbeiter kein freier Mitarbeiter sein. Wie im Kapitel »Versicherungen« (S. 108) beschrieben, können Sie sich nur befreien lassen, wenn Sie mindestens einen versicherungspflichtigen Angestellten oder zwei Minijobber, die zusammen über 400 € verdienen, beschäftigen.

Wer als freier Mitarbeiter tätig werden möchte, sollte sich darüber klar werden, dass er uneingeschränkt selbstständig tätig ist und die Freiheiten des Unternehmertums mit höheren Risiken einkauft. Hilfe für die Entscheidung bietet das Kapitel »Unternehmer sein« (Seite 18).

Angestellter

Im Gegensatz zum freien Mitarbeiter ist ein Angestellter ein abhängig Beschäftigter. Er unterliegt den Weisungen des Praxisbesitzers. Im Rahmen der vertraglich vereinbarten Arbeitszeit kann dieser den Arbeitseinsatz festlegen. Er bestimmt, welche und wie viele Patienten wie zu behandeln sind. Wenn Not am Mann ist, darf er Überstunden anordnen, und auch die Urlaubsplanung muss mit den Bedürfnissen der Praxis abgestimmt werden. Der Praxischef ist für die fachliche Anleitung zuständig, er trägt nach außen die Verantwortung für das Tun und Lassen seiner Mitarbeiter. Aus diesem Grund müssen Sie übrigens regelmäßig bei der Neueinstellung eines Mitarbeiters die Berufshaftpflichtversicherung erweitern. Auf den ersten Blick scheint der Chef gegenüber dem Angestellten in der mächtigeren Position zu sein. Die »Macht« aber verflüchtigt sich schnell, wenn man sich mit den Gesetzen und Vorschriften beschäftigt, die über dem Arbeitsverhältnis angesiedelt sind. Daneben trägt der Praxisbesitzer das uneingeschränkte wirtschaftliche und unternehmerische Risiko einer Beschäftigung. Gehen die Umsätze zurück, weil weniger Patienten die Praxis aufsuchen, muss er seine Mitarbeiter trotzdem bezahlen. Ist der Mitarbeiter krank oder fühlt sich zumindest so, sind Sie es, der sich um eine Vertretung bemühen und diese dann auch noch zusätzlich bezahlen muss. Kommen Sie mit dem Mitarbeiter nicht klar, sind Ihre Möglichkeiten, den Unliebsamen loszuwerden, sehr begrenzt. Der Mitarbeiter dagegen kann – die festgelegten Kündigungsfristen beachtend – jederzeit gehen.

Internetcode: 913185

Rufen Sie im Internet die Seite **http://www.physio.de/internetcode/** auf und geben Sie den o. a. Internetcode ein. Sie erhalten dort weitere Informationen zu folgenden Themen:

- Statusfeststellung. Formular der Deutschen Rentenversicherung
- Honorarvertrag
- Aktualisierungen

Kapitel 16
Auto

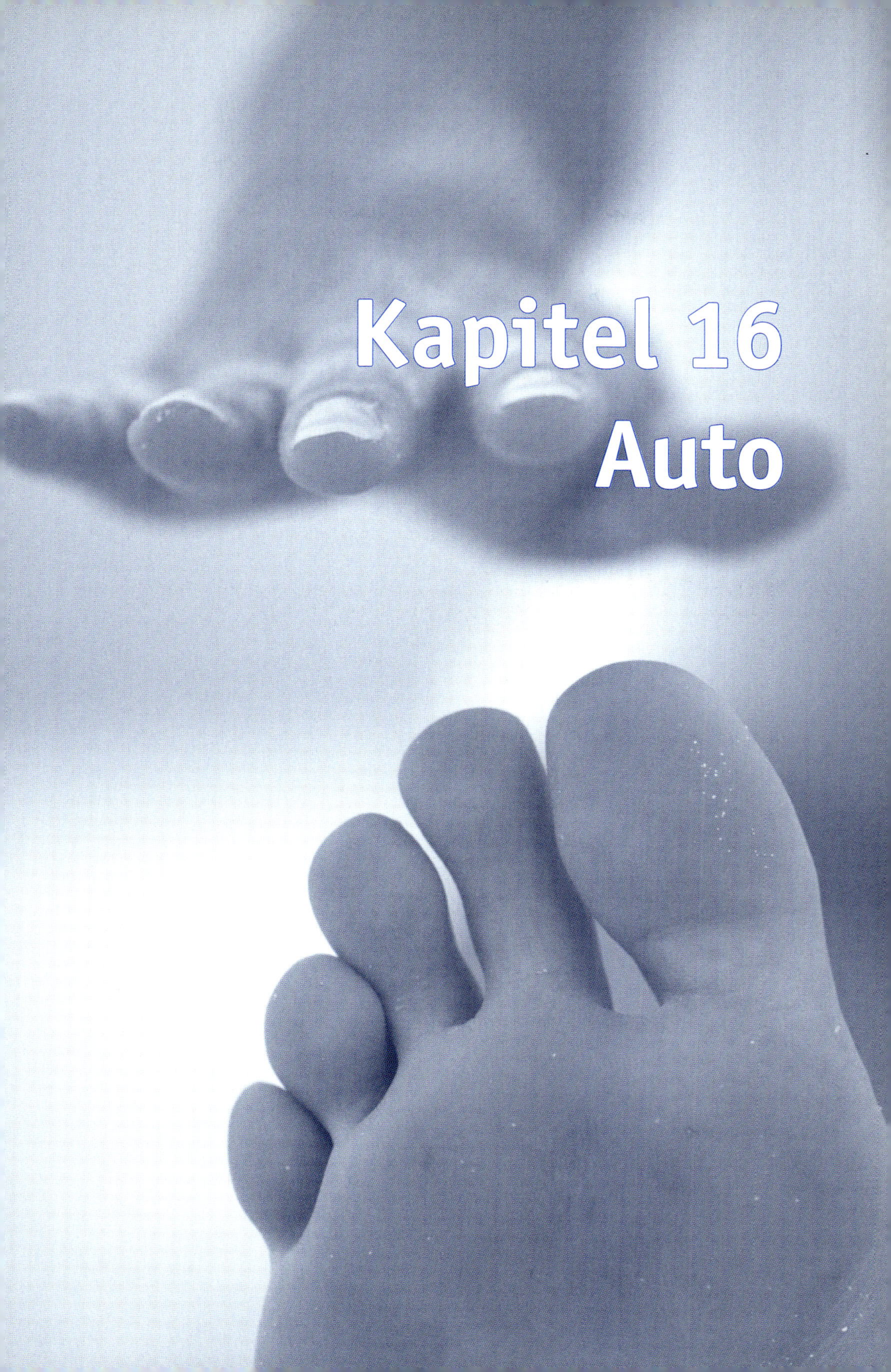

KAPITEL 16: Auto

Wer eine Praxis eröffnet, wird im Regelfall auch ein Auto brauchen, wenigstens für die Hausbesuche in der weiteren Umgebung. Mit der Anschaffung und dem Unterhalt eines Kraftfahrzeugs kommen erhebliche Kosten auf einen Betrieb zu. Ein neues Fahrzeug kostet heute zwischen 10.000 und 25.000 € und mehr. Zusammen mit den Betriebskosten ergeben sich so vielfältige Belastungen für die Praxis.

Bei der Anschaffung eines Autos spielen zwei Themenbereiche eine Rolle: der steuerliche und der haftungsrechtliche Aspekt. Da die Materie sehr umfangreich ist und andere damit ganze Bücher füllen, wollen wir uns auf die üblichen Konstellationen beschränken. Wir zeigen die steuerlichen Aspekte bei einem Pkw, der dem Praxisinhaber gehört und diesen auch privat nutzt. Daneben zeigen wir die steuerlichen und haftungsrechtlichen Aspekte, wenn ein Mitarbeiter Hausbesuche mit dem eigenen Pkw vornimmt oder mit dem Pkw der Praxis. Wir berücksichtigen nicht die steuerliche Konstellation, dass ein Arbeitnehmer ein Firmenfahrzeug der Praxis überlassen bekommt und privat nutzt, da dies eher die Ausnahme sein dürfte.

16.1 Der steuerrechtliche Aspekt

Damit die Fahrzeugkosten bei der Steuer berücksichtigt werden können, muss das Auto zum Betriebsvermögen gezählt werden. Wird ein Fahrzeug zu mehr als 50 Prozent betrieblich genutzt, zählt es zum Betriebsvermögen. Dies muss nachgewiesen werden, z. B. anhand eines Fahrtenbuchs. Wenn das Fahrzeug weniger als 50 Prozent betrieblich genutzt wird, kann man wählen, ob es zum Betriebsvermögen oder zum Privatvermögen zählen soll. Gehört das Auto dem Betrieb, ist die private Nutzung zu versteuern. Zählt es zum privaten Vermögen, können die betrieblich veranlassten Fahrten entweder mit den tatsächlich angefallenen Kosten einschließlich Abschreibung oder aber mit 30 Cent pro Kilometer abgesetzt werden. Beträgt die betriebliche Nutzung nicht mehr als zehn Prozent kann das Fahrzeug nur dem Privatvermögen zugeordnet werden. Aber auch dann können die tatsächlichen betrieblichen Kosten einschließlich Abschreibung angesetzt, oder aber die Kilometerabrechnung mit 30 Cent pro Kilometer gewählt werden. Auch wenn das Fahrzeug weniger als 50 Prozent betrieblich genutzt wird, ist dies anhand eines Fahrtenbuchs nachzuweisen. Nur dann können die betrieblichen Kosten anteilig berechnet werden.

Ein ordnungsgemäß geführtes Fahrtenbuch muss folgende Angaben enthalten:

- das Datum der Fahrt
- den Kilometerstand zu Beginn der Fahrt
- den Grund der Fahrt (»Hausbesuch« reicht nicht aus. Der Name des Patienten ist ebenfalls notwendig.)

Außerdem muss ein Fahrtenbuch so geführt werden, dass nachträgliche Änderungen nachvollziehbar sind. Eine Tabelle in einem Kalkulationsprogramm im Computer ist z. B. nicht erlaubt.

Bei einer Zuordnung zum Betriebsvermögen kann die Praxis sämtliche Aufwendungen, die im Zusammenhang mit dem Firmenwagen auftreten, als Betriebsausgaben abziehen. Dazu zählen z. B. Abschreibungen, Versicherungen, Reparatur- und Benzinkosten. Dieser Aufwand mindert den zu versteuernden Gewinn.

In den folgenden Ausführungen wird angenommen, dass das Fahrzeug zum Betriebsvermögen gehört, also mindestens zu 50 Prozent betrieblich genutzt wird, oder aber zu mehr als 10 Prozent betrieblich genutzt wird und man sich für die Kostenvariante entschieden hat (siehe oben).

Zunächst stellt sich die Frage der **Finanzierung.** Je nach der Kostenstruktur der Praxis kann es sinnvoll sein, das Fahrzeug zu leasen, statt zu kaufen. Diese Entscheidung ist von vielen Faktoren abhängig und sollte mit dem Steuerberater besprochen werden. Ebenso wichtig wie die Art der Finanzierung ist die Frage der Folgekosten. Zu den Folgekosten zählen Steuern und die Unterhaltungskosten. Bei den Steuern sind vor allem die Einkommen-, Kraftfahrzeug-, Mineralöl- und Umsatzsteuer zu beachten. Zu den Unterhaltungskosten zählen z. B. die Kosten der Anschaffung, der Reparaturen, der Versicherungen und natürlich auch die Benzinkosten.

16.2 Steuerlich abzugsfähige Pkw-Kosten

Nachfolgend werden die typischen abzugsfähigen Kosten für einen Pkw aufgeführt. Denken Sie daran, dass die Kosten immer betrieblich veranlasst sein müssen (s. vorhergehender Absatz). Nur dann führen sie zu einer steuerlich berücksichtigungsfähigen Minderung des Gewinns.

- Absetzung für Abnutzung (AfA)
- Anwaltskosten
- Autobahngebühren
- Benzinkosten
- Diebstahlschaden
- Ersatzteilkosten
- Fahrten zwischen Wohnung und Betriebsstätte
- Garagenmiete
- Gebühren; An- und Abmeldung des Geschäftswagens, TÜV-Gebühren
- Gerichtskosten
- Gutachterkosten bei einem Unfall
- Landkartenkosten
- Mietwagenkosten
- Mitgliedsbeiträge für einen Automobilclub
- Parkgebühren
- Prozesskosten
- Reparaturkosten; aber auch Kosten der Inspektion
- Schutzbrief, z. B. ADAC
- Steuern; Kraftfahrzeugsteuer, Mineralölsteuer
- Unfallkosten
- Versicherungen
- Zinsen

Die meisten Begriffe sind bekannt, einige sind erklärungsbedürftig, deshalb werden diese hier erläutert.

Absetzung für Abnutzung (AfA)

Es gibt Tabellen, in denen die betriebsgewöhnliche Nutzungsdauer von Wirtschaftsgütern aufgeführt ist. Bei Pkws beträgt sie fünf Jahre. Die Gesamtlaufleistung wird auf 100.000 km geschätzt. Dies bedeutet, dass die Anschaffungskosten also nicht komplett im Jahr der Anschaffung abgesetzt werden können, sondern über einen Zeitraum von fünf Jahren und zwar anteilig, z. B. in jedem Jahr 20 Prozent.

Bei einem Verkauf des Fahrzeugs fällt der sogenannte Veräußerungsgewinn an. Man stellt ihn durch Gegenüberstellung des erzielten Kaufpreises mit dem Restbuchwert fest. Die Differenz bildet den Veräußerungsgewinn. Er führt zu einer steuerlichen Belastung.

Unfallkosten

Unfallkosten werden nur anerkannt, wenn der Unfall der betrieblichen Sphäre zugerechnet werden kann. Sie sind dann als Betriebsausgaben absetzbar.

Haben Sie einen Unfall, wenn Sie privat unterwegs sind, so können die Unfallkosten bei der Einkommensteuer nicht berücksichtigt werden. Es handelt sich dann um Kosten der privaten Lebensführung, die den Gewinn nicht mindern.

Zu der Abgrenzung, ob eine Fahrt privat oder betrieblich veranlasst ist, existiert eine Vielzahl von Gerichtsurteilen. Eine Aufteilung findet nicht statt. Die Unfallkosten werden nach ihrer Veranlassung immer in voller Höhe entweder als Betriebsausgabe anerkannt oder der privaten Lebensführung zugeordnet.

Ereignet sich ein Unfall unter Alkoholeinfluss, so ist der Unfall für den Verursacher immer der privaten Lebensführung zuzuordnen. Dieses gilt auch dann, wenn die Fahrt oder der Alkoholgenuss betrieblich veranlasst waren. Machen Sie die Unfallkosten als Betriebsausgabe geltend, müssen Sie dem Finanzamt die Art der Veranlassung notfalls glaubhaft machen.

Werden Sie in einen Unfall verwickelt, sorgen Sie dafür, dass Sie auch die Unfallkosten belegen können. Als Unfallkosten werden die Kosten für die Gerichte, Anwälte, Sachverständige, Krankheitskosten anerkannt. Geldstrafen und Verwarnungsgelder sind nicht abzugsfähig. Ersatzleistungen mindern die Unfallkosten, so dass Sie nur die Differenz als Betriebsausgabe geltend machen können. Schmerzensgelder werden dabei nicht berücksichtigt.

16.3 Die private Nutzung des Pkw durch den Unternehmer

Wenn Sie als Unternehmer den Pkw auch privat nutzen, müssen diese Anteile von den betrieblichen Aufwendungen abgezogen werden. Dieser Anteil kann entweder nach der »Ein-Prozent-Regelung« errechnet werden oder mit der »Fahrtenbuchmethode« ermittelt werden.

Die Ein-Prozent-Regelung

Mit dieser Methode werden bestimmte Beträge errechnet und als privater Verbrauch bestimmt. Dieses Verfahren ist nur möglich, wenn das Fahrzeug zum Betriebsvermögen gezählt und zu mindestens 50 Prozent betrieblich genutzt wird. Zum einen werden der private Nutzungswert und zum anderen die Fahrten zwischen Wohnung und Praxis errechnet.

Der private Nutzungswert wird mit monatlich ein Prozent des Listenpreises des Wagens angesetzt. Es zählt der inländische Listenpreis mit allen Sonderausstattungen inklusive Umsatzsteuer (Bruttolistenpreis) ohne evtl. Rabatte o. ä. – auch bei Gebrauchtwagen!

Die Fahrten zwischen Wohnung und Praxis müssen ebenfalls berechnet werden. Bei den Fahrten zwischen Wohnung und Praxis ist von monatlich 0,03 % des Listenpreises je Entfernungskilometer auszugehen. Davon abzuziehen sind 0,30 € je Entfernungskilometer, vervielfacht mit der Anzahl von Tagen, an denen das Fahrzeug in dem jeweiligen Monat für solche Fahrten benutzt worden ist.

Beides zusammen addiert, also einem Prozent Nutzung + 0,03 % für die Fahrten zwischen Wohnung und Praxis abzüglich 0,30 € pro Kilometer, ergeben die privaten Aufwendungen, also nicht abzugsfähige Betriebsausgaben des Pkws.

Beispiel

Entfernung zwischen Praxis und Wohnung: 10 km
Listenneupreis des Wagens: 20.000 €

1 Prozent von 20.000 €	200,00 €
0,03 Prozent von 20.000 € = 6 € x 10 km	60,00 €
0,30 € x 10 km = 3,00 €; 3,00 € x 21 Arbeitstage	– 63,00 €
	= 197,00 €

197,00 € monatlich sind private Aufwendungen, die der Unternehmer nicht als Betriebskosten absetzen darf.

Die Fahrtenbuchmethode

Anstatt den Differenzbetrag mit der Ein-Prozent-Regelung zu berechnen, können die tatsächlich angefallenen Aufwendungen angesetzt werden. Voraussetzung für den Ansatz der tatsächlich angefallenen Kosten ist der Nachweis der Aufwendungen durch Belege und die Aufteilung der Pkw-Nutzung in einen privaten und einen betrieblichen Anteil mit Hilfe eines Fahrtenbuchs. Die nicht abzugsfähigen Betriebsausgaben werden pro Monat berechnet.

Das Finanzamt erkennt das Fahrtenbuch jedoch nur an, wenn Sie folgende Daten im Fahrtenbuch aufnehmen:

Der Kilometerstand (Anfangs- und Endstand) ist bei jeder Fahrt zu notieren. Bei betrieblichen Fahrten sind Reiseziel und Reiseroute anzugeben. Ferner müssen Geschäftspartner (z. B. der Name des Patienten) und der Zweck der Reise (z. B. »Hausbesuch«) eingetragen werden. Bei Privatfahrten reicht es hingegen aus, wenn Sie das Reiseziel nennen.

Wird das Fahrtenbuch vom Finanzamt nicht anerkannt, kann es annehmen, dass das Fahrzeug nicht betrieblich sondern privat genutzt wurde. Ein Grund dafür, dass das Fahrtenbuch nicht anerkannt wird, kann darin liegen, dass Sie es nicht lückenlos geführt haben.

Führen Sie ein Fahrtenbuch, werden sämtliche Kosten des Geschäftswagens erfasst. Hierzu zählen sowohl die Absetzung für Abnutzung als auch sämtliche Fixkosten und Betriebskosten.

TIPP: Die betriebliche Nutzung sollte anhand eines Fahrtenbuchs nachgewiesen werden.

16.4 Der Arbeitnehmer nutzt sein privates Fahrzeug

Der Arbeitnehmer kann sein privates Fahrzeug für seine Tätigkeit in Ihrer Praxis nutzen, z. B. für Fahrten zwischen seiner Wohnung und Ihrer Praxis, aber auch für betriebliche Fahrten, wie z. B. zu Hausbesuchen.

Der Arbeitnehmer kann von seinen Einkünften Werbungskosten einkommensteuermindernd abziehen. Werbungskosten sind durch den Beruf veranlasste Aufwendungen. Für jeden Kilometer Entfernung zwischen Ihrer Praxis und seinem Wohnort kann Ihr Arbeitnehmer 0,30 € ansetzen. Dabei muss nicht die kürzeste Strecke angegeben werden. Es zählt jedoch nur die einfache Entfernung, so dass nicht die Hin- und Rückfahrt angesetzt werden kann. Das Finanzamt erkennt auch die schnellste oder verkehrsgünstigste Verbindung an. Ohne Nachweis werden bei einer 5-Tage-Woche mindestens 220 Tage, bei einer 6-Tage-Woche mindestens 240 Tage berücksichtigt.

16.5 Gute Alternative: die steuerfreie Fahrtkostenerstattung

Setzt Ihr Arbeitnehmer sein Kraftfahrzeug für betriebliche Fahrten ein, dürfen Sie ihm die hierbei entstehenden Kosten lohnsteuerfrei ersetzen. Es gibt dabei zwei unterschiedliche Möglichkeiten.

Entfernungspauschale für den Weg zur Arbeit

Sie können Ihrem Arbeitnehmer die Fahrtkosten zwischen Wohnung und Arbeit mit dem Pkw erstatten. Es fällt nur eine geringe pauschale Lohnsteuer in Höhe von 15 Prozent an. Es können 0,30 € pro Kilometer ersetzt werden.

Hausbesuche

Für Hausbesuche oder Botenfahrten in Ihrem Auftrag können Sie Ihrem Arbeitnehmer die Beträge komplett abgabenfrei auszahlen. Wichtig: Sie benötigen Belege, in denen die einzelnen Fahrten dokumentiert werden. Steuerfrei sind hierbei 0,30 € pro Kilometer.

Es empfiehlt sich, dem Arbeitnehmer im Rahmen von Verhandlungen über eine Lohnerhöhung die steuerfreie Erstattung anzubieten, wenn Sie auch Vorteile von dieser Regelung haben.

16.6 Der haftungsrechtliche Aspekt

Es kann vorkommen, dass eine Regelung mit einem Arbeitnehmer besteht, dass der Arbeitnehmer für Hausbesuche sein privates Fahrzeug verwendet. Sollte nun auf solch einer Fahrt ein Unfall passieren ist die Frage, wer für den Schaden aufkommt – der Arbeitnehmer oder der Arbeitgeber?

Die Rechtsprechung sagt dazu:

> *Der Arbeitgeber hat dem Arbeitnehmer die ohne Verschulden des Arbeitgebers am Pkw des Arbeitnehmers entstandenen Unfallschäden zu ersetzen, wenn das Fahrzeug mit Billigung des Arbeitgebers in dessen Betätigungsbereich eingesetzt wurde. Um einen Einsatz im Betätigungsbereich des Arbeitgebers handelt es sich, wenn ohne den Einsatz des Arbeitnehmerfahrzeugs der Arbeitgeber ein eigenes Fahrzeug einsetzen und damit dessen Unfallgefahr tragen müsste.*

Dies heißt also kurz gesagt, dass der Arbeitgeber den Schaden ersetzen muss. Allerdings sind daran bestimmte Voraussetzungen geknüpft. Wir beleuchten hier diese Voraussetzungen am Beispiel von Hausbesuchen, die ein Arbeitnehmer mit seinem privaten Pkw ausführt.

1. **Die Fahrt muss betrieblich veranlasst sein.** Dies ist dann der Fall, wenn anstelle des privaten Pkws der Arbeitgeber einen Firmen-Pkw hätte zur Verfügung stellen müssen, um denselben Erfolg zu erzielen.
2. **Wenn der Arbeitgeber den Arbeitnehmer anweist, seinen Pkw zu nutzen.** Dies ist anzunehmen, wenn die Termine so knapp sind, dass diese nur mit einem Pkw einzuhalten sind.
3. Wenn es keine entsprechende vertragliche Vereinbarung zwischen Arbeitgeber und Arbeitnehmer gibt.
   Damit ist eine Vereinbarung gemeint, welche die Haftung des Arbeitgebers ausschließt. Darin muss aufgeführt sein, dass der Arbeitnehmer eine Vergütung erhält, welche die

Kosten eines evtl. Schadens pauschal abdeckt. Die Höhe dieser Vergütung muss angemessen sein. Dies ist z. B. der monatliche Betrag, der für eine Vollkaskoversicherung aufzubringen wäre. Gibt es also keine solche Vereinbarung, muss der Arbeitgeber den Schaden ersetzen, gibt es eine, muss er den Schaden nicht ersetzen. Wer kurz nachrechnet, wie viel eine Vollkaskoversicherung kostet, wird schnell zu dem Schluss kommen, dass es sich nicht lohnt.

Dienstreisekaskoversicherung

Es gibt eine eigens hierfür geschaffene Versicherung: die Dienstreisekaskoversicherung. Diese versichert evtl. Schäden am privaten Pkw des Arbeitnehmers bei betrieblich veranlassten Fahrten. Die Beiträge sind aber hier oft recht kräftig. Ob sich eine solche Versicherung lohnt, muss letztendlich jeder selber entscheiden.

Welchen Betrag muss der Arbeitgeber ersetzen?

Wenn festgestellt wird, dass der Arbeitgeber den Schaden ersetzen muss, muss bestimmt werden, in welcher Höhe der Schaden zu ersetzen ist. Dies hängt davon ab, ob und wie fahrlässig der Arbeitnehmer gehandelt hat.

- Grob fahrlässiges oder vorsätzliches Verhalten des Arbeitnehmers: Der Arbeitgeber muss keinen Schaden ersetzen.
- Leichte, normale Fahrlässigkeit: Der Schaden wird zwischen Arbeitgeber und Arbeitnehmer geteilt.
- Leichteste Fahrlässigkeit: Der Arbeitgeber muss den gesamten Schaden ersetzen.

Siehe auch unter »Unfallkosten« im oberen Teil.

Internetcode: 489629

Rufen Sie im Internet die Seite **http://www.physio.de/internetcode/** auf und geben Sie den o. a. Internetcode ein. Sie erhalten dort weitere Informationen zu folgenden Themen:

- Elektronische Fahrtenbücher
- Aktualisierungen

Kapitel 17
Kassen-unabhängige Leistungen

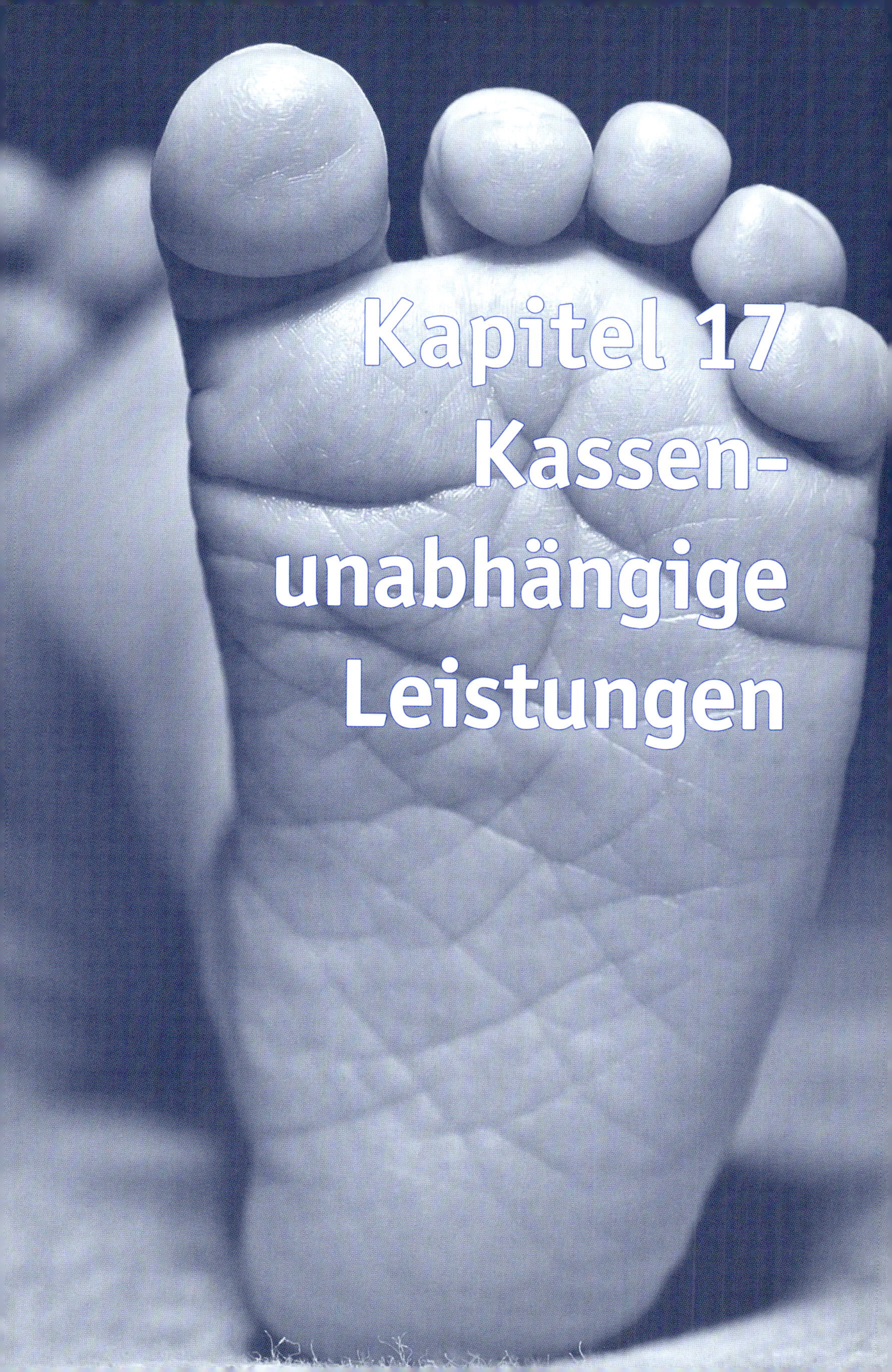

KAPITEL 17: Kassenunabhängige Leistungen

Als Therapeut werden Sie Ihre Umsätze im Regelfall überwiegend aus Leistungen erbringen, die Sie mit den Trägern der gesetzlichen Sozialversicherungen abrechnen.

Zusätzlich haben Sie aber die Möglichkeit, Leistungen anzubieten oder Ihr Angebot um Bereiche zu erweitern, die über die gesetzlichen oder durch Verträge festgelegten Möglichkeiten hinaus gehen. Selbstzahlerleistungen lohnen sich für jede Praxis. Finanzkrise hin oder her – Ökonomen haben das privat finanzierte Gesundheitswesen als den Zukunftsmarkt entdeckt. Gerade die klassischen Gesundheitsberufe sollen vom erwarteten Boom profitieren, werden doch ihre Erfahrungen und Kompetenzen geschätzt.

Zusatzangebote könnten sein:

- Gruppen ganz unterschiedlicher Art, wie Rückenschule, Kreislauftraining, Haltungsschulung für Kinder, Nordic Walking, Aqua Jogging, progressive Muskelentspannung nach Jacobsen, Autogenes Training, Tai Chi oder Qui Gong.
- Gerätetraining oder medizinische Fitness
- Sturzprophylaxe
- Prävention von Sprachentwicklungsstörungen
- Stimmtraining für Lehrer, Schauspieler, Rundfunk- und Fernsehsprecher
- Arbeitsplatzberatung und betriebliche Gesundheitsförderung
- Sauna, Bäder, Massagen
- Vorträge oder Seminare für Patienten oder Kollegen
- Vermietung Ihrer Praxisräume an Fortbildungsanbieter, z. B. abends oder am Wochenende
- Verkauf von Nackenkissen, Therapiebällen, Lern- und Sprechspielen, Massageölen u. ä.

In Zeiten zunehmender gesundheitspolitischer Unsicherheiten kann es durchaus sinnvoll sein, sich ein kassenunabhängiges Standbein aufzubauen. Niemand kann vorhersagen, ob nicht eines Tages Leistungen aus dem Katalog der gesetzlichen Krankenversicherung gestrichen oder weiter eingeschränkt werden. Immer mehr Physiotherapiepraxen bieten deshalb ein erweitertes Spektrum ganz unterschiedlicher Angebote. So können sie Ihre Patienten an die Praxis binden und neue Kunden gewinnen.

Übertreiben Sie aber nicht, Sie setzen sonst die Seriosität aufs Spiel. Wenn Ihre Praxis kaum noch von einem Solarium oder einer schlichten Muckibude mit angeschlossenem Supermarkt zu unterscheiden ist, werden Sie es schwer haben, Ärzte und Patienten davon zu überzeugen, dass Sie eine qualifizierte Physiotherapiepraxis betreiben. Versuchen Sie deshalb Ihre Zusatzleistungen immer in Bezug zu Ihrer Therapeutentätigkeit zu setzen. Prävention z. B. ist ein originäres Kompetenzfeld Ihres Berufes.

Diese Tatsache zu beachten, hat auch nicht unbedeutende steuerliche Vorteile. Dazu weiter unten mehr.

17.1 Einordnung der Zusatzangebote

Medizinische Leistungen (Der heilende Aspekt steht im Vordergrund)

Aus ganz unterschiedlichen Gründen, kann es angebracht sein, dem Patienten eine weitere oder zusätzliche Behandlung zu empfehlen. Z. B. wenn die bisherige Behandlung wird nicht mehr verordnet wird, da die maximale Anzahl laut Heilmittelkatalog erreicht ist. Bestimmte Therapieformen wie Osteopathie, Fußreflexzonenbehandlung, Akupunkt-Massage, Shiatsu, Spieltherapie sind nicht Bestandteil des Heilmittelkataloges. Sie würden aber aufgrund der Diagnose eine entsprechende Behandlung befürworten, oder aber der Patient äußert den Wunsch nach einer Behandlung.

Wenn der Patient krank ist, die Therapie also eindeutig auf medizinischer Grundlage angesiedelt ist und einen heilenden Charakter hat, müssen Sie oder der Patient mit dem Arzt Rücksprache nehmen und um ein Privatrezept bitten. Es gilt der Grundsatz, eine behandlungsbedürftige Erkrankung darf nur auf Anordnung eines Arztes therapiert werden. Dabei ist es gleichgültig, um was für eine Therapie es sich handelt oder ob eventuell eine Kostenerstattung durch eine Krankenkasse erfolgt. Auch haftungsrechtliche Überlegungen sollten Sie immer daran denken lassen, auf einer Verordnung zu bestehen. Für den Arzt könnte die Ausstellung einer Privatverordnung allerdings dann problematisch sein, wenn es sich um eine bloße Fortsetzung der vorher auf einem Kassenrezept verordneten Therapie handelt. Er bescheinigt so die medizinische Notwendigkeit einer Weiterbehandlung. Diese aber müsste er zu Lasten der gesetzlichen Krankenkasse verordnen. In solch einem Fall bitten Sie den Arzt statt dessen um eine Unbedenklichkeitsbescheinigung.

Grundsatz: **Behandlung von Krankheiten nur mit Verordnung oder Unbedenklichkeitsbescheinigung**

Physiotherapeuten in Rheinland-Pfalz können auf die Vorlage einer ärztlichen Bescheinigung verzichten, wenn sie vom zuständigen Gesundheitsamt eine Erlaubnis zur Ausübung der Heilkunde, beschränkt auf physiotherapeutische Leistungen, erhalten haben. Allerdings müssen dann die angewandten Therapien dem Inhalt der Physiotherapieausbildung entsprechen. Näheres dazu ist im folgenden Kapitel zu finden.

17.2 Prävention

Die Tätigkeit von Physiotherapeuten und der anderen Heilmittelberufe ist auf drei Säulen aufgebaut. Der weitaus überwiegende Teil der Leistungen ist im Bereich der **kurativen Medizin** angesiedelt. Aber auch **Rehabilitationsmaßnahmen** gehören zu den Aufgaben und als dritte Säule gibt es die **Prävention**.

Unter diesem Thema kann alles angeboten werden, was zur Vermeidung von Krankheiten beitragen kann. Ob Sie Rückenschulkurse, Gerätetraining im Sinne medizinischer Fitness, Herz-Kreislauftraining, Bäder und (»Wohlfühl-«) Massagen anbieten – es kann als Präventionsmaßnahme definiert werden. Auch Vorträge oder Seminare für Patienten z. B. über rückengerechtes Verhalten, kindgerechtes Spielen oder die normale Sprachentwicklung gehören dazu.

17.3 Fortbildungen

In Ihren Praxisräumen können Sie für Therapeuten oder andere Berufsgruppen, aber auch für Ihre Mitarbeiter Fortbildungen, Kurse oder Seminare anbieten.

17.4 Verkauf von Produkten

Gymnastik-Bälle, Therapie-Bänder, HWS-Kissen, Matratzen, Sitzkissen, Lern- und Sprechspiele oder Massageöle – Produkte, die therapeutische Maßnahmen unterstützen können Sie Ihren Patienten zum Kauf anbieten.

17.5 Untervermietung der Praxisräume

Zur Senkung der Betriebskosten könnte es lohnend sein, Ihre Räume abends oder an Wochenenden an externe Anbieter von Fortbildungen, Vorträgen und Seminaren oder an Gruppen zu vermieten.

17.6 Erweiterung auf andere Heilmittelbereiche

Es kann durchaus reizvoll und lohnend sein, das Angebot auf andere Heilmittelbereiche auszudehnen. Gerade in der Neurologie oder Pädiatrie gibt es inhaltliche Berührungen der Physiotherapie mit der Ergotherapie oder Logopädie. Durch das erweiterte Angebot können Sie den Wirkungsgrad Ihrer Praxis deutlich erhöhen. Dies gilt auch für einen Masseur, der einen Physiotherapeuten beschäftigt.

Wollen Sie eine Partnerschaft mit einer anderen Berufsgruppe gründen, lesen Sie dazu bitte das Kapitel »Rechtsformen« (S. 24).

Wenn Sie als Physiotherapeut einen Logopäden oder Ergotherapeuten als Angestellten beschäftigen oder als Masseur einen Physiotherapeuten, um selbst die entsprechenden Leistungen abrechnen zu können, müssen Sie bei der Einstellung beachten, dass der zukünftige Mitarbeiter die persönlichen Voraussetzungen erfüllen muss, die für eine Kassenzulassung erforderlich sind. Da Sie selbst nicht über die entsprechende Qualifikation verfügen, werden Sie den Ergotherapeuten oder Logopäden als fachlichen Leiter beschäftigen müssen.

Planen Sie einen Schwerpunkt Ihrer Praxis im Bereich der physikalischen Therapie zu begründen – Hydro- und Elektrotherapie, Packungen und Massagen –, so kann es auch unter Kostengesichtspunkten interessant sein, einen Masseur zu beschäftigen. In diesem Falle müssen keine besonderen Bedingungen erfüllt werden, Sie sind als Physiotherapeut ausreichend qualifiziert, selbst die fachliche Leitung auszuüben.

siehe im Kapitel 3 »Zulassung«, S. 44

Beschäftigen Sie einen berufsfremden Heilmittelerbringer müssen Sie grundsätzlich die entsprechenden räumlichen Zulassungsbedingungen und Einrichtungsrichtlinien beachten.

17.7 Steuerliche Situation

Umsatzsteuer

Alle Leistungen, die im Bereich der kurativen Medizin und auf der Grundlage einer Heilmittelverordnung erbracht werden, sind von der Umsatzsteuer befreit. Präventionsleistungen sind dagegen unter steuerlichen Aspekten eher zwiespältig zu beurteilen. Da es sich nicht um Heilbehandlungen im engeren Sinne handelt, sind Einnahmen aus diesen Tätigkeiten eigentlich umsatzsteuerpflichtig. Den Beamten in den Finanzämtern und den Betriebsprüfern des Fiskus fehlt aber oft schlicht das Wissen, um die verschiedenen Arbeitsbereiche klar abzugrenzen. So kann es passieren, dass das eine Finanzamt Einkünfte aus präventiver Arbeit dem heilenden Bereich (umsatzsteuerbefreit) zuordnet, ein anderes den heilenden Aspekt verneint und entsprechende Einkünfte als umsatzsteuerpflichtig einstuft. Da die Umsatzsteuerbefreiung auch deshalb festgelegt wurde, um die Sozialversicherungsträger zu entlasten, ist es in der Argumentation gegenüber dem Finanzamt sicher hilfreich, wenn Präventionsleistungen von der Krankenkasse des Patienten bezahlt werden. Rückenschul-, Entspannungskurse und manches andere werden zum Beispiel von den Kassen finanziert.

Wenn Sie selbst Fortbildungen veranstalten, werden Sie kaum umhin kommen, den vollen Umsatzsteuersatz berechnen zu müssen.

Verkaufen Sie Produkte, ist die steuerliche Situation eindeutig. Kein Finanzamt wird dann auf die Umsatzsteuer verzichten wollen. Umsatzsteuerfrei ist dagegen die Vermietung von Räumen. Die Höhe der Umsatzsteuer für alle nicht-medizinischen Leistungen ist immer 19 Prozent vom Umsatz. Die Preise für Ihre Dienstleistungen oder Produkte müssen Sie demnach um diesen Prozentsatz erhöhen.

Beschäftigen Sie Mitarbeiter einer anderen Berufsgruppe, als Physiotherapeut zum Beispiel einen Ergotherapeuten, fällt keine Umsatzsteuer an. Alle Heilmittelberufe erbringen Heilbehandlungen auf der Grundlage einer ärztlichen Verordnung.

Wann muss mit Umsatzsteuerzahlungen gerechnet werden – wann nicht?

- Medizinisch notwendige Behandlungen, der Patient ist krank und hat eine Verordnung (Kasse oder Privat): keine Umsatzsteuer.
- Präventionsleistungen, der Patient hat keine behandlungsbedürftige Erkrankung und keine Verordnung: Mit Umsatzsteuerzahlungen ist zu rechnen.
- Fortbildungsveranstaltungen, die von der Praxis angeboten werden: Mit Umsatzsteuerzahlungen ist zu rechnen.
- Verkauf von Produkten: Umsatzsteuerpflichtig.
- Vermietung von Räumen, z. B. an externe Fortbildungsanbieter: Umsatzsteuerfrei.
- Beschäftigung von Angehörigen einer anderen Berufsgruppe: keine Umsatzsteuer, da auch diese heilberufliche Leistungen aufgrund ärztlicher Verordnungen erbringen.

Fällt Umsatzsteuer an, müssen für heilberufliche Leistungen (Präventionsmaßnahmen, Vorträge, Fortbildungen für Patienten oder Mitarbeiter) sieben Prozent vom Umsatz an das Finanzamt geleistet werden. Bei allen anderen umsatzsteuerpflichtigen Bereichen (z. B. Verkauf von Produkten) werden 19 Prozent vom Umsatz berechnet.

Umsatzsteuer muss nicht bezahlt werden, wenn der Umsatz im Vorjahr weniger als 17.500 € betrug und im aktuellen Jahr 50.000 € nicht übersteigt.

siehe Kapitel »Buchführung und Steuern«, S. 130

Ist Umsatzsteuer auf der Rechnung ausgewiesen, muss sie auch abgeführt werden.

Gewerbesteuer

Ist die Umsatzsteuer eine auf das Produkt oder die Leistung abzielende Steuer, so ist die Gewerbesteuer auf den Betrieb oder die Person bezogen. Hierbei wird der Gewinn als Besteuerungsgrundlage herangezogen. Gewinne aus einer freiberuflichen Tätigkeit sind grundsätzlich gewerbesteuerfrei. Unter die Freiberuflichkeit fallen alle Leistungen, die eigenverantwortlich, persönlich, aufgrund fachlicher Qualifikation erbracht werden.

In jüngster Zeit allerdings gehen einzelne Finanzverwaltungen verstärkt dazu über, bei Leistungen, die auch von

Nicht-Freiberuflern angeboten werden, grundsätzlich eine gewerbliche Tätigkeit anzunehmen. So hat beispielsweise das Finanzministerium in Niedersachsen in einem Schreiben an die Finanzbehörden des Bundeslandes festgestellt, medizinisches Gerätetraining (MGT) werde von Physiotherapeuten im Wettbewerb zu gewerblichen Fitnessstudios erbracht. Das Ministerium schließt daraus, wenn Physiotherapeuten MGT erbringen, würden sie deshalb wie ein Fitnessstudio auch gewerbliche Einkünfte erzielen und damit gewerbesteuerpflichtig werden. Dies gelte sogar, »wenn – ausnahmsweise – für ein MGT eine ärztliche Verordnung vorliegen sollte«. Was die ärztliche Verordnung betrifft, ist die Auffassung des niedersächsischen Finanzministeriums sicher fragwürdig, wenn nicht abwegig. Es bleibt abzuwarten, wie die Rechtsprechung diese Problematik bewerten wird. Zusammenfassend ist aber festzuhalten, dass alle Leistungen, die nicht im engen Sinne eigenverantwortlich, persönlich und aufgrund fachlicher Qualifikation erbracht werden, als gewerblich definiert werden. Die Gewinne aus solchen Tätigkeiten sind gewerbesteuerpflichtig. Präventions- und »Wohlfühl«-Angebote könnten dazu gehören.

Veranstaltet die Praxis Fortbildungsveranstaltungen für Kollegen, so ist diese Tätigkeit sicher als freiberuflich zu werten, Gewerbesteuer fällt nicht an.

Beschäftigen Physiotherapeuten einen Ergotherapeuten und/oder Logopäden oder umgekehrt wird die Gewerblichkeit zuschlagen, kann doch der Praxischef wegen fehlender Ausbildung seine Mitarbeiter nicht fachlich beaufsichtigen / anleiten (siehe auch im Kapitel Buchführung und Steuern). Der Verkauf von Produkten und das Vermieten von Räumen an externe Fortbildungsanbieter sind sicher dem gewerblichen Bereich zuzuordnen. Gewinne daraus werden mit Gewerbesteuer belegt.

Selbst wenn einzelne nicht-freiberuflich erbrachte Leistungen gewerbesteuerpflichtig werden sollten, braucht Sie das nicht zu schrecken. Auch hier gibt es einen relativ hohen Freibetrag. Nur Gewinne über 24.500 € im Jahr (nach Abzug aller Kosten) müssen versteuert werden. Gewerbesteuerzahlungen können zudem mit der Einkommensteuer verrechnet werden.

Die Steuer ist eine kommunale Steuer, die Höhe bestimmen Städte und Gemeinden über den Hebesatz selbst. In Großstädten ist der Hebesatz höher, in ländlichen Regionen niedriger.

TIPP Versehen Sie Ihr Zusatzangebot mit dem Hinweis »Präventionsleistung auf der Grundlage der Präventionsrichtlinien der GKV nach § 20 SGB V«. So machen Sie deutlich, dass Ihr

Angebot von den gesetzlichen Krankenkassen unterstützt wird. Dies könnte zur Vermeidung von Umsatz- und Gewerbesteuer hilfreich sein. Bieten Sie Leistungen in Heimen, Schulen oder Kindertagestätten an, verweisen Sie auf den Setting-Ansatz der Präventionsrichtlinien. Auch die betriebliche Gesundheitsförderung gehört dazu.

Gerade die betriebliche Gesundheitsförderung ist unter einem weiteren Gesichtspunkt interessanter geworden. Seit dem 1. Januar 2009 dürfen Unternehmen die Kosten für Präventionsmaßnahmen für ihre Mitarbeiter von der Steuer absetzen. Bis zu 500 € jährlich können Betriebe für jeden Beschäftigten steuerlich geltend machen. Diese Regelung gilt rückwirkend für alle Leistungen, die ab 1. Januar 2008 erbracht wurden. Auch hierbei kann der Hinweis auf § 20 SGB V nützlich sein.

Was muss beachtet werden, wenn eine Umsatz- bzw. Gewerbesteuerzahlung zu erwarten ist?

- Einrichtung einer zweiten Buchführung. Wenn Sie sicher sind, dass Sie »nur« zur Umsatzsteuer veranlagt werden, wird sie nicht verlangt. Ist jedoch zu befürchten, dass ein Teil Ihrer Tätigkeiten als nicht-freiberuflich bewertet wird, müssen Sie eine zweite Buchhaltung für den gewerblichen Bereich anlegen. Tut man das nicht, besteht die Gefahr einer »Infizierung« der freiberuflichen Gewinne. Das Finanzamt deklariert dann alle Gewinne der Praxis als gewerblich. Dies würde bedeuten, der Gesamtgewinn der Praxis ist gewerbesteuerpflichtig.
- Berechnen Sie bei der Preisgestaltung den zu erwartenden Umsatzsteuerbetrag mit ein, ohne ihn aber als solchen auszuweisen. Noch wissen Sie ja nicht, ob das Finanzamt Sie tatsächlich veranlagen wird. Wenn Sie meinen, die erhöhten Preise von Ihren Patienten/Kunden nicht verlangen zu können, sollten Sie eine Rücklage in Höhe der zu erwartenden Steuerzahlung ansparen.

Gestaltungsmöglichkeit, um Gewerbesteuerzahlungen nicht unnötig zu steigern

Einen Raum in Ihrer Praxis erklären Sie zum gewerblichen Bereich. Gleichzeitig gründen Sie eine Gesellschaft bürgerlichen Rechts (GbR), vielleicht mit dem Namen »gesund und munter«. Der Geschäftszweck der GbR könnte die Durchführung von

Präventionsmaßnahmen und der Verkauf von Produkten, wie Ölen, Kissen, Gymnastikbällen und -bändern sein.

Die freiberufliche Praxis bekommt von der gewerblichen GbR eine monatliche anteilige Kostenerstattung für Miete, Personalkosten, Reinigung, Versicherungen und so weiter. Die Höhe dieser Anteile berechnet sich am prozentualen Raumanteil des Gewerberaumes in Bezug zur Gesamtgröße der Praxis.

Da es sich hierbei um eine reine Kostenerstattung (keine »Gewinnerzielungsabsicht«) handelt, muss die Praxis für die Zahlungen keine Umsatzsteuer und Gewerbesteuer bezahlen. Auf der anderen Seite kann die GbR die Zahlungen von ihrem Gewinn abziehen und verringert so eine eventuelle Gewerbesteuerleistung.

Über den Status des Freiberuflers und alle relevanten steuerlichen Besonderheiten lesen Sie bitte die Kapitel »Was ist ein freier Beruf« (S. 20) und »Buchführung und Steuern« (S. 124).

17.8 Berufshaftpflichtversicherung

Alle Leistungen, die aufgrund einer ärztlichen Verordnung erbracht werden, fallen üblicherweise unter den Versicherungsschutz. Dabei ist es unerheblich, ob es sich um eine Kassen- oder Privatverordnung handelt. Verlassen Sie den schützenden Verordnungsrahmen und bieten zusätzliche Leistungen an, ist es ratsam, die Versicherung zu befragen, ob auch diese Tätigkeiten haftpflichtversichert sind. Ist das der Fall, sollte man sich den Versicherungsschutz schriftlich bestätigen lassen. Verneint das Versicherungsunternehmen die Risikoübernahme, fragen Sie nach einer Erweiterung des Versicherungsschutzes. Dies könnte mit Mehrkosten verbunden sein, ist aber dringend zu empfehlen. Weigert sich die Versicherung, das Risiko zu übernehmen, bleibt einem immer noch der Weg, nach einem anderen Unternehmen Ausschau zu halten.

Zusammenfassung

- **Kurative Physiotherapie:** Wer krank ist, darf nur mit ärztlicher Verordnung (Kasse oder Privat) behandelt werden
- **Präventive Physiotherapie:** Patient/Kunde ist gesund. Behandlung ohne Verordnung

Kassenunabhängige Leistungen

- Atem-, Rücken-, Entspannungsgruppen
- Sturzprophylaxe
- Gerätetraining
- Stimmtraining
- Vorträge für Patienten
- Fortbildungen für Kollegen
- Verkauf von Produkten
- Vermietung von Räumen

Steuerliche Einordnung

Umsatzsteuer:

- Physiotherapeutische Leistungen mit Rezept: keine Umsatzsteuer
- Präventionsleistungen: Eventuell 7 % vom Umsatz
- Verkauf: 19 % vom Umsatz
- Vermietung: keine Umsatzsteuer
- Beschäftigung von therapeutischen Mitarbeitern einer anderen Berufsgruppe: keine Umsatzsteuer

Gewerbesteuer:

- Alle freiberuflichen Leistungen: keine Gewerbesteuer
- Nicht freiberufliche Leistungen: Gewerbesteuerpflicht.
- Trennung der Buchhaltung.
- GbR-Gründung für die gewerblichen Bereiche

Freibeträge:

- Umsatzsteuer: 17.500 € Umsatz (Kleinunternehmen)
- Gewerbesteuer: 24.500 € Gewinn (für Personengesellschaften)

Internetcode: 394437

Rufen Sie im Internet die Seite **http://www.physio.de/internetcode/** auf und geben Sie den o.a. Internetcode ein. Sie erhalten dort weitere Informationen zu folgenden Themen:

- SGB V § 20
- Präventionsleitfaden GKV
- Buchhaltungssoftware
- Aktualisierungen

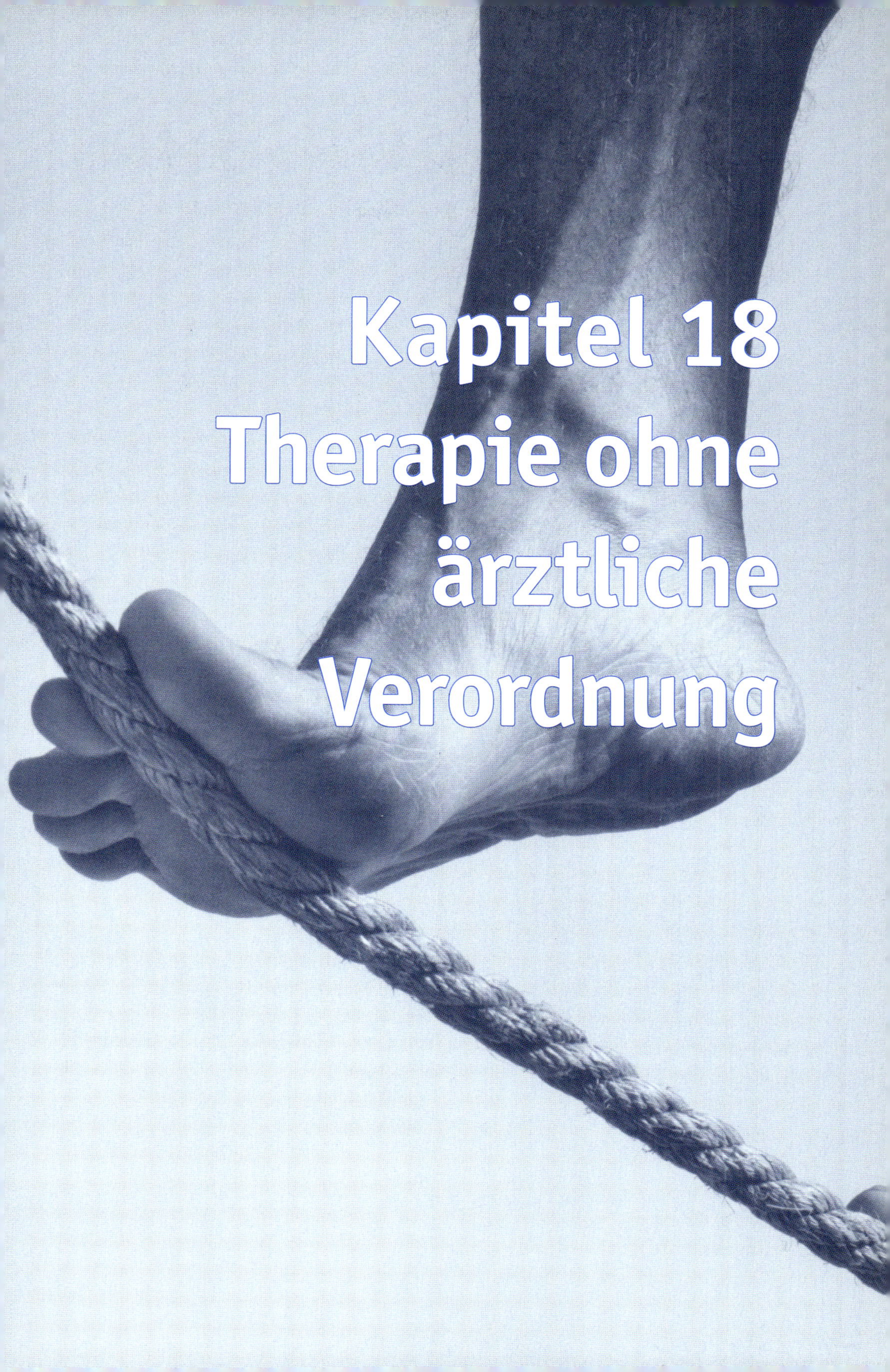

Kapitel 18
Therapie ohne ärztliche Verordnung

KAPITEL 18: Therapie ohne ärztliche Verordnung

Sie als Physiotherapeut/in kennen die Situation: Ein Freund/ Nachbar/Kollege hat Rückenschmerzen und der Leidensdruck ist mittlerweile so groß, dass er beschlossen hat, etwas dagegen zu unternehmen. Zum Arzt will er aber nicht gehen und schätzt sich glücklich, dass er einen Physiotherapeuten zu seinen engeren Bekannten zählen kann. Vertrauensvoll wendet er sich an Sie und will Ihren fachlichen Rat. Sie machen das gerne und versuchen sich ein Bild zu machen: Wann treten die Schmerzen auf? Wo genau? Wird es besser wenn dieses oder jenes passiert? Usw. Sie kennen Ihr Fach. Vielleicht machen Sie einige Übungen, vielleicht ergeben sich bereits erste Ansätze, welche Therapie Sie empfehlen würden. Wenn Sie eine Bank in der Nähe haben, wird sofort die erste halbe Stunde therapiert. Ihr Bekannter ist begeistert und will gleich den nächsten Termin vereinbaren.

Wenn Sie diese oder ähnliche Situationen kennen, sollten Sie wissen, dass dies in Deutschland untersagt ist. Nach deutschem Recht dürfen Beschwerden nur von einem Arzt oder Heilpraktiker behandelt werden. Dieser kann bestimmte Aufgaben delegieren, also beispielsweise Physiotherapeuten beauftragen. Nicht erlaubt hingegen ist jedoch, dass Physiotherapeuten Beschwerden behandeln, ohne dass vorher ein Arzt diese Tätigkeit angeordnet hat.

»Wen kümmert's«, werden Sie einwenden, »das haben wir schon immer so gemacht. Und die Anderen handeln doch nicht anders...«. Richtig – wo kein Kläger, da kein Richter. Sollte aber durch eine unvorhersehbare, schicksalhafte Fügung das Blatt sich gegen Sie wenden, werden Sie sich in einer sehr misslichen Situation wieder finden. Das kann z. B. dadurch entstehen, dass der Bekannte Ihnen auf einmal aus nicht vorhersehbaren Gründen nicht mehr wohlgesonnen ist und meint, dass seine

Schmerzen am nächsten Tag eigentlich schlimmer und nicht besser geworden sind. Oder der missgünstige nachbarliche Konkurrent hat von dieser Begebenheit erfahren und stellt bei der Staatsanwaltschaft eine Anzeige. Oder es geschieht ein Missgeschick und der Patient erleidet einen Bandscheibenvorfall. Der Arzt fragt nach, wie es dazu gekommen ist und muss hören, dass eine Behandlung ohne ärztliche Verordnung durchgeführt worden ist. Dann möchte niemand mit Ihnen tauschen, denn es werden vielfältige Ansprüche an Sie gestellt werden und Ihr Rechtsanwalt wird sich darauf beschränken müssen, die zu erwartenden Strafen möglichst verträglich zu gestalten. Aber warum muss das so sein? Wie kann es sein, dass das täglich gelebte Verhalten so im Widerspruch zur rechtlichen Situation ist?

18.1 Unerlaubte Heilbehandlungen

In Deutschland dürfen Heilbehandlungen nur von Ärzten und Heilpraktikern vorgenommen werden. Dies ist festgelegt im sog. Heilpraktikergesetz. Dort steht u.a., wer Heilbehandlungen durchführen will, braucht dazu eine Erlaubnis. Wer kein Arzt ist, muss beim Gesundheitsamt eine sogenannte Heilpraktikererlaubnis beantragen. Diese Erlaubnis wird nach einer Überprüfung erteilt, in der bestätigt wird, dass der Prüfling keine Gefahr für die Volksgesundheit darstellt. Es wird nicht geprüft, ob er heilen oder therapieren kann, sondern nur, ob er keinen Schaden anrichtet.

Im Ergebnis muss jeder Mensch mit Beschwerden zunächst einen Arzt oder Heilpraktiker aufsuchen, der dann festlegt, wie weiter verfahren wird. Wenn Sie einen Patienten behandeln, ohne dass ein Arzt Sie dazu beauftragt hat, z. B. durch eine ärztliche Verordnung, verstoßen Sie gegen das Heilpraktikergesetz, da Sie kein Arzt oder Heilpraktiker sind und deshalb keine Heilbehandlung durchführen dürfen. Dies ist sogar dann der Fall, wenn Sie und der Patient sich einig sind.

18.2 Weiterbehandlung ohne Verordnung

Sie werden auch folgende Situation kennen: Ein Patient erhält von seinem Arzt eine Verordnung über sechs Behandlungen.

Nach Abschluss der Behandlungen stellt sich ein Erfolg ein, allerdings sind sechs Behandlungen nicht ausreichend. Der Arzt will aber (oft aus wirtschaftlichen Gründen) keine zweite Verordnung ausstellen. Der Patient möchte trotz allem weiter behandelt werden und ist auch bereit, die Behandlungen selber zu bezahlen. Selbst wenn der Patient und Sie sich einig sind, dürfen Sie keine weiteren Behandlungen durchführen. Dies wird Ihnen widersinnig scheinen, denn Sie würden ja nichts anderes machen als vorher, nämlich die begonnene Therapie fortsetzen. Die Diagnose ist bekannt, die Therapie wirksam, Patient und Therapeut sind aufgeklärt und trotzdem dürfen Sie nicht behandeln. Denn der Arzt hat die medizinische Notwendigkeit weiterer Behandlungen verneint.

Ohne medizinische Notwendigkeit kann der Arzt dem Kassenpatienten auch kein Privatrezept ausstellen. Denn das würde bedeuten, dass der Arzt die medizinische Notwendigkeit erkennt, aber aus rein wirtschaftlichen Gründen keine Verordnung ausstellt. Dies widerspricht seinem Versorgungsauftrag und er könnte in Erklärungsnot kommen, wenn es Rückfragen von der Krankenkasse oder Kassenärztlichen Vereinigung (KV) geben sollte.

Es gibt für Sie und Ihren Patienten nur eine rechtssichere Möglichkeit, die Therapie trotzdem fortzusetzen: Der Arzt stellt eine sogenannte Unbedenklichkeitsbescheinigung aus. Darin bestätigt der Arzt, dass er keine Einwände hat, wenn Sie den Patienten physiotherapeutisch behandeln. Im Ergebnis bedeutet dies, dass der Patient aus ärztlicher Sicht gesund ist. Sie behandeln also einen gesunden Menschen, denn allein der Arzt diagnostiziert, ob ein Mensch weiterer Therapien bedarf. Tatsächlich wissen aber alle Beteiligten, dass weitere Behandlungen sinnvoll und zielführend sind.

Die Situation ist also misslich: Sie und der Patient sind sich einig, dass es sinnvoll und zielführend ist, wenn weitere Behandlungen angesetzt werden, aber Sie dürfen nicht, weil der Arzt dies nicht anordnet.

Wichtig ist in diesem Zusammenhang der Hinweis, dass der Arzt nicht aus Boshaftigkeit keine weitere Verordnung ausstellt, sondern weil er selber in diesem System, vor allem politisch begründet, dazu angehalten wird: Die KV wacht darüber, dass Ärzte nicht unwirtschaftlich arbeiten. Dies bedeutet, wenn ein Arzt z. B. deutlich mehr Physiotherapie verordnet als seine Kollegen, er dies begründen muss und ggf. auch die zuviel verordneten Therapien von seinem Honorar gekürzt werden.

Diese Regressforderungen sind in jedem Bundesland (KV-Bezirk) unterschiedlich geregelt und werden unterschiedlich restriktiv gehandhabt. So kann es sein, dass in einem Bezirk die KV sich großzügig verhält und in einem anderen Bezirk bereits bei der geringsten Überschreitung Verwarnungen ausspricht. Diese Regelungen sind gesetzlich festgelegt und politisch gewollt, vor allem um uferlose Kostensteigerungen zu verhindern. Trotz dieser Gesetze sind die Ausgaben der gesetzlichen Krankenkassen für Physiotherapie in den Jahren 2002 bis 2008 um fast 25 Prozent gestiegen.

18.3 Wie kann dem Patienten geholfen werden?

Wie kann es sein, dass ein Physiotherapeut, der eine staatlich geregelte Ausbildung und Prüfung abgeschlossen hat, nicht therapieren darf? Er kennt die Beschwerden des Patienten, weiß nach der Diagnose des Arztes dass andere, schwerwiegende Befunde ausgeschlossen sind, hat durch seine Ausbildung vom Staat bescheinigt bekommen, dass er fähig und in der Lage ist diese Therapien durchzuführen – und trotzdem würde er gegen geltendes Recht verstoßen? Und das nur weil z. B. der Arzt aus wirtschaftlichen Gründen keine weitere Verordnung ausstellt?

Um rechtssicher zu behandeln bliebe nur der Weg einer Unbedenklichkeitsbescheinigung. Dies entspricht aber nicht dem tatsächlichen Zustand des Patienten, dem weitere Behandlungen helfen würden.

Zwei Physiotherapeuten in Rheinland-Pfalz hatten ein anderes Rechtsverständnis und klagten dagegen. Sie waren der Auffassung, dass sie qualifiziert seien, physiotherapeutisch zu arbeiten. Schließlich haben Sie eine staatlich geregelte Ausbildung abgeschlossen und die entsprechende Prüfung bestanden.

Das Verbot der Behandlung ergibt sich aus dem Heilpraktikergesetz, welches regelt, dass für eine therapeutische Tätigkeit eine Erlaubnis erteilt werden muss. Sie wollten eine Erlaubnis, physiotherapeutisch zu behandeln, also nur auf dem Gebiet der Physiotherapie, in dem sie eine Ausbildung und Prüfung abgeschlossen haben. Mit der Prüfung, und das ist der Sinn einer Prüfung, hätten sie ihre Fachkenntnisse bereits nachgewiesen.

Sie beantragten also beim Gesundheitsamt die Erlaubnis im Rahmen ihrer Ausbildung physiotherapeutisch tätig zu sein. In zweiter Instanz hat ihnen das Oberverwaltungsgericht (OVG) Koblenz Recht gegeben: Sie dürfen künftig auch ohne ärztliche Verordnung tätig sein, und zwar beschränkt auf das Gebiet der Physiotherapie. Das Urteil ist rechtskräftig und wird derzeit in Rheinland-Pfalz auch angewendet, d. h. viele Physiotherapeuten haben mittlerweile die Erlaubnis erhalten.

Zum ersten Mal in der deutschen Nachkriegsgeschichte wurde damit einer medizinischen Berufsgruppe neben den Ärzten und Heilpraktikern erlaubt, Heilbehandlungen durchzuführen, und zwar ohne eine zusätzliche Prüfung. Der Einfachheit halber nennen wir fortan diese auf den Bereich der Physiotherapie eingeschränkten Erlaubnis die »Physio-Erlaubnis«.

Seit Anfang 2009 ist die rechtliche Lage wieder etwas undurchsichtiger geworden. Es gibt nun sich widersprechende Urteile. Diesmal war es der VGH in Mannheim, Baden-Württemberg, der ein überraschendes Urteil fällte. Das Gericht meint, dass für die Weiterbehandlung eines Patienten keine ärztliche Verordnung notwendig sei. Ein Physiotherapeut benötige keine Heilpraktikererlaubnis, um zu therapieren. Dies ist deshalb verblüffend, weil bisher alle anderen Gerichte übereinstimmend das Gegenteil festgestellt haben. Nach heutiger Kenntnis (Anfang Mai 2009) scheint dieses Urteil rechtskräftig zu werden. Das könnte bedeuten, dass Physiotherapeuten (und auch Masseure) selbstzahlende Patienten ohne ärztliche Verordnung behandeln dürfen. Eine schriftliche Deckungszusage der Berufshaftpflichtversicherung ist gleichwohl dringend zu empfehlen. Um endgültig rechtliche Klarheit zu erlangen, muss wohl ein höchstrichterliches Urteil abgewartet werden.

18.4 Es geht nicht um den »First Contact«

Für viele Physiotherapeuten ergibt sich mit der Physio-Erlaubnis zum ersten Mal die Möglichkeit, rechtssicher ihr Können anzuwenden, auch wenn ein Arzt keine Verordnung ausstellt. Viele, vor allem Skeptiker an der Qualifikation der Physiotherapeuten, haben dies aber mit dem sogenannten »First Contact« verwechselt.

»First Contact« oder den »First Contact Practitioner« nennt man den Therapeuten, der den ersten Kontakt zum Patienten hat und in dieser medizinischen Funktion befundet und diagnostiziert. Er ist also dafür verantwortlich, das Leiden festzustellen, ggf. weitere Befunde einzuholen und Therapien festzulegen oder zu delegieren. Dies wird in anderen Ländern, wie z. B. Holland, Skandinavien oder den angelsächsischen Ländern auch von Physiotherapeuten durchgeführt.

Dies ist in Deutschland nicht der Fall und das wird sich in absehbarer Zeit auch nicht ändern. In Deutschland ist die Diagnostik den Ärzten vorbehalten. Eine Differentialdiagnostik ist auch in anderen Ländern immer Ärzten vorbehalten, im deutschen Gesundheitswesen wird dies auch in den kommenden Jahrzehnten nur von Ärzten durchgeführt werden.

Das deutsche Gesundheitswesen ist traditionell arztzentriert. Der Arzt ist die zentrale Schnittstelle, bei der alle medizinischen Fachberufe, auch Fachärzte, zusammen treffen. Er ist derjenige der die Diagnose erstellt. Dazu bedient er sich auch anderer Fachleute, wie z. B. bei bildgebenden Verfahren oder Laboren. Er kann auch erkennen, wann ein Facharzt notwendig ist, um genauere Befunde und Therapien in die Wege zu leiten. Die Funktion des Arztes in Deutschland ist auch die des »First Contact Practitioners«. Es ist völlig abwegig, diese Funktion den Ärzten abzusprechen und Physiotherapeuten zuzuordnen.

18.5 Physiotherapeuten sind fachkompetent

Die Erlaubnis physiotherapeutisch ohne ärztliche Verordnung zu behandeln hat nichts mit einem »Erstkontakt« zu tun. Es geht um die eigene, individuelle Fachkompetenz, und diese ist durch die staatlich geregelte Ausbildung definiert. Im Masseur- und Physiotherapeutengesetz (MPhG) ist der Tätigkeitsbereich des Physiotherapeuten definiert. Nach erfolgreich bestandener Prüfung darf der Physiotherapeut diese Tätigkeit ausüben, wenn er die notwendige Sorgfaltspflicht an den Tag legt. Ein Physiotherapeut darf nur die Behandlungen durchführen, zu deren fachgerechter Ausführung er in der Lage ist. Das bedeutet, dass es nicht reicht, wenn ein Therapeut eine Bescheinigung vorlegen kann, dass er eine bestimmte Therapieform beherrscht. Er muss sie auch tatsächlich fachgerecht durchführen.

Beispiel:

Eine Mutter kehrt nach zehn Jahren Kinderpause in den Beruf zurück. Sie hat vor 15 Jahren eine Fortbildung

»Manuelle Therapie« erfolgreich abgeschlossen. Sie darf diese heute nur anwenden, wenn sie diese auch heute noch beherrscht, und zwar nach dem heute gültigen Fach- und Wissensstand. Ggf. muss sie eine Weiterbildung durchführen, die sie dazu befähigt.

Dies gilt übrigens immer für jede Tätigkeit eines Physiotherapeuten – auch mit ärztlicher Verordnung in der gesetzlichen Krankenversicherung: Die individuellen Fachkenntnisse sind Voraussetzung für jede Tätigkeit – zusätzlich zu allen formalen Berechtigungen. Der Physiotherapeut ist also auf seinem Gebiet fachkompetent tätig.

Auch ohne ärztliche Verordnung fachkompetent

Was ändert sich an seiner Tätigkeit wenn ein Physiotherapeut die Physio-Erlaubnis erhält?

Nichts.

Nun gut – fast nichts. Wenn er Patienten aufgrund einer Verordnung eines Arztes behandelt, darf er nur die Tätigkeiten durchführen, die er fachgerecht beherrscht. Das gleiche gilt, wenn ein Patient mit Beschwerden ohne ärztliche Verordnung erscheint. Der Physiotherapeut muss bei Patienten, die ohne ärztliche Verordnung zu ihm kommen, eine eingehende physiotherapeutische Diagnostik durchführen. Diese muss er selbstverständlich fachgerecht beherrschen, sodass er mögliche Risiken seines Handelns und Kontraindikationen erkennen kann. Diese muss er auch dann durchführen, wenn er den Patienten aufgrund einer ärztlichen Verordnung behandelt. Eine ärztliche Verordnung entbindet den Physiotherapeuten nicht von seiner Sorgfaltspflicht. Deshalb ist die dem jeweiligen Fachgebiet angepasste Befundaufnahme auch Bestandteil der Ausbildung. Mit der erfolgreich bestandenen staatlichen Prüfung hat der Physiotherapeut den Nachweis erbracht, dass er dazu in der Lage ist.

Physiotherapeutische Diagnostik ist keine Differentialdiagnostik, der Physiotherapeut ist nicht der »First Contact Practitioner«. Der Physiotherapeut ist nicht dafür zuständig, die Leiden eines Patienten zu diagnostizieren, sondern die Grenzen seines Handelns und seiner Fachkenntnisse zu wissen und zu erkennen. Dies ist unabhängig davon, ob eine ärztliche Verordnung vorliegt oder nicht.

18.6 Die Physio-Erlaubnis

Derzeit werden entsprechende Erlaubnisse auf Antrag nur in Rheinland-Pfalz erteilt. In den übrigen Bundesländern verweigern die Ämter diese Erlaubnis. Dieses Verhalten der Behörden nennt man »Verwaltungsungehorsam«, denn das Urteil erging aufgrund bundesweit gültiger Gesetze, nämlich dem Heilpraktikergesetz und dem Grundgesetz. Inzwischen sind in weiteren Bundesländern gleichlautende oder ähnliche Urteile ergangen. In anderen Ländern sind noch entsprechende Gerichtsverfahren anhängig. Alle Entscheidungen mit Ausnahme der in Rheinland-Pfalz sind Einzelfallentscheidungen. Sie gelten nur für die individuellen Kläger. Ein Urteil liegt inzwischen beim Bundesverwaltungsgericht. Wann dort eine höchstrichterliche Entscheidung gefällt wird, ist zum heutigen Zeitpunkt (März 2009) nicht absehbar. Spätestens 2010 jedoch ist damit zu rechnen. Alle Augen werden sich dann nach Leipzig richten, denn dieses Urteil wird letztinstanzlich ergehen. Es wird dann grundsätzliche Bedeutung für alle Physiotherapeuten in Deutschland haben.

Sondersituation Logopädie in Nordrhein-Westfalen.

Für Logopäden in Nordrhein-Westfalen ist es sehr einfach, eine entsprechende Erlaubnis zu erhalten. Dort haben die Gesundheitsbehörden sogar ein Formular bereitgestellt, das niedergelassene Logopäden nur auszufüllen brauchen. Die Erlaubnis zur Heilbehandlung für den Bereich Logopädie wird dann unverzüglich ohne weitere Prüfung erteilt. Näheres dazu im Internetcode am Ende des Kapitels.

18.7 Was ändert sich mit der Physio-Erlaubnis?

Im Wesentlichen: Kaum etwas. Der Physiotherapeut darf – wie bisher auch – nur die Behandlungen durchführen, die er nach dem aktuellen fachlichem Stand beherrscht. Er unterliegt vor und während der Behandlung der fachlichen Sorgfaltspflicht. Egal ob mit oder ohne ärztliche Verordnung muss der Physiotherapeut eine physiotherapeutische Diagnostik erstellen und Kontraindikationen ausschließen. Auch wenn der Physiotherapeut bei einer ärztlichen Verordnung davon ausgehen kann, dass andere kontraindizierte Erkrankungen ausgeschlossen sind, ist er dem Patienten gegenüber für evtl. Behandlungsfehler verantwortlich – und nicht der Arzt. Bei einer ärztlichen Verordnung kann er sich wiederum an den Arzt halten. Liegt keine ärztliche Verordnung vor ist also besondere Vorsicht geboten, da der Rückgriff auf den Arzt nicht mehr gegeben ist.

Um dieses Haftungsrisiko zu minimieren, sollte sich der Physiotherapeut von seiner Haftpflichtversicherung schriftlich bestätigen lassen, dass dieses Risiko ebenfalls abgesichert ist.

Welche Tätigkeiten sind mit der Physio-Erlaubnis möglich?

Alle Tätigkeiten, die Bestandteil der Ausbildung sind und die der Therapeut nach dem aktuellen fachlichen Stand beherrscht. Evtl. formale Qualifikationen, wie z. B. Fortbildungszertifikate, reichen nicht aus, es muss auch die individuelle Fachkompetenz gegeben sein. Therapiemethoden die nicht Bestandteil der Ausbildung sind, gehören nie dazu, wie z. B. Akupunktur, Osteopathie oder Dorn-Therapie.

Ändern sich die Haftungsansprüche?

Da ohne ärztliche Verordnung die ärztliche Diagnostik entfällt, ist eine erhöhte Sorgfaltspflicht zu beachten. Der Physiotherapeut muss sich über die Grenzen seiner Fachkompetenz bewusst sein und im Zweifelsfall einen Arzt zurate ziehen. Von der Berufshaftpflichtversicherung ist eine schriftliche Bestätigung notwendig, dass auch Behandlungen ohne ärztliche Verordnung abgedeckt sind.

Dass der Haftungsmaßstab unwesentlich anders ist, kann man an der empfindlichsten Stelle erkennen: Die Berufshaftpflichtversicherung erhöht für diesen Zusatz die Prämie nicht. Das bedeutet, dass die Versicherung darin kein erhöhtes Risiko sieht, und wir alle wissen, dass Versicherungen auch Kleinigkeiten gerne zum Anlass nehmen, die Prämien zu erhöhen.

Wie erfolgt die Kostenerstattung?

Therapien ohne ärztliche Verordnung werden nicht von den gesetzlichen Krankenkassen erstattet. Die Behandlungen werden – auch gesetzlich Versicherten – privat in Rechnung gestellt. Privatversicherte Patienten können diese Rechnungen bei ihrer Kasse einreichen. Es ist aber davon auszugehen, dass diese

Rechnungen ohne Zusatzversicherung nicht erstattet werden, der Patient diese Behandlungen also selber bezahlt.

Wie wird der Antrag gestellt?

Dazu reicht ein formloses Schreiben an die entsprechende Behörde, in der Regel das Gesundheitsamt. Ein vorformuliertes Schreiben mit einer Liste der notwendigen Unterlagen finden Sie im Internetcode am Ende des Kapitels. Dies gilt zunächst nur für das Bundesland Rheinland-Pfalz. Wegen der hoffentlich bald zu erwartenden letztinstanzlichen Entscheidung des Bundesverwaltungsgerichts (siehe oben) ist eine individuelle Antragstellung in den anderen Ländern derzeit nicht empfehlenswert. Sollte die Situation sich ändern, werden wir darüber unter dem Internetcode informieren.

18.8 Erlaubnis ist notwendig!

Wann immer Therapien ohne ärztliche Verordnungen durchgeführt werden – also wenn Beschwerden behandelt werden – ist eine Physio-Erlaubnis notwendig. Dies betrifft auch die sogenannte Weiterbehandlung ohne Rezept, also wenn eine Verordnung fertig ist und dieselbe Therapie ohne Verordnung fortgeführt werden soll.

Das OVG hat im o.g. Urteil explizit ausgeführt, dass auch für die Weiterbehandlung eines Patienten, der vom Arzt keine Folgeverordnung erhält eine Erlaubnis notwendig ist. Auch dazu gibt es unterschiedliche Rechtsauffassungen, die aber als individuelle Meinungen angesehen werden müssen. Die endgültige, höchstrichterliche Entscheidung des Bundesverwaltungsgerichts muss abgewartet werden.

Welche steuerlichen Änderungen ergeben sich durch Behandlungen ohne ärztliche Verordnung?

Keine. Da die Therapien Heilbehandlungen sind, sind sie von der Umsatzsteuer befreit. Gewerbesteuer fällt ebenfalls keine an, solange die Tätigkeiten freiberuflich sind.

siehe Kapitel »Buchführung und Steuern«, S. 130 ff

Patientenaufklärung

Vor der Behandlung ohne ärztliche Verordnung ist es notwendig, dass der Patient umfassend aufgeklärt wird. Dazu ist im Vorfeld ein ausführliches Gespräch notwendig, in dem der Patient über die Therapie und deren Risiken aufgeklärt wird. Dabei ist darauf zu achten, dass diese Erklärungen vom Patienten verstanden werden. Abschließend sollte diese Aufklärung in jedem Fall schriftlich festgehalten und vom Patienten unterschrieben werden. Einen Mustertext finden Sie im Internetcode am Ende des Kapitels.

Rentenversicherungspflicht?

Physiotherapeuten unterliegen der Rentenversicherungspflicht, sofern sie überwiegend auf ärztliche Anordnung arbeiten, und keinen sozialversicherungspflichtigen Mitarbeiter beschäftigen. Durch die Erlaubnis auch ohne ärztliche Verordnung zu therapieren könnte die Argumentation, dass Physiotherapeuten nur ausführende Hilfskräfte sind entkräftet werden. Derzeit gibt es dazu aber keine rechtliche Sicherheit, sodass man davon ausgehen muss, dass die Rentenversicherungspflicht weiterhin gilt. Es werden aber bereits Verfahren angestrengt, um dies überprüfen zu lassen. Diese Verfahren werden aber sicherlich noch einige Jahre dauern, bis dahin wird sich an der Rentenversicherungspflicht nichts ändern.

Andere Möglichkeiten

Es gibt auch weitere Situationen, in denen ohne ärztliche Verordnung behandelt wird. Dies sind allesamt Behandlungen von gesunden Menschen, also keine Therapien.

- Arzt bescheinigt, dass von seiner Seite keine Einwände gegen eine physiotherapeutische Behandlung bestehen.
- Patient ohne Beschwerden wird behandelt.
- Prävention.

Internetcode: 353564

Rufen Sie im Internet die Seite **http://www.physio.de/internetcode/** auf und geben Sie den o.a. Internetcode ein. Sie erhalten dort weitere Informationen zu folgenden Themen:

- Musterschreiben an die Berufshaftpflichtversicherung
- Mustertext Patientenaufklärung
- Antrag zur Erteilung einer Physio-Erlaubnis mit Liste der erforderlichen Unterlagen
- Antragstellung für Logopäden in NRW

Kapitel 19 Musterverträge und -texte

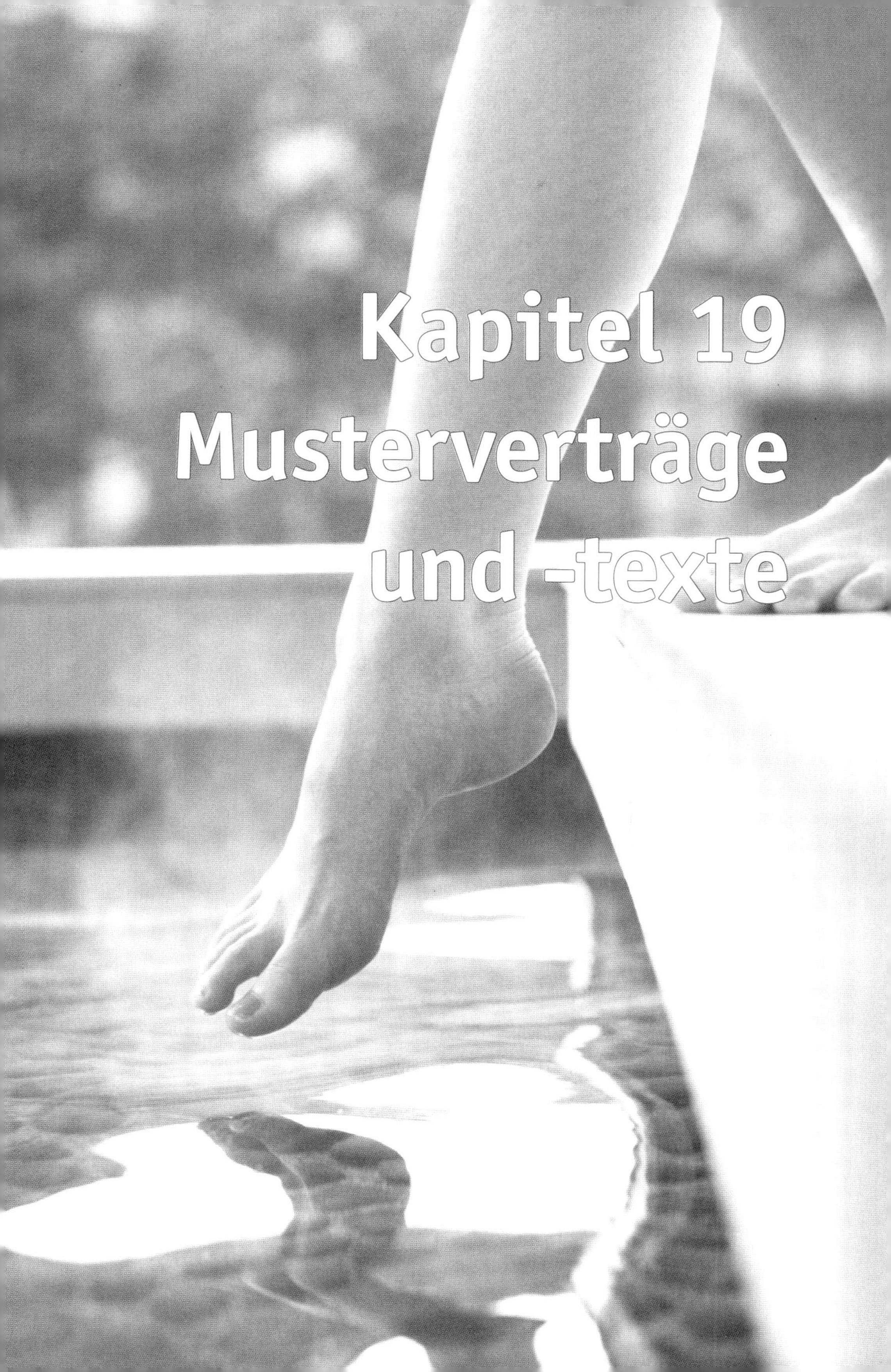

KAPITEL 19: Musterverträge und -texte

Die folgenden Verträge sind nur als Muster zu betrachten. Für die individuelle Ausarbeitung empfehlen wir, den fachlichen Rat eines Rechtsanwalts einzuholen.

19.1 Praxiskauf (Muster-Kaufvertrag)

Kaufvertrag

über eine Praxis für Physiotherapie

Zwischen

____

Verkäufer

und

____

Käufer

wird folgender Vertrag geschlossen:

Der Käufer erwirbt die vom Verkäufer betriebene Praxis für Physiotherapie _____________________________________

______

Die Übertragung der Praxis erfolgt zum ____________
Der Käufer erwirbt den Praxisbetrieb einschließlich aller Geräte und Einrichtungsgegenstände, die in anhängender Liste aufgeführt sind.
Kaufpreis: ______________ € – in Worten: _____________
________________________________ €
Der Kaufpreis setzt sich zusammen aus dem immateriellen Wert in Höhe von: ___________________ €

und dem Wert des Inventars in Höhe von:

____________________€

Der Kaufpreis muss bis zum ____________ in einer Summe bezahlt werden.

Die Praxis geht erst nach vollständiger Bezahlung des Kaufpreises in den Besitz des Käufers über.

Der Käufer übernimmt laufende Praxisverträge wie Mietvertrag und Versicherungen. Im Einzelnen handelt es sich um folgende Verträge:

____

____

Der Verkäufer erklärt, dass die Praxis schuldenfrei ist.

Besitz, Nutzen und Lasten gehen am Tag der Übergabe auf den Käufer über.

Der Käufer übernimmt mit dem Tag der Übergabe die laufenden Behandlungsverträge.

Ansprüche gegen die Träger der gesetzlichen Sozialversicherung und gegen Privatpatienten, die vor dem Übergabetag entstanden sind, stehen dem Verkäufer zu, unabhängig davon ob schon eine Rechnungslegung erfolgte.

Laut gesetzlicher Regelung gehen die bestehenden Arbeitsverträge auf den Käufer über. Es handelt sich um folgende Arbeitnehmer:

____

____

____

____

Der Verkäufer verpflichtet sich, die Arbeitnehmer rechtzeitig über den Besitzerwechsel zu informieren. Bei Widersprüchen seitens von Mitarbeitern setzt der Verkäufer den Käufer unverzüglich in Kenntnis.

Der Verkäufer verpflichtet sich, für die Dauer von _____ Jahren im Umkreis von _______ km zur Praxis keine Tätigkeit als Physiotherapeut auszuüben.

Datum: _______________

_______________________	____________________
Verkäufer	Käufer

Anhang: Inventarverzeichnis

19.2 Muster-Arbeitsvertrag

Zwischen der Praxis für

____

(Arbeitgeber)
und

____

(Arbeitnehmerin)

wird folgender Vertrag geschlossen:

- Das Arbeitsverhältnis beginnt am _________ und wird unbefristet vereinbart/ist bis zum ____________ befristet, ohne dass es einer Kündigung bedarf.
- Es wird eine Probezeit von 6 Monaten vereinbart. Während dieser Zeit kann das Arbeitsverhältnis von beiden Seiten mit einer Frist von 2 Wochen ohne Angaben von Gründen gekündigt werden.
- Die Arbeitnehmerin wird als Physiotherapeutin beschäftigt. Sie erklärt, seit dem _____ staatlich anerkannte Physiotherapeutin zu sein. Eine Kopie der staatlichen Anerkennung wird dem Arbeitgeber übergeben.
- Die Tätigkeit findet in der Praxis des Arbeitgebers und bei Hausbesuchen in der Wohnung des Patienten statt.
- Die Arbeitnehmerin ist gegenüber dem Arbeitgeber weisungsgebunden. Sie hat die ihr übertragenen Aufgaben gewissenhaft auszuführen.
- Die Arbeitnehmerin ist zu Stillschweigen über alles, was sie in der Praxis erfährt, verpflichtet. Dies gilt auch nach Beendigung des Arbeitsverhältnisses.
- Nebentätigkeiten bedürfen der Zustimmung des Arbeitgebers.
- Es wird eine wöchentliche Arbeitszeit von _____ Stunden vereinbart. Die Einteilung der Arbeitszeit wird vom Arbeitgeber nach den Erfordernissen der Praxis vorgenommen.
- Die Arbeitnehmerin erklärt ihre Bereitschaft, bei Bedarf Überstunden zu leisten
- Die Arbeitnehmerin erhält ein Bruttogehalt von ___________ €/Monat
- Folgende zusätzliche Leistungen des Arbeitgebers werden vereinbart ____________________________________

  ____
- Werden Zusatzleistungen oder Sondervergütungen wie Weihnachts- oder Urlaubsgeld geleistet, wird dadurch auch bei

mehrmaliger Zahlung kein Rechtsanspruch für die Zukunft begründet.

- Für Fortbildungen oder Weiterbildungen gewährt der Arbeitgeber für ________ Tage im Jahr eine bezahlte Freistellung _____________ € maximal eine Beteiligung an den Kosten
- Es wird ein Jahresurlaub von ______ Tagen gewährt. Die Urlaubsplanung richtet sich nach den Belangen der Praxis und muss rechtzeitig beantragt werden. Bei Beendigung des Arbeitsverhältnisses im laufenden Kalenderjahr wird der Urlaub anteilig gewährt. Für jeden Monat der Betriebszugehörigkeit besteht Anspruch auf ein Zwölftel des Jahresurlaubs.
- Eine Arbeitsverhinderung muss dem Arbeitgeber oder seinem Vertreter sofort mitgeteilt werden. Bei einer Erkrankung muss spätestens am dritten Werktag eine ärztliche Arbeitsunfähigkeitsbescheinigung vorgelegt werden.
- Das Arbeitsverhältnis kann mit einer Frist von _____ Monaten/Wochen zum Ende eines Monats/Quartals gekündigt werden. Die Kündigung muss schriftlich erfolgen.
- Änderungen und Ergänzungen des Arbeitsvertrages müssen schriftlich erfolgen.
- Arbeitgeber und Arbeitnehmerin haben jeweils ein unterschriebenes Exemplar dieses Vertrages erhalten.

Datum: ____________
Arbeitgeber: ____________
Arbeitnehmer/in: ____________

19.3 Investitionsbedarfsplan – inkl. Erstausstattung

	Betrag
Grundstücke und Gebäude	____________
Warenerstausstattung	____________
Büroausstattung	
Schreibtische und sonst. Tische	____________
Stühle	____________
Schränke und Regale	____________
Beleuchtung	____________
Tapeten, Rollos, Bilder	____________
Renovierungskosten	____________

Garderobe	____________
Kühlschrank	____________
Kaffeemaschine, Geschirr	____________
Sonstiges	____________
Büromaterialausstattung	
Kopier- und Druckerpapier, Umschläge	____________
Ordner, Mappen, Klarsichthüllen	____________
Aufkleber, Stempel, Stempelkissen	____________
CDs, Patronen, Toner	____________
Sonstiges	____________

Kommunikationsausstattung

PC und Monitor	____________
Drucker	____________
Scanner	____________
Standard-Software	____________
Kopierer	____________
Telefonanlage, ISDN-Anschluss, Internetanschluss	____________
Sonstiges	____________

Beratungen

Existenzgründungsberatung	____________
Steuerberatung	____________
Rechtsberatung	____________

Werbungskosten

Visitenkarten	____________
Briefpapier	____________
Flyer	____________
Firmenschild	____________
Einstiegswerbung	____________

Gesamtinvestitionen ____________

19.4 Kapitalbedarf – Gründungsjahr

Material- und Warenlager	____________
Personalkosten	
Gehälter	____________
Gehaltsnebenkosten (ca. 23 %)	____________
Honorarkosten	____________
Sachkosten	
Raumkosten	
Miete/Pacht	____________
Nebenkosten (Strom, Heizung, ...)	____________
Reinigung	____________
Bürokosten	
Büromaterial	____________
Telefon	____________
Porto	____________
Nebenkosten Geldverkehr	____________
Instandhaltung	____________
Fahrzeugkosten	
Benzin	____________
Kfz-Steuer	____________
Versicherung	____________
Reparaturen	____________
Miete/Leasing	____________
sonst. Reisekosten (Parkgebühren, ...)	____________
Werbe- und Akquisitionskosten	
Werbung und Präsentation	____________
Anzeigen	____________
Messen, Ausstellungen, Eintritte	____________
Bewirtung	____________
Weiterbildung	
Zeitschriften und Bücher	____________
Seminargebühren	____________
Beratung und sonst. Beiträge	
Rechtsberatung	____________
Steuerberatung	____________
Unternehmensberatung	____________
Betriebsversicherungen	____________
Investitionen lt. Bedarfsplan	____________

Fremdfinanzierung	
Zinsen langfristig	____________
Zinsen mittelfristig	____________
Zinsen kurzfristig/Dispokredit	____________
Abschreibung	
AfA geringwertige Wirtschaftsgüter	____________
AfA Maschinen, Geräte, Kfz	____________
Sonstige Kosten	____________
Gesamtkosten	____________
kalkulatorischer Unternehmerinnenlohn	____________
Steuern	____________
Tilgung	____________
Plan-Umsatz	____________

Internetcode: 232698

Rufen Sie im Internet die Seite **http://www.physio.de/internetcode/** auf und geben Sie den o.a. Internetcode ein. Sie erhalten dort weitere Informationen zu folgenden Themen:

- Weitere Musterbriefe und Mustertexte
- Weitere Musterverträge

Kapitel 20
Adressen

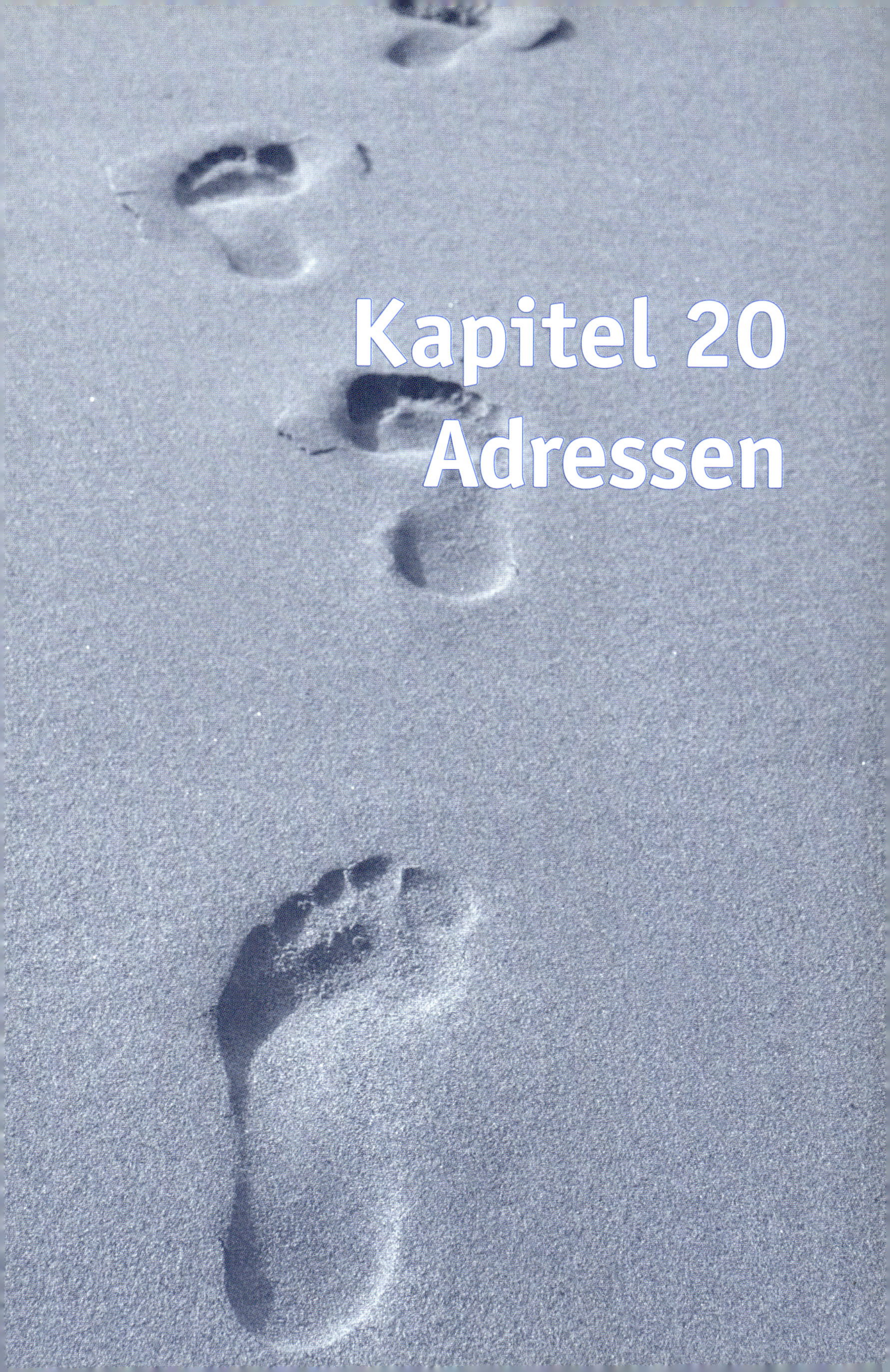

KAPITEL 20: Adressen

Sammel- und Verteilungsstelle IK (SVI)
der Arbeitsgemeinschaft Institutionskennzeichen
Alte Heerstr. 111 – 53757 St. Augustin
Telefon: 02241/231-1800 Telefax: 02241/231-1334

Deutsche Rentenversicherung (DRV)
10704 Berlin
Telefon: 0800/10 00 48 00

Berufsgenossenschaft für Gesundheitsdienst und Wohlfahrtspflege (BGW)
Pappelallee 35/37 – 22089 Hamburg
Postfach 76 02 24 – 22052 Hamburg
Telefon: 040/202 07-0 Telefax: -2495

Berufsverbände

Zentralverband der Physiotherapeuten (ZVK)
Deutzer Freiheit 72–74 – 50679 Köln
Telefon: 0221/98 10 27-0 Telefax: -25

Bundesverband selbstständiger Physiotherapeuten (IFK)
Lise-Meitner-Allee 2 – 44801 Bochum
Telefon: 0234/977 45-0 Telefax: -45

Verband physikalische Therapie (VPT)
Hofweg 15 – 22085 Hamburg
Telefon: 040/22 72 32-22 Telefax: -29

VDB-Physiotherapieverband
Prinz-Albert-Straße 41 – 53113 Bonn
Telefon: 0228/21 05-06 Telefax: -52

Bund der selbstständigen Masseure
Reichsstraße 105 – 14052 Berlin
Telefon und Telefax: 030/3062581

Deutscher Bundesverband für Logopädie (dbl)
Augustinusstraße 11 a – 50226 Frechen
Telefon: 02234/37953-0 Telefax: -13

Aktiver Berufsverband Logopädie Sprachtherapie e.V. (abls)
Rothof 21 – 94152 Neuhaus / Inn
Telefon: 08507/923955

Deutscher Verband der Ergotherapeuten (DVE)
Postfach 22 08 – 76303 Karlsbad
Telefon: 07248/91 81-0 Telefax: -71

Bundesverband für Ergotherapeuten in Deutschland e.V. (BED)
Nohnerstraße 10 – 66693 Dreisbach
Telefon: 05731/7669578 Telefax: 0721/509663407

Internetcode: 846855

Rufen Sie im Internet die Seite **http://www.physio.de/internetcode/** auf und geben Sie den o.a. Internetcode ein. Sie erhalten dort weitere Informationen zu folgenden Themen:

- Adressen

Index